法医病理学学习笔记

雷普平　主编

科 学 出 版 社

北　京

内 容 简 介

随着信息化时代的全面到来，人们获取知识的渠道越来越多、越来越方便快捷，大量的知识信息扑面而来，如何将知识提炼、精简，方便学习与记忆，这是摆在教师和学生面前的一个十分迫切的问题。

《法医病理学学习笔记》以第五版《法医病理学》（人民卫生出版社）全国高等学校教材为蓝本，同时结合人民卫生出版社出版的第一版至第四版《法医病理学教材》的知识内容，借鉴国内市场上较为畅销的各类学习笔记的写法和编排特点，在国内第一次以学习笔记的形式归纳总结法医病理学知识，对法医病理学知识进行了高度的浓缩和整理，极大地方便了学生的阅读和记忆。本书共 19 章，每章均包含目的要求、板书与教案、英汉名词对照、习题精选和习题参考答案五个部分。

本书是法医学专业本科生、研究生及各类鉴定人员学习法医病理学较好的读物和教学参考书。

图书在版编目（CIP）数据

法医病理学学习笔记/雷普平主编. —北京：科学出版社，2017.11
ISBN 978-7-03-054713-2

Ⅰ.①法…　Ⅱ.①雷…　Ⅲ. ①法医学–病理学–教学参考资料
Ⅳ. ①D919.1

中国版本图书馆 CIP 数据核字(2017)第 244320 号

责任编辑：李　悦　刘　晶 / 责任校对：郑金红
责任印制：赵　博 / 封面设计：陈新新

科学出版社出版
北京东黄城根北街 16 号
邮政编码：100717
http://www.sciencep.com
北京中石油彩色印刷有限责任公司印刷
科学出版社发行　各地新华书店经销
*
2017 年 11 月第　一　版　　开本：787 × 1092　1/16
2020 年 5 月第三次印刷　　印张：18 3/8
字数：431 000
定价：108.00 元
(如有印装质量问题，我社负责调换)

《法医病理学学习笔记》编者名单

主　编　雷普平（昆明医科大学法医学院）

副主编　瞿勇强（昆明医科大学法医学院）

　　　　张　桓（昆明医科大学法医学院）

　　　　王尚文（昆明医科大学法医学院）

参　编　李玉华（昆明医科大学法医学院）

　　　　彭艳霞（昆明医科大学法医学院）

　　　　贺　睿（昆明医科大学）

　　　　赵永和（昆明医科大学法医学院）

　　　　瞿鹏飞（昆明医科大学法医学院）

目　录

第一章　绪论……1
目的要求……1
板书与教案……1
第一节　法医病理学的概念、研究内容和研究任务……1
第二节　法医病理学发展史……4
第三节　法医病理学鉴定及档案、标本管理……5
第四节　法医病理学工作者的培训、职业要求、工作条件与保护……8
第五节　法医病理司法鉴定及鉴定人出庭……9
英汉名词对照……11
习题精选……12
习题参考答案……13
第二章　死亡……16
目的要求……16
板书与教案……16
第一节　生命与死亡的基本理论……16
第二节　死亡的分类及诊断标准……17
第三节　脑死亡……18
第四节　死亡的发生过程与假死……19
第五节　死因分析……20
第六节　死亡及尸体的管理制度……24
英汉名词对照……24
习题精选……25
习题参考答案……27
第三章　死后变化……30
目的要求……30
板书与教案……30
第一节　概述……30
第二节　早期死后变化……32

第三节 晚期死后变化 …… 39
第四节 死后化学变化和分子变化 …… 43
第五节 动物及其他自然环境因素对尸体的毁坏 …… 44
第六节 死后人为现象 …… 44
英汉名词对照 …… 45
习题精选 …… 47
习题参考答案 …… 49
第四章 死亡时间推断 …… 55
目的要求 …… 55
板书与教案 …… 55
第一节 死后早期死亡时间的推断 …… 55
第二节 死后晚期死亡时间推断 …… 60
英汉名词对照 …… 61
习题精选 …… 61
习题参考答案 …… 62
第五章 机械性损伤概论 …… 64
目的要求 …… 64
板书与教案 …… 64
第一节 机械性损伤的形成机制、影响因素和分类 …… 64
第二节 机械性损伤的基本形态 …… 66
第三节 机械性损伤的检查及法医学鉴定 …… 67
英汉名词对照 …… 68
习题精选 …… 69
习题参考答案 …… 70
第六章 钝器损伤 …… 72
目的要求 …… 72
板书与教案 …… 72
第一节 棍棒伤 …… 72
第二节 砖、石损伤 …… 73
第三节 斧锤类伤 …… 74
第四节 徒手伤 …… 75
第五节 高坠伤 …… 76
第六节 挤压伤 …… 79
英汉名词对照 …… 80
习题精选 …… 80

习题参考答案 81
第七章　锐器损伤 83
目的要求 83
板书与教案 83
第一节　概述 83
第二节　刺器及刺创 84
第三节　切器及切创 86
第四节　砍器及砍创 87
第五节　剪器及剪创 88
英汉名词对照 90
习题精选 90
习题参考答案 91
第八章　火器损伤 92
目的要求 92
板书与教案 92
第一节　枪弹损伤概述 92
第二节　枪弹损伤的形态特征 96
第三节　枪弹损伤的法医学鉴定 100
第四节　爆炸损伤 101
英汉名词对照 104
习题精选 104
习题参考答案 105
第九章　身体各部位机械性损伤 109
目的要求 109
板书与教案 109
第一节　颅脑、脊柱与脊髓损伤 109
第二节　躯干及四肢损伤 118
英汉名词对照 122
习题精选 122
习题参考答案 124
第十章　交通损伤 129
目的要求 129
板书与教案 129
第一节　道路交通事故损伤 130
第二节　铁路交通事故损伤 137

第三节　航空事故损伤 …… 137
第四节　船舶事故损伤 …… 138
英汉名词对照 …… 138
习题精选 …… 139
习题参考答案 …… 140
第十一章　机械性损伤的法医学鉴定 …… 144
目的要求 …… 144
板书与教案 …… 144
第一节　致伤物的推断和认定 …… 144
第二节　损伤时间推断 …… 149
第三节　机械性损伤的死亡原因 …… 153
英汉名词对照 …… 155
习题精选 …… 155
习题参考答案 …… 156
第十二章　机械性损伤并发症 …… 158
目的要求 …… 158
板书与教案 …… 158
第一节　损伤并发症概述 …… 158
第二节　休克 …… 159
第三节　栓塞 …… 160
第四节　挤压综合征 …… 164
第五节　急性呼吸窘迫综合征 …… 165
第六节　创伤后心功能不全 …… 167
第七节　多器官功能障碍综合征 …… 168
第八节　颅脑损伤的并发症及后遗症 …… 169
英汉名词对照 …… 172
习题精选 …… 173
习题参考答案 …… 174
第十三章　机械性窒息 …… 179
目的要求 …… 179
第一节　机械性窒息概述 …… 180
第二节　缢死 …… 183
第三节　勒死 …… 187
第四节　扼死 …… 189
第五节　压迫胸腹部所致窒息 …… 192

第六节　捂死和闷死 …… 192
第七节　哽死 …… 193
第八节　性窒息 …… 194
第九节　体位性窒息 …… 194
第十节　溺死 …… 195
英汉名词对照 …… 199
习题精选 …… 200
习题参考答案 …… 201
第十四章　高温与低温损伤 …… 204
目的要求 …… 204
板书与教案 …… 204
第一节　烧伤与烧死 …… 204
第二节　中暑死 …… 207
第三节　冻伤与冻死 …… 208
英汉名词对照 …… 210
习题精选 …… 210
习题参考答案 …… 211
第十五章　电流损伤和其他物理因素损伤 …… 214
目的要求 …… 214
板书与教案 …… 214
第一节　电流损伤 …… 214
第二节　雷击死 …… 216
第三节　其他物理因素损伤 …… 217
英汉名词对照 …… 221
习题精选 …… 221
习题参考答案 …… 222
第十六章　家庭暴力与杀婴 …… 225
目的要求 …… 225
板书与教案 …… 225
第一节　家庭暴力 …… 225
第二节　虐待死亡 …… 226
第三节　杀婴 …… 227
英汉名词对照 …… 231
习题精选 …… 231
习题参考答案 …… 232

第十七章　猝死 235
目的要求 235
板书与教案 235
第一节　猝死总论 235
第二节　心血管疾病猝死 237
第三节　中枢神经系统疾病猝死 244
第四节　呼吸系统疾病猝死 247
第五节　消化系统疾病猝死 249
第六节　生殖系统疾病猝死 250
第七节　内分泌系统疾病猝死 250
第八节　免疫系统异常所致猝死 252
第九节　其他猝死 252
英汉名词对照 253
习题精选 254
习题参考答案 256
第十八章　医疗纠纷 260
目的要求 260
板书与教案 260
第一节　医疗纠纷、医疗事故及医疗损害责任的概念 260
第二节　医疗纠纷的类型和发生原因 262
第三节　医疗损害的类型和发生原因 263
第四节　医疗纠纷的法医病理学鉴定 264
英汉名词对照 269
习题精选 270
习题参考答案 270
第十九章　法医学尸体检查 272
目的要求 272
板书与教案 272
第一节　法医学尸体检验规程 272
第二节　虚拟解剖 280
英汉名词对照 281
习题精选 281
习题参考答案 282

第一章　绪　论

目的要求

1．掌握法医病理学的概念、研究对象、研究任务；掌握法医病理学检验记录、法医病理学鉴定书的格式、内容及书写原则。

2．熟悉法医病理学检验的对象、与普通病理学的异同；熟悉法医病理司法鉴定的概念、相关规范及标准；熟悉鉴定人出庭注意事项。

3．了解法医病理学的发展历史和现代法医病理学发展状况；了解法医病理学的档案及标本管理；了解法医病理学工作者的培训、职业要求、工作条件和保护。

板书与教案

第一节　法医病理学的概念、研究内容和研究任务

一、概念、研究内容、检验对象和法医转化医学科研模式

（一）概念

法医病理学是研究与法律有关的伤、残、病、死及死后变化发生、发展规律的一门学科。核心目的是为侦察提供线索或为审判提供依据，还可为保险、工伤、医疗纠纷等问题的处理提供科学依据。

法医病理学与普通病理学的区别：法医病理学具有死亡征象、死亡原因、死亡方式、死亡时间、个人识别、损伤时间、致伤物推断和认定等独特的研究内容及任务，尤其注重衣着检验和尸体外表检验。普通病理学主要研究疾病的发生、发展、结局及疾病诊断。

（二）研究内容
1. 暴力性死亡的尸体（机械、物理、化学及某些生物性因素所致）。
2. 非暴力性死亡的尸体（猝死或死因不明者）。
3. 涉及医疗纠纷死亡的尸体。
4. 生产事故中毒死亡的尸体。
5. 司法机关执法中死亡的被监护人尸体。
6. 危害公众的烈性传染病死亡的尸体。
7. 吸毒死亡的尸体。
8. 人工流产或非法堕胎死亡的尸体。
9. 其他可能涉及法律问题死亡的尸体。

（三）检验对象
1. 尸体。
2. 组织器官。
3. 相关鉴定文书、照片、声像资料等。

（四）法医转化医学科研模式

法医学检案技术是从基础医学、临床医学、法律科学等多个学科转化而来的综合性学科技术体系；法庭对法医鉴定意见的质证结果反过来可以指导法医实验，法医检案还可促进临床医学理论和技术的发展。

二、法医病理学的研究任务

（一）确定死亡原因

定义：死因是指导致死亡的某种具体外部因素（暴力）或自然性疾病。明确死亡原因是法医病理学的首要任务。

死因分类
- 暴力死：也称为非自然死亡或非正常死亡，是指机械性损伤、机械性窒息、化学性损伤及其他物理性损伤导致的死亡。
- 非暴力死
  1. 病死。
  2. 衰老死。

（二）判断死亡方式

定义：死亡方式也称为死亡性质或案件性质，是指导致死亡的暴力行为方式。判定死亡方式应结合现场勘查、案情调查等资料综合判断。

分类
1. 他杀：由他人实施暴力而导致的死亡。
2. 自杀：自己实施暴力而导致本人死亡。
3. 意外死亡：因自然灾害、意外事故等因素而导致的死亡。
4. 不能确定的死亡方式：虽经案情调查、现场勘查和全面尸体检验、各种辅助检查，但仍无法判明的死亡方式。

（三）推断死亡时间

定义：法医学所说的死亡时间实际上是死后经过时间，即人体死亡至尸体检验所经过的时间。推断死亡时间有助于划定侦查范围、判断嫌疑人有无作案时间。

（四）推断损伤时间

定义：损伤时间是指从受伤到死亡所经历的时间。判断生前伤、死后伤是推断损伤时间的基础。

（五）推断和认定致伤物

定义：致伤物推断和认定是指根据损伤形态的特征，结合现场，对致伤物的类型、大小、质量及作用面形状等进行分析推断的过程。同一种致伤物可造成不同形态的损伤，不同的致伤物可以造成形态相似的损伤。

（六）损伤和疾病的关系

损伤和疾病共存时，应当判明损伤与疾病的主次关系、先后关系及因果关系。

（七）个人识别

对于无名尸、碎尸，可根据尸体的身长、性别、容貌、体格特征、先天或后天获得的异常体征，以及体表附着物、衣着及包内物品和附着物等进行初步个人识别。法医人类学、法医牙科学及物证学（同一认定），可帮助进一步确认尸源。

（八）为解决医疗纠纷提供证据

经尸体解剖明确死亡原因，是判明医生责任大小的基础。

（九）其他问题

如分析损伤与中毒、疾病与中毒的关系，现场重建，等等。

三、法医病理学尸体检验的相关法律

（一）《中华人民共和国刑事诉讼法》（2012 年第二次修正）

第一百二十六条　侦查人员对于与犯罪有关的场所、物品、人身、尸体应当进行勘验或者检查。在必要的时候，可以指派或者聘请具有专门知识的人，在侦查人员的主持下进行勘验、检查。

第一百二十九条　对于死因不明的尸体，公安机关有权决定解剖，并且通知死者家属到场。

第一百四十五条　鉴定人进行鉴定后，应当写出鉴定意见，并且签名。鉴定人故意作虚假鉴定的，应当承担法律责任。

第一百四十六条　侦查机关应当将用作证据的鉴定意见告知犯罪嫌疑人、被害人。

如果犯罪嫌疑人、被害人提出申请，可以补充鉴定或者重新鉴定。

（二）卫生部制定的《解剖尸体规则》（1979 年 9 月修订）

第二条规定：法医解剖限于各级人民法院、人民检察院、公安局以及医学院校附设的法医科（室）进行。凡符合下列条件之一者应进行法医尸体解剖：①涉及刑事案，必须经过尸体解剖始能判明死因的尸体和无名尸体需要查明死因及死亡性质者；②急性或突然死亡，有他杀或自杀嫌疑者；③因工农业中毒或烈性传染病死亡涉及法律问题的尸体。

第八条规定：病理解剖或法医解剖，一般在一个月内向委托单位发出诊断报告。如发现其死因为烈性传染病者，应于确定诊断后 12 小时内报告当地卫生主管部门。

（三）《司法鉴定程序通则》（司法部第 132 号令）

第十四条　司法鉴定机构应当对委托鉴定事项、鉴定材料等进行审查。对属于本机构司法鉴定业务范围，鉴定用途合法，提供的鉴定材料能够满足鉴定需要的，应当受理。

第二十五条　鉴定过程中，需要对无民事行为能力人或者限制民事行为能力人进行身体检查的，应当通知其监护人或者近亲属到场见证；必要时，可以通知委托人到场见证。

（四）中华人民共和国国务院令 第 351 号《医疗事故处理条例》（2002 年）

第十八条　患者死亡，医患双方当事人不能确定死因或者对死因有异议的，应当在患者死亡后 48 小时内进行尸检；具备尸体冻存条件的，可以延长至 7 日。尸检应当经死者近亲属同意并签字。尸检应当由按照国家有关规定取得相应资格的机构和病理解剖专业技术人员进行。承担尸检任务的机构和病理解剖专业技术人员有进行尸检的义务。医疗事故争议双方当事人可以请法医病理学人员参加尸检，也可以委派代表观察尸检过程。拒绝或者拖延尸检，超过规定时间，影响对死因判定的，由拒绝或者拖延的一方承担责任。

第二节　法医病理学发展史

一、中国古代法医病理学检验的发展及成就

中国法医学检验萌芽于战国时期。

重要著作：

1. 《吕氏春秋》记载“命理瞻伤、察创、视折、审断，决狱讼，必端平”。“理”指审理案件的官员，蔡邕注“皮曰伤，肉曰创，骨曰折，骨肉皆绝曰断”。
2. 《封诊式》中的“封”指查封，“诊”指勘验或检验，“式”指格式或程式。
3. 《洗冤集录》为南宋法医学家宋慈于 1247 年出版，是现存最早且较系统的法医学著作，主要内容有：宋代验尸法令、验尸方法、尸体现象、各种机械性窒息、各种钝器和锐器损伤、高温死亡、尸体发掘、猝死等，在全世界广为流传。

二、国外古代法医病理学

第一例司法尸体解剖为1302年由Bartolomeo da Verignana遵照波伦亚法庭的命令对一例怀疑为中毒死亡的贵族进行的。

三、近现代法医病理学

尸体解剖是古代医学向近代医学发展的重要标志之一，也是古代法医学与近代法医学的分水岭。

历史事件

- 1532 年，德国颁布了《加罗林法典》，强调了法医检验中尸体解剖的重要性。
- 1682 年，肺浮扬试验已被用于鉴别是活产儿还是死产儿。
- 1772 年，法国法医学家报道了颅脑对冲性损伤。奥地利病理学家亲自解剖了 3 万具尸体，并出版了《病理解剖学》巨著，为法医病理学的发展奠定了良好的基础。
- 1912 年，即民国元年颁布的《刑事诉讼律》是我国最早规定法医尸体解剖条款的法律。
- 1856 年，德国 R. Hooke 出版了《细胞病理学》。
- 19 世纪，苏木精-伊红（HE）染色和特殊染色方法的运用有力推动了法医病理学的诊断水平。

技术手段

1. 尸体解剖、肉眼观察。
2. 组织切片、HE 染色、光学显微镜观察。
3. 电子显微镜。
4. 扫描电子显微镜。
5. 组织化学。
6. 免疫组织化学。
7. 原位杂交。
8. 聚合酶链反应（PCR）。
9. 生物芯片。

第三节 法医病理学鉴定及档案、标本管理

一、现场勘查（现勘）

主要任务

1. 了解案件发生经过。
2. 观察发现尸体的现场情况、尸体与周围环境的关系。
3. 收集血痕、呕吐物、服剩的毒药物，以及其他与死亡有关的物证。
4. 进行衣着和尸体外表检验。
5. 初步分析死亡原因、案件性质、死亡时间、嫌疑人特点和人数、作案过程重建等问题。

具体工作
1. 案情调查：包括姓名、年龄、职业、住址等一般资料；目击者叙述；死者临终前的活动、表现，以及可能与死亡有关的人、事和物；发现尸体的过程（发现人、时间、当时情况）；死者生前的社会关系；等等。
2. 现场勘查：现场勘查的基本原则为先静后动、先刑侦后法医、先抢救后验尸、先周边后中心、先外部后内部、注意个人安全保护、固定和提取物证、尽量少破坏现场原则、相互协作。此外，应注意观察尸体原始姿势、贵重物品的记录和交接等。
3. 衣着检验：衣着检验对致伤物推断及成伤机制分析有重要意义。
4. 尸表检验：体表损伤的位置及形状应与衣服上的破损作比对。记录尸体现象、尸体特殊体位及形态变化，体表个人特征、血痕、有无损伤及损伤具体情况。

二、尸体检验记录

尸体检验记录
1. 基本信息（解剖时间、地点、解剖人、照相人、在场人等）。
2. 记录应详实，除阳性所见外，有意义的阴性情况也应写明。
3. 记录检材提取情况。
4. 要全程拍照、特殊情况应录像。

三、法医病理学检验鉴定注意事项

1. 尸体解剖应全面系统：坚持打开三腔（颅、胸、腹腔）。

2. 尸体检验观察要详尽。

3. 判断病变要准确。

4. 正确提取检材：在肉眼观察的基础上正确提取病理组织学检材、毒药物和物证检验检材，恰当包装，及时送检。

5. 尸体解剖记录要客观、详细和准确，根据记录能重建当时的客观情况。

6. 拍照要求：现场及尸体检验均必须全程、全面拍照；拍摄照片要清晰、部位（毗邻关系）清楚；照片主题要突出，最好有比例尺和唯一性标识；要多拍照，尤其是现场勘验照片。

7. 科学评价，采用各种辅助检验结果。

8. 鉴定意见应科学、客观、求实：结合案情调查、现场勘查、尸体检验及各种辅助检验的结果，进行综合分析。鉴定意见表述应恰当使用肯定性、否定性、可能性、符合性等不同的表述方式。

9. 尸检标本应保存一年以上，对一些重大案件要长期保存，以备复检。

四、法医病理学司法鉴定文书

要求
1. 针对委托人提出的问题，做出科学、客观、公正的鉴定意见。
2. 措辞应简明易懂。
3. 分析说明内容应提出必要的理论和鉴定依据。
4. 分析说明问题必须实事求是，不做无充分依据的推测，也不能避重就轻做出鉴定意见。

2017年3月1日起执行的司法部《司法鉴定文书规范》将司法鉴定文书由原来的《司法鉴定意见书》《司法鉴定检验报告书》两类统一为《司法鉴定意见书》一种，其主要包括：标题、编号、基本情况、基本案情、资料摘要、鉴定过程、分析说明、鉴定意见、落款、附注等10个部分。

司法鉴定意见书发出后，对其中存在的不影响鉴定意见原意的瑕疵性问题进行补正，可以出具《司法鉴定意见补正书》。

撰写鉴定文书应注意事项
1. 资料摘要：案发时间、地点，案情经过，死前的表现和死亡经过，抢救的情况。如果有医院的病史应摘抄。同时应记载提供案情的人的姓名及与死者的关系。
2. 鉴定过程：应详细记录鉴定时间、地点、现场情况、使用的标准和设备、尸表检验、尸体解剖和辅助检查（毒物分析、组织化学、免疫化学等）。
3. 分析说明：根据委托要求进行分析说明，如死亡原因、死亡方式、死亡时间、损伤时间及致伤物的推断。
4. 鉴定意见：尽可能做出明确的判断，或者至少做出倾向性的意见。鉴定意见必须经得起推敲或辩论。

五、法医病理学鉴定档案及标本管理

（一）鉴定档案
- 包括
  1. 委托书。
  2. 司法鉴定协议书。
  3. 鉴定文书。
  4. 案情记录。
  5. 现堪记录。
  6. 检验记录。
  7. 照片。
  8. 声像资料。
- 形式
  1. 电子版。
  2. 纸质版。

（二）标本管理

应保存供物证检验、毒化检验及病理检验使用的相关检材，以备复核鉴定、重新鉴定及科研使用。内脏器官标本应保存至少半年。组织蜡块、切片应长期保存。

第四节　法医病理学工作者的培训、职业要求、工作条件与保护

一、培训

（一）国外

英国、德国、美国均未设置法医学本科专业，法医病理学者必须医学本科毕业后参加相关培训、从事一定时间的相关工作，并通过考试才能取得资质。

（二）中国

设置有法医学专业本科、硕士及博士等学位教育，以及毕业后教育（进修班教育）。2007 年司法部《司法鉴定教育培训规定》第十三条规定："继续教育实行年度学时制度。司法鉴定人参加继续教育，每年不得少于 40 学时。继续教育的每学时为 50 分钟。"

二、法医病理学工作者的职业要求

1．树立良好的敬业精神：提倡吃苦耐劳，发扬不怕脏、不怕臭的精神。工作中要时时有证据意识。

2．树立良好的职业道德：实事求是，不徇私舞弊。

《中华人民共和国刑法》规定：

第三百零五条　在刑事诉讼中，证人、鉴定人、记录人、翻译人对与案件有重要关系的情节，故意作虚假证明、鉴定、记录、翻译，意图陷害他人或者隐匿罪证的，处三年以下有期徒刑或者拘役；情节严重的，处三年以上七年以下有期徒刑。

第三百零七条　以暴力、威胁、贿买等方法阻止证人作证或者指使他人作伪证的，处三年以下有期徒刑或者拘役；情节严重的，处三年以上七年以下有期徒刑。

3．培养科学的思维方法：对案情调查、现场勘验、尸体解剖和相关辅助检查的结果进行综合分析，得出科学的鉴定意见。

三、法医病理学工作者必要的工作条件与保护

工作条件：
1．解剖室要有解剖台，良好的照明、通风、抽气、供水、排水和消毒等装置。
2．实验室：常规 HE 染色设备、毒化检验设备等。
3．其他设备：交通工具、运尸工具、冷藏设备等。

人员保护

1. 现场勘查：注意人身安全，防止出现坠崖、毒气、电击、爆炸等。在死者衣兜里找物品时要用器械夹取，物证检材提取时使用器械并包装、密封。
2. 腐败尸体：腐败产生的硫化氢气体是一种神经毒，可与体液中的钠离子结合形成碱性硫化钠，具有刺激性和腐蚀作用。通风并戴防毒面具可起到较好的保护作用。
3. 防止细菌、病毒扩散：腐败尸体含有变形杆菌、枯草杆菌、铜绿假单胞菌等腐败菌，可引起肠炎、创伤感染、脑膜炎、菌血症等。此外，尸体内可带有结核杆菌、痢疾杆菌、流感病毒、肝炎病毒、人类免疫缺陷病毒（HIV）、埃伯拉病毒，导致鉴定人员感染。细菌、病毒可分散到空气中以气体溶胶粒子状态吸附于人体。采取戴口罩、面罩、较厚的手套，穿长筒胶靴、手术衣，以及解剖后消毒等措施，解剖操作规范、动作轻巧准确、防止血液飞溅，随时清理台面、保持清洁，具有较好的防护作用。
4. 清洗与消毒：尸检过程中发现手套破损或皮肤受伤应立即做局部清洗消毒（70%乙醇或碘酊），疑有烈性传染病时应随即做预防注射。解剖器械应及时清洗、消毒。

注重环境保护：妥善处理尸体解剖后的遗留物、实验室的废弃物。

第五节　法医病理司法鉴定及鉴定人出庭

一、法医病理司法鉴定

概念：法医病理司法鉴定是指取得法医病理司法鉴定执业资格的鉴定人，运用法医病理学及相关医学的专业知识，对死亡原因、死亡方式、死亡时间等与法律有关的医学问题做出鉴别、判断，并提供鉴定意见的活动。中国法律规定，鉴定人只能在一家司法鉴定机构从事司法鉴定活动，司法鉴定只能由司法鉴定机构统一受理，然后指派具有鉴定资质的鉴定人进行鉴定，鉴定活动实行鉴定人负责制。

中国合格评定国家认可委员会是根据《中华人民共和国认证认可条例》的规定，由国家认证认可监督管理委员会批准设立并授权的国家认可机构，统一负责认证机构、实验室和检查机构等相关机构的认可工作。

目前，中国合格评定国家认可委员会对司法鉴定机构进行认证的法医病理鉴定项目有：死亡原因、死亡时间、死亡方式、损伤时间、致伤物推断。

法医病理鉴定相关规范和标准

1. 《法医学尸表检验》（GA/T 149—1996）。
2. 《法医学尸体解剖》（GA/T 147—1996）。
3. 《机械性损伤尸体检验》（GA/T 168—1997）。
4. 《机械性窒息尸体检验》（GA/T 150—1996）。
5. 《中毒尸体检验规范》（GA/T 167—1997）。
6. 《猝死尸体检验》（GA/T 170—1997）。
7. 《道路交通事故尸体检验》（GA 268—2009）。
8. 《新生儿尸体检验》（GA/T 151—1996）。
9. 《法医病理学检材的提取、固定、包装及送检方法》（GA/T 148—1996）。
10. 《中毒案件采取检材规则》（GA/T 193—1998）。
11. 《中毒案件检材包装、储存、运送及送检规则》（GA/T 194—1998）。
12. 《法医学物证检材的提取、保存与送检》（GA/T 169—1997）。
13. 《死亡原因与死亡方式鉴定方法》（SJB-P-6—2009）。
14. 《死亡时间鉴定方法》（SJB-P-7—2009）。
15. 《损伤时间鉴定方法》（SJB-P-8—2009）。
16. 《致伤物推断鉴定方法》（SJB-P-9—2009）。
17. 《伤病关系分析方法》（SJB-P-10—2009）。
18. 《损伤与疾病法医学鉴定规范》（SJB-C-6—2009）。

二、法医病理学鉴定人出庭

鉴定人出庭作证是指鉴定人根据人民法院审判案件的需要，就自己鉴定的案件内专门性的问题，依据诉讼法的规定出庭，接受当事人及法院的当面质证。出庭作证是鉴定人必须履行的义务，我国《刑事诉讼法》《民事诉讼法》《司法鉴定人登记管理办法》等均有相应规定。《司法鉴定人登记管理办法》第三十条规定，经人民法院依法通知，非法定事由拒绝出庭作证的，由省级司法行政机关给予停止执业3个月以上1年以下的处罚；情节严重的，撤销登记；构成犯罪的，依法追究刑事责任。

出庭作证程序

1. 程序启动：可由诉讼双方当事人或法官提起，但由法官掌握启动决定权。
2. 鉴定人出庭通知：法院一般于开庭前3日用书面形式直接送达鉴定人，经鉴定人签收后生效。
3. 庭审中，鉴定人首先要宣读法医学鉴定意见书，然后接受各方的交叉询问。
4. 鉴定人退庭前，应当庭核对笔录并确认签字。

出庭前准备
1. 熟悉鉴定案件相关资料。
2. 了解争议焦点。
3. 预测法庭可能提出的问题。
4. 可在出庭前对原鉴定中存在的不足之处形成补充鉴定意见书。
5. 如果发现原鉴定有误，应及时纠正，并汇报领导、通报法庭。
6. 带齐相关证件（鉴定人资格、学历、职称等证件）。
7. 复杂案件可及时组织会鉴或讨论。

常见质证问题
1. 鉴定人的主体资格。
2. 鉴定文书的形式。
3. 检材来源的合法性。
4. 鉴定方法的科学性。
5. 鉴定意见的科学性。

英汉名词对照

accidental death	意外死亡
autopsy	尸体解剖；验尸
cause of death	死因；死亡原因
CNAS（China National Accreditation Service for Conformity Assessment）	中国合格评定国家认可委员会
deceased	已故的，已死的；死者
estimation time of death	死亡时间推断
estimation time of injury	损伤时间推断
expert witnesses to testify	鉴定人出庭作证
forensic	法庭的，法院的；法医学的
forensic pathology	法医病理学
forensic translational medicine	法医转化医学
homicide	杀人（行为）；杀人犯；杀人罪；他杀；凶杀
manner of death	死亡方式
pathology	病理（学）
personal identification of the deceased	个人识别
reconstruction of the event	重建的事件；案件重建
scene investigation	现场勘查

suicide 自杀；自杀者；自杀行为
undetermined manner of death 不能确定的死亡方式

习 题 精 选

一、填空题

1．法医病理学尸体检验的任务是：①________；②________；③________；④________；⑤________；⑥________；⑦________；⑧________；⑨________。

2．死亡方式包括________、________、________和________。

3．法医病理学的研究内容是：①________；②________；③________；④________；⑤________；⑥________；⑦________；⑧________；⑨________。

4．中国古代最具成就的法医学著作是________于________年出版的《________》。

5．司法鉴定意见书包括以下十部分：①________；②________；③________；④________；⑤________；⑥________；⑦________；⑧________；⑨________；⑩________。

6．《封诊式》中“封指________，诊指________，式指________”。

7．________（autopsy）是古代法医学与近代法医学的分水岭。

8．法医病理学对疾病的诊断主要依赖于________和________的观察。

二、名词解释

1．manner of death；2．宋慈；3．forensic pathology；4．死亡时间；5．自然死亡；6．暴力性死亡；7．cause of death；8．scene investigation；9．CNAS

三、问答题

1．中国古代法医学发展的情况如何？
2．法医病理学的概念是什么？检验对象是什么？法医病理学的根本任务是什么？
3．法医病理学尸体解剖与临床病理学尸体解剖有何异同？
4．法医病理学检验鉴定应注意哪些问题？
5．法医病理学工作者应如何进行现场勘查？
6．法医病理鉴定人出庭作证应注意什么？

习题参考答案

一、填空题

1．①确定死亡原因；②判断死亡方式；③死亡时间推断；④损伤时间推断；⑤致伤物推断和认定；⑥损伤和疾病的关系；⑦个人识别；⑧为解决医疗纠纷提供证据；⑨其他问题（分析损伤与中毒、疾病与中毒的关系，案件重建）

2．他杀；自杀；意外死亡；不能确定的死亡方式

3．①暴力性死亡的尸体；②非暴力性死亡的尸体；③涉及医疗纠纷死亡的尸体；④生产事故中毒死亡的尸体；⑤司法机关执法中死亡的被监护人尸体；⑥危害公众的烈性传染病死亡的尸体；⑦吸毒死亡的尸体；⑧人工流产或非法堕胎死亡的尸体；⑨其他可能涉及法律问题死亡的尸体

4．宋慈；1247年；《洗冤集录》

5．①标题；②编号；③基本情况；④基本案情；⑤资料摘要；⑥鉴定过程；⑦分析说明；⑧鉴定意见；⑨落款；⑩附注

6．查封；勘验或检验；格式或程式

7．尸体解剖

8．肉眼；光学显微镜

二、名词解释

1．manner of death：死亡方式，也称为死亡性质或案件性质，是指导致死亡的暴力是如何付诸实施的。判定死亡方式对于侦查破案、定罪量刑有十分重要的意义。

2．宋慈：是南宋时期中国古代最伟大的法医学家。其代表作有1247年出版的《洗冤集录》，它是现存最早且较系统的法医学著作，主要内容有：宋代验尸法令、验尸方法、尸体现象、各种机械性窒息、各种钝器和锐器损伤、高温死亡、尸体发掘、猝死等，在全世界广为流传。

3．forensic pathology：法医病理学，是研究涉及法律有关的伤、残、病、死及死后变化发展规律的一门学科。目的是为侦察提供线索或为审判提供依据。

4．死亡时间：法医学所说的死亡时间实际上是死后经过时间，即人体死亡至尸体检验所经过的时间。死亡时间推断有助于划定侦查范围、判断嫌疑人有无作案时间。

5．自然死亡：非暴力性死亡，包括病死和衰老死。

6．暴力性死亡：非自然死亡或非正常死亡，是指机械性损伤、机械性窒息、化学性损伤及其他物理性损伤导致的死亡。

7．cause of death：死因，是指导致死亡的某种具体暴力或疾病。明确死亡原因是法医病理学的首要任务。

8．scene investigation：现场勘查，法医病理学工作者现场勘查时，应观察发现尸体

的现场情况，尸体与周围环境的关系；收集血痕、呕吐物、服剩的毒药物以及其他与死亡有关的物证；进行衣着和尸体外表检验；初步分析死亡原因、案件性质、死亡时间、嫌疑人特点和人数、作案过程重建等问题。

9．CNAS：中国合格评定国家认可委员会，它是根据《中华人民共和国认证认可条例》的规定，由国家认证认可监督管理委员会批准设立并授权的国家认可机构，统一负责认证机构、实验室和检查机构等相关机构的认可工作。

三、问答题

1．中国古代法医学发展的情况如何？

答：中国古代法医学一直处于世界领先水平，其核心是基于尸表检验发展起来的各种发现和理论，并形成了一套完整的检验鉴定体制。现有记载表明，中国古代法医学萌芽于春秋战国时期，在宋朝时期达到鼎盛，后来由于一直没有开展尸体解剖，也没有系统的解剖学、化学、生物学等现代科学为基础，到近代逐渐落后于西方。其最杰出的成就有《洗冤集录》，它为南宋法医学家宋慈于1247年出版，是现存最早且较系统的法医学著作，主要内容有：宋代验尸法令、验尸方法、尸体现象、各种机械性窒息、各种钝器和锐器损伤、高温死亡、尸体发掘、猝死等，在全世界广为流传。

2．法医病理学的概念是什么？检验对象是什么？法医病理学的根本任务是什么？

答：法医病理学是研究涉及法律有关的伤、残、病、死及死后变化发展规律的一门学科。目的是为侦察提供线索或审判提供依据。检验对象为尸体、组织器官、相关鉴定文书、照片、声像资料等。研究任务是确定死亡原因、判断死亡方式、死亡时间推断、损伤时间推断、致伤物推断和认定、损伤和疾病的关系、个人识别、为解决医疗纠纷提供证据、其他问题（分析损伤与中毒、疾病与中毒的关系，案件重建）。

3．法医病理学尸体解剖与临床病理学尸体解剖有何异同？

答：法医病理学具有死亡征象、死亡原因、死亡方式、死亡时间、个人识别、损伤时间、致伤物推断和认定等独特的研究内容及任务，尤其注重衣着检验和尸体外表检验。普通病理学主要研究疾病的发生、发展、结局及疾病诊断。共同点：基本知识、基础理论和基本技术相同。

4．法医病理学检验鉴定应注意哪些问题？

答：应注意以下问题：

（1）尸体解剖应全面系统：坚持打开三腔（颅、胸、腹腔）。

（2）尸体检验观察要详尽。

（3）判断病变要准确。

（4）正确提取检材：在肉眼观察的基础上正确提取病理组织学检材、毒药物和物证检验检材，恰当包装、及时送检。

（5）尸体解剖记录要客观、详细和准确，根据记录能重建当时的客观情况。

（6）照片要求：现场及尸体检验均必须全程、全面拍照；拍摄照片要清晰、部位（毗邻关系）清楚；照片主题要突出，最好有比例尺和唯一性标识；要多拍照，尤其是现场勘验照片。

(7) 科学评价，采用各种辅助检验结果。

(8) 鉴定意见应科学、客观、公正：结合案情调查、现场勘查、尸体检验及各种辅助检验的结果，进行综合分析。鉴定意见表述应恰当，使用肯定性、否定性、可能性、符合性等不同的表述方式。

(9) 尸检标本应保存一年以上，对一些重大案件要长期保存，以备复检。

5．法医病理学工作者应如何进行现场勘查？

答：法医病理学工作者现场勘查的主要任务是：了解案件发生经过；观察发现尸体的现场情况，尸体与周围环境的关系；收集血痕、呕吐物、服剩的毒药物以及其他与死亡有关物证；进行衣着和尸体外表检验；初步分析死亡原因、案件性质、死亡时间、嫌疑人特点和人数、作案过程重建等问题。具体工作包括：

(1) 案情调查：包括姓名、年龄、职业、住址等一般资料；目击者叙述；死者临终前的活动、表现，以及可能与死亡有关的人、事和物；发现尸体的过程（发现人、时间、当时情况等）；死者生前的社会关系等。

(2) 现场勘查：现场勘查的基本原则为先静后动、先刑侦后法医、先抢救后验尸、先周边后中心、先外部后内部、注意个人安全保护、固定和提取物证、尽量少破坏现场原则、相互协作。此外，应注意观察尸体原始姿势、贵重物品的记录和交接等。

(3) 衣着检验：衣着检验对致伤物推断及成伤机制分析有重要意义。

(4) 尸表检验：体表损伤的位置及形状应与衣服上的破损做比对。记录尸体现象、尸体特殊体位及形态变化，体表个人特征、血痕、有无损伤及损伤具体情况。

6．法医病理鉴定人出庭作证应注意什么？

答：(1) 出庭前准备：熟悉鉴定案件相关资料；了解争议焦点；预测法庭可能提出的问题；可在出庭前对原鉴定中存在的不足之处形成补充鉴定意见书；如发现原鉴定有误，应及时纠正，并汇报领导、通报法庭；带齐相关证件（鉴定人资格证、学历证、职称证等）；复杂案件可及时组织会鉴或讨论。

(2) 熟悉常见质证问题，如鉴定人的主体资格、鉴定文书的形式、检材来源的合法性、鉴定方法的科学性、鉴定意见的科学性等。

(3) 庭审中：要沉着应对；回答问题言简意赅，避免言多失误；回答问题通俗易懂。

（雷普平）

第二章　死　　亡

目的要求

1．掌握死亡、整体死亡、分子死亡、自然死亡、非自然死亡、生理性死亡、病理性死亡、心性死亡、呼吸性死亡、脑死亡、死亡机理、死因、死因分析、根本死因、直接死因、辅助死因、诱因、联合死因等概念。

2．熟悉死亡的分类。熟悉脑死亡的诊断标准及医学和社会意义。熟悉死亡原因与死亡机理的区别。熟悉植物状态的概念。熟悉损伤与疾病在死亡原因分析中的重要性。

3．了解生命的本质、生命体征。了解脑死亡研究的发展。了解安乐死的现状。了解死亡管理的相关内容。

板书与教案

第一节　生命与死亡的基本理论

一、生命的本质、生命器官与生命体征

（一）生命的本质

遗传和变异。个体生命在生存的过程中必须不断进行新陈代谢。

（二）人体的生命器官和生命活动

人体最主要的生命器官是脑、心、肺，它们正常的功能是维持人体生命活动的基础。

（三）生命体征

体温、呼吸、脉搏、血压是判断生命是否存在及评价生命活动质量的四个生命体征。

二、死亡的相关概念

定义：死亡是指个体生命功能的永久终止，死亡是生命的必然结果。

（一）生命与死亡

1. 生与死是对立统一的。
2. 在人体中子细胞不断新生、母细胞不断消亡，新陈代谢无时不在。
3. 现存的细胞死亡（凋亡、坏死、损伤等）后，残存的细胞便分裂增生修复，或由结缔组织增生取代。

（二）衰老

定义：是指人体走向死亡的过程中表现出来的形态和功能不断衰退直至死亡的过程。

衰老是多种因素综合作用的结果，具有时间的累积性、存在的普遍性、发展的渐进性、产生原因的内生性和结果的危害性等特征。

（三）人体死亡

人体死亡分类

1. 整体死亡：也称为躯体死亡或个体死亡，是指作为一个整体的人的死亡。此时全脑功能或者呼吸循环功能已不可逆地终止，但某些器官、组织和细胞还能继续进行功能活动（超生反应），可供移植用。
2. 分子死亡：又称为细胞性死亡，是一个过程，不同器官和组织的细胞性死亡过程长短不一。整体死亡与分子死亡之间无截然的界限。

第二节 死亡的分类及诊断标准

一、死亡的分类

1. 自然死亡：又称为非暴力性死亡，是指符合生命和疾病自然发展规律，没有暴力因素干预时发生的死亡。
2. 非自然死亡：又称为暴力性死亡，是由外来的作用力或有害因素导致的非病理性死亡。

（一）自然死亡

1. 生理性死亡：也称为衰老死或老死，是指由于机体自然衰老，各组织器官的生理功能（尤其是脑、心、肺功能）逐渐减退直至衰竭，导致不能维持生命功能而死亡。人的最高自然寿命可达 120～160 岁。实际上，各器官衰老后抵抗力严重减退，最后还是由于疾病的侵袭而导致死亡。真正“无病而终”的衰老死几乎不存在。
2. 病理性死亡：俗称病死，是指由于各种疾病的发生、发展、恶化而引起的死亡。

（二）非自然死亡的外因
1．物理性，如机械性损伤、机械性窒息、交通损伤、爆炸伤、高低温损伤、电流损伤、气压损伤、放射性损伤等。
2．化学性，各种化学物质（毒药物）中毒。
3．生物性，如毒蛇咬人、注射生物活性物质（肾上腺素、胰岛素等）等。

二、死亡的传统诊断标准

死亡的传统概念是指呼吸、心跳停止，按照呼吸和心跳停止的先后顺序分为呼吸性死亡和心性死亡，见表 2-1。

表 2-1　呼吸性死亡与心性死亡的特点

项目	呼吸性死亡（肺性死亡）	心性死亡
定义	源于呼吸系统，尤其是肺的疾病或损伤而致其功能严重障碍或衰竭所引起的死亡	因心脏疾病或损伤导致其功能严重障碍或衰竭所引起的死亡
特点	动脉血氧分压在 25mmHg 以下是诊断原发性呼吸功能障碍或呼吸性死亡的重要生化指标	临床表现为突然意识丧失、颈动脉或股动脉搏动消失
机制	呼吸性死亡主要是由于呼吸功能障碍或停止引起脑缺氧和脑死亡。二氧化碳上升到致死浓度需 10～15 分钟。通常脑组织进化程度高的部位对缺氧最敏感：大脑 4～6 分钟，中脑 5～10 分钟，小脑 10～15 分钟，延脑 20～30 分钟，脊髓 45 分钟。特别是大脑皮质缺氧不到 15 秒就可以发生短暂性的昏迷和抽搐，缺氧 3 分钟昏迷可持续数日之久甚至不可逆	原发性心跳停止的发生机制可能与自主神经功能变化（迷走神经过度兴奋可致使心脏停搏，交感神经过度兴奋可使心室颤动）、缺氧、二氧化碳蓄积和酸中毒、电解质紊乱、低温、麻醉、心脏本身的严重损伤或病变等因素有关
常见原因	口鼻道阻塞、呼吸道阻塞、肺出血、肺水肿、肺气肿、休克肺、大叶性肺炎、支气管肺炎、气胸、胸腔积液，以及呼吸肌麻痹、支配呼吸肌的神经麻痹、呼吸功能障碍性毒物中毒（如一氧化碳、氰化物、亚硝酸盐中毒）等	心外膜、心肌、心内膜、冠状动脉和传导系统的各种病变、损伤及心律失常等

第三节　脑　死　亡

一、脑死亡的定义及分类

定义：脑死亡是指大脑、小脑和脑干等全脑功能不可逆转的永久性丧失，不管心跳、脑外体循环、呼吸及脊髓等脑外器官功能是否存在，均可宣告个体死亡。

脑死亡分类
1．原发性脑死亡：是由于原发性脑的疾病或损伤引起。
2．继发性脑死亡：是继心、肺等脑外器官的原发性疾病或损伤所致，如果能及时有效治疗脑外器官的原发性疾病或损伤，可避免继发性脑死亡的发生。

二、脑死亡的意义

1．脑死亡是停止抢救的标准。
2．脑死亡对器官移植有重要意义。全脑功能不可逆转地丧失而体外循环继续存在的原发性脑死亡者是器官移植最合适的供体，如脑外伤、脑肿瘤或脑猝中等。

三、脑死亡的诊断标准

脑死亡的诊断标准见表 2-2。

表 2-2 脑死亡的诊断标准

项目	哈佛标准（1968 年）	英联邦皇家学院标准（1976 年）	我国正在讨论的标准
脑	脑昏迷不可逆转，压眶无反应。平直脑电图，记录至少持续 10 分钟。用脑血管造影和放射性核素检查以证明脑血流停止	给予身体强刺激，在脑神经分布区无反射	持续性深昏迷；脑电图平直，经颅脑多普勒超声诊断呈脑死亡图形，且观察 12 小时无变化
呼吸	无自主呼吸，观察 1 小时，撤去人工呼吸机 3 分钟仍无自主呼吸	撤去人工呼吸机，其时间足以使二氧化碳张力上升到呼吸刺激阈以上时，仍无自主呼吸运动出现	中枢性永久性自主呼吸停止
生理反射	无对光反射；无眨眼运动；无吞咽、咀嚼、发声；无腱反射；等等	瞳孔固定，无对光反射；无角膜反射；无前庭反射；无咀嚼反射，对吸引管插入气管无反射	脑干反射完全消失
其他	各试验在 24 小时后必须重复一次，同时要排除低温、中枢神经抑制剂中毒，排除代谢性神经肌肉阻滞剂中毒、休克等		

四、脑死亡的脑形态学改变

原发性脑死亡：脑内有引起脑死亡的原发性脑损伤或病变，如脑挫裂伤、脑血肿、脑肿瘤或脑炎等。

呼吸机脑：是指脑死亡后，在呼吸机长期支持下所发生的脑改变，如脑水肿、脑移位、脑疝、脑细胞死亡、无炎性细胞浸润等。

五、持续性植物状态

定义：持续性植物状态，又称为去大脑皮质状态，俗称植物人，是指由于神经中枢的高级部位（大脑皮质）功能丧失，使患者呈意识阻碍或昏迷状态，而神经中枢的中心部位（皮质下核和脑干）的呼吸、体温调节、消化吸收、新陈代谢及心跳循环等依然存在的一种病理状态。不需要呼吸辅助装置，只要护理得当，可以长期生存。

第四节 死亡的发生过程与假死

一、死亡发生的一般过程

分期

1. 濒死期：又称为临终期，是临床死亡前主要生命器官功能极度衰弱，逐渐趋向停止的时期。主要特点是脑干以上部分的中枢功能抑制或丧失而脑干功能仍然存在，但是由于失去高位中枢的调节和控制而呈现紊乱状态，表现为意识障碍、呼吸障碍、心跳和血压变化、代谢障碍等。
2. 临床死亡期：是指人的整体死亡，与细胞性死亡相对。按传统概念就是呼吸、心跳停止。如果大脑尚未死亡，及时抢救恢复心跳和呼吸功能后可复苏。
3. 生物学死亡期：是指死亡过程的最后阶段，也称为细胞性死亡，由临床死亡期发展而来，心、脑、肺、肾等器官功能永久性丧失，不可用作器官移植。超生反应的存在说明是生物学死亡早期。

二、假死

定义：是指人的呼吸、循环和脑的功能活动高度抑制，生命活动处于极度轻微状态，用一般的临床检验方法查不出生命指征，从外表上看好像已经死亡，但实际上仍然活着的一种状态。抢救及时有效，有时甚至不做任何处理也能自然复苏。

（一）假死的原因
- A：酒精中毒、贫血、低氧血症；
- E：电流损伤；
- I：损伤，尤其是颅脑损伤；
- O：阿片、催眠药及麻醉药；
- U：尿毒症及糖尿病性昏迷。

（二）假死的诊断
1. 眼底镜检查：视网膜血管仍有血流。
2. 线扎指头：指头变青紫色、肿胀。
3. 荧光色素钠试验：使结膜、巩膜黄染，2～5 分钟内颜色消褪。
4. 瞳孔变形试验：压迫眼球，瞳孔随即变形，解除压力后瞳孔可恢复圆形。
5. X 线胸透：可见心脏搏动。
6. 心电图检查，存在心脏的生物电反应。
7. 听诊器检查胸前上部或喉头处，可听见微小呼吸气流。

第五节 死因分析

定义：死因是指直接或间接促进死亡的疾病或损伤，即导致死亡发生的疾病、暴力或衰老等因素。其中，损伤不单指机械性损伤，它包括所有除疾病外的所有暴力因素（物理因素、化学因素、生物因素）所致的机体形态和功能的改变。

死因分析是指经过详细的法医学检查并加以综合分析，分清各种因素的先后、主次及相互关系。死因分析是法医病理鉴定的核心，应避免把死因与死亡机制、死亡方式混淆。

一、死亡原因

死因分类
1. 根本死因：又称为原发性死因，是指引起死亡的原发性疾病或暴力。在自然性疾病致死的案例中，根本死因与主要疾病一致。在暴力性死亡中根本死因是指该项暴力，它可以通过某种机制或损伤后继发性病变而致死。
2. 直接死因：是指直接引起死亡的原因，是根本死因的致命性并发症和继发病变。法医学中常见的直接死因有感染、出血、栓塞、中毒（吸收坏死组织后导致的机体中毒）、全身衰竭、多器官功能衰竭或恶病质状态等。

死因分类

3．主要死因：是指在诸多导致死亡的疾病或损伤因素中占主要地位的因素，主要死因是与辅助死因、诱因相对应的概念，主要死因往往对应主要责任。

4．辅助死因：是指主要死因之外的自然性疾病或损伤，它们本身不会致命，但在死亡过程中起到辅助作用。例如，严重脂肪肝患者因酒精中毒死亡，则酒精中毒为主要死因，而脂肪肝为辅助死因。

5．诱因：诱发身体原有潜在疾病急性发作或恶化而引起死亡的因素，如争吵、劳累、吸烟、饮酒、性交、饱食等。

6．联合死因：又称为合并死因，是指两种或两种以上难以区分主次的死因在同一案例中联合在一起引起死亡而共同构成死因。

联合死因分类

1．病与病联合。

2．病与暴力联合。

3．暴力与暴力联合

（1）性质和程度相同的损伤联合在一起构成死因：单一损伤不一定致死，但彼此联合便能导致死亡。

（2）在受到一个可致命的损伤后，濒死期又受到另一个致命伤而死。

（3）数种暴力因素通过各自不同的途径和机制都能致命，如烧死（包括高温损伤、窒息、CO 中毒等）、爆炸（包括机械性损伤、烧伤、CO 中毒、窒息等）等。

（4）两个性质各异的严重致命性损伤。

各种死因间的关系见图 2-1。

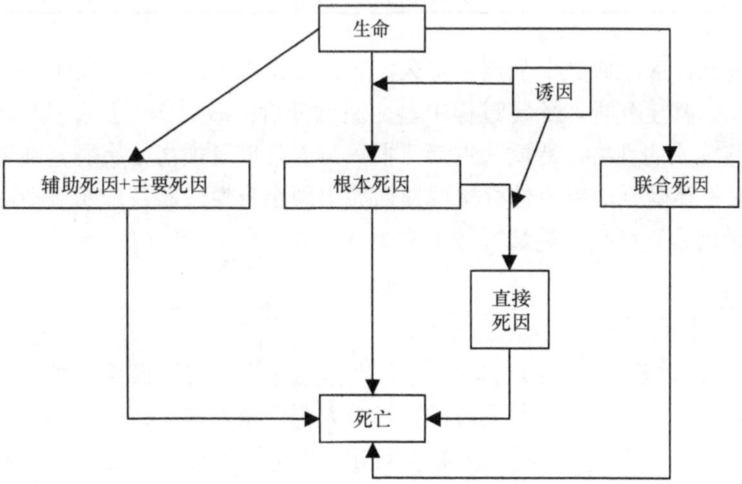

图 2-1 各种死因间的关系

二、死亡机制

定义：死亡机制是指由损伤或疾病引起的、最终导致死亡的病理生理过程，是各种不同死因通向死亡终点的几条共同通道。

常见的死亡机制：心脏停搏、心室纤颤、反射性心脏抑制、严重代谢性酸中毒或碱中毒、呼吸抑制或麻痹、心肺功能衰竭、肝肾功能衰竭、延髓生命中枢麻痹等。所有这些机制最后都会导致心、脑、肺活动停止而死亡（表 2-3）。

表 2-3 不同死亡的死亡机制

项目	定义	常见死亡机制
即时死	数秒钟到1分钟	1．整个机体的毁坏。 2．全脑、心脏组织结构严重破坏。 3．脑干功能的急性麻痹或重度抑制。 4．反射性心跳骤停或心室纤颤。
急性死亡	几小时到24小时	1．急性心力衰竭：冠心病、心梗、心脏破裂、心肌炎、心肌病、心瓣膜病等。 2．急性中枢神经系统（脑干）功能障碍：脑内出血、硬脑膜外出血、硬脑膜下出血、蛛网膜下腔出血、脑疝、脑炎、脑膜炎等。 3．急性循环衰竭：创伤性休克、急性失血休克、急性失液性休克、过敏性休克、感染中毒性休克等。 4．急性呼吸衰竭：机械性窒息、病理性窒息或中毒性窒息。 5．重度日射病、热射病引起的中枢神经系统急性功能阻碍和心脏节律紊乱。 6．低温引起的心脏传导阻滞伴发心室纤颤。 7．大剂量中枢神经系统、呼吸系统和心血管系统功能阻碍性毒物的急性中毒引起的相应器官功能衰竭。
亚急性死亡	24小时至2（或3）周	1．损伤引起的迟发性破裂出血：亚急性硬脑膜下出血、迟发性肝脾破裂出血。 2．外伤后继发感染：化脓性脑膜炎、脑膜脑炎、支气管炎、腹膜炎、破伤风、气性坏疽、败血症等。 3．外伤后非感染性并发（继发）症：挤压综合征、成人呼吸窘迫综合征、血栓（空气、脂肪）栓塞等。 4．因缺血、中毒、损伤或某些疾病等引起体内水电解质紊乱、酸或碱中毒。
慢性死亡	3周以后	外伤性癫痫大发作；迟发性脑出血；代谢紊乱性疾病（下丘脑、垂体的损伤或疾病）；心包腔或胸腔因粘连所致闭塞；水电解质紊乱（外伤所致肝、胆、胰、胃、肠损伤）；职业中毒和多次小剂量投毒导致重要器官功能逐渐衰竭。

应激性死亡：应激原过于强烈和持久，导致异稳态负荷加重，发生机体功能代谢障碍及组织损伤，甚至死亡。鉴定过程中，应注意分析应激原作用强度及应激反应程度，特别关注被鉴定人的性格、特质、生活习惯、为人处世及损伤（疾病）发生前后所经历的各种事件。机体受到非致命性机械性损伤后出现全身性应激反应（包括内分泌反应和精神心理应激因素）而死亡的情况较为常见。

三、死亡方式

死亡方式分类
- 1．自杀
- 2．他杀
  - （1）非法他杀，即故意杀人，俗称谋杀。属于非法剥夺他人生命，其行为人犯了杀人罪。《刑法》第 232 条【故意杀人罪】规定：“故意杀人的，处死刑、无期徒刑或者十年以上有期徒刑；情节较轻的，处三年以上七年以下有期徒刑。”
  - （2）合法他杀，如执行死刑、正当防卫、持枪拒捕而被当场击毙、堕胎、引产等。

死亡方式分类

2．他杀

（3）过失伤害死，即对他人实施伤害，但没有预谋杀人；或者无主观故意伤害目的，但由于过失原因或处理不当，客观上造成了他人死亡。根本特点是不以杀人为目的，客观上造成的后果和主观动机不一致。《刑法》第233条【过失致人死亡罪】规定："过失致人死亡的，处三年以上七年以下有期徒刑；情节较轻的，处三年以下有期徒刑。"

3．意外

定义：指未曾意料到的、非故意的行为所造成的死亡。

分类

（1）灾害死，如自然灾害、空难、海难等。

（2）意外事件死，如交通事故、生产意外、医疗事故等。

（3）自伤、自残致死，如性窒息死等。

4．不能确定的死亡方式。

安乐死

定义：是使受不治之症痛苦折磨的人安祥无痛苦的死去。我国目前尚无安乐死立法。

分类

（1）主动安乐死，又称为积极安乐死，是指医生或他人通过采取某种措施加速患者死亡。

（2）被动安乐死，又称为消极安乐死，是指停止或放弃治疗措施，让患者自行死亡。消极安乐死在社会上普遍存在。

四、死因分析注意事项

（一）重视尸体检验

必须坚持全面系统解剖、法医病理组织学检验。

（二）掌握死因分析的方法

死因分析方法

1．尸检前尽可能多地了解有关死亡发生的信息，在头脑中形成有关死因的几种假设，使尸检做到有的放矢、重点突出，将尸检的重点放在肯定或否定上述假设及提出新的假设上。

2．全面系统尸体解剖+病理组织学检验+毒化检验+特殊检验（如血液生化、细菌培养、X线等检查）。

3．综合案情调查、现场勘验和尸体解剖分析法。

4．重新开展案情调查、现场勘验和尸体解剖。

5．经全面系统检查后仍有5%～30%的案件无法明确死亡原因，仅能给出倾向性意见，考虑为死因不明或重要器官功能障碍死亡。

（三）正确区分死因与死亡机制

第六节　死亡及尸体的管理制度

一、死亡确认

1. 医院内死亡，由诊治医生确认死亡并填发死亡证明。

2. 在非医学单位正常死亡无法取得医院出具的死亡证明的，由居（村）委会或卫生站（所）出具死亡证明。

3. 法医检验过的尸体，可由法医填发死亡证明。

4.《殡葬管理条例》第四条规定：火化遗体必须凭公安机关或者国务院卫生行政部门规定的医疗机构出具的死亡证明。

二、尸体解剖

1. 普通解剖。

2. 病理解剖。

3. 法医解剖：应当由熟悉法医病理学知识的法医学专业人员进行。

三、尸体管理

《殡葬管理条例》于 1997 年 7 月 11 日国务院第 60 次常务会议通过，1997 年 7 月 21 日国务院令第 225 号发布。根据 2012 年 11 月 9 日中华人民共和国国务院令第 628 号公布，自 2013 年 1 月 1 日起施行《国务院关于修改和废止部分行政法规的决定》修正，对《殡葬管理条例》进行了修订。

英汉名词对照

acute death	急性死亡
agonal stage	濒死期
apparent death	假死
biological death	生物学死亡期
cardiac death	心性死亡
cellular death	细胞性死亡
chronic death	慢性死亡
clinical death	临床死亡期
combined cause of death	联合死因
contributory cause of death	辅助死因
direct cause of death	直接死因

euthanasia	安乐死
immediate cause of death	直接死因
individual death	个体死亡
inducing cause of death	死亡诱因
instantaneous death	即时死
justifiable homicide	合法他杀
main cause of death	主要死因
manner of death	死亡方式
manslaughter	过失伤害死
mechanism of death	死亡机制
molecular death	分子死亡
murder	非法他杀
natural death	自然死亡
nonviolent death	非暴力性死亡
pathological death	病理性死亡
persistent vegetative stage	持续性植物状态
physiological death	生理性死亡
predisposing factor of death	死亡诱因
primary brain death	原发性脑死亡
primary cause of death	根本死因
respiratory brain	呼吸机脑
respiratory death	呼吸性死亡
secondary brain death	继发性脑死亡
somatic death	躯体死亡
subacute death	亚急性死亡
terminal stage	临终期
total death	整体死亡
unnatural death	非自然死亡
violent death	暴力性死亡
vital sign	生命体征

习题精选

一、填空题

1. 鉴别假死的方法有：①______________；②______________；③______________；

④________；⑤________；⑥________；⑦________。

2．暴力死中的暴力可分为________、________、________三类。

3．判定脑死亡的意义在于________、________。

4．死亡的一般过程分为________、________、________三个时期。

5．自然性死亡根据其死因不同可以分为________、________。

6．生命体征包括________、________、________、________等具体指标。

7．人体最主要的生命器官是________、________、________。

8．人体死亡分为________、________两类。

9．亚急性死亡是指损伤或疾病发生________小时后第________周内发生的死亡。

10．安乐死分为________、________两类。

11．尸体解剖分为________、________、________三种。

12．在死亡过程中，根据心、脑、肺功能停止的先后，死亡可以分为________、________、________三种。

二、名词解释

1．mechanism of death；2．primary cause of death；3．combined cause of death；4．contributory cause of death；5．脑死亡；6．肺死亡；7．cardiac death；8．persistent vegetative stage；9．respiratory brain；10．躯体死亡；11．细胞性死亡；12．濒死期；13．生物学死亡期；14．临床死亡期；15．apparent death；16．predisposing factor of death；17．Euthanasia；18．acute death；19．murder

三、是非题

1．有的机体在濒死期就可在背部出现血液坠积，在肺背部发生坠积性淤血。（　）

2．生物学死亡期，虽然整体已经死亡，但由于各种组织存活时间不一，有的组织、细胞仍保持生命的活动，对外界的刺激仍可产生反应。（　）

3．进入临床死亡期的人，某些器官、组织仍保持生活机能，故仍有复苏的可能。（　）

4．临床死亡又称为躯体死亡。（　）

5．脑死亡的确定对器官移植和指导复苏有重要意义。（　）

6．新生儿缺氧容易发生假死现象。（　）

四、问答题

1．什么是脑死亡？国内外关于脑死亡的诊断标准是什么？

2．死亡分为哪几个阶段？各阶段的特征如何？

3．死亡机制是什么？常见的死亡机制有哪些？

4．什么是死亡原因，死亡原因分为哪几类？其相互关系是什么？如何进行死因分析？

习 题 参 考 答 案

一、填空题

1．①眼底镜检查；②线扎指头；③荧光色素钠试验；④瞳孔变形试验；⑤X 线胸透；⑥心电图检查；⑦听诊器检查胸前上部或喉头处

2．物理性；化学性；生物性

3．脑死亡是停止抢救的标准；脑死亡对器官移植有重要意义。

4．濒死期；临床死亡期；生物学死亡期

5．生理性死亡；病理性死亡

6．体温；呼吸；脉搏；血压

7．心；脑；肺

8．整体死亡；分子死亡

9．24；2～3 周

10．主动安乐死；被动安乐死

11．普通解剖；病理解剖；法医解剖

12．心性死亡；脑死亡；呼吸性死亡

二、名词解释

1．mechanism of death：死亡机制，是指由损伤或疾病引起的、最终导致死亡的病理生理过程，是各种不同死因通向死亡终点的几条共同通道。

2．primary cause of death：根本死因，又称为原发性死因，是指引起死亡的初始原因，即原发性自然性疾病或暴力性损伤。

3．combined cause of death：联合死因，又称为合并死因，是两种或两种以上难以区分主次的死因在同一案例中联合在一起引起死亡而共同构成死因。

4．contributory cause of death：辅助死因，是主要死因之外的自然性疾病或损伤，它们本身不会致命，但在死亡过程中起到辅助作用。

5．脑死亡：是指大脑、小脑和脑干等全脑功能不可逆转的永久性丧失，不管心跳、脑外体循环、呼吸及脊髓等脑外器官功能是否存在，均可宣告个体死亡。

6．肺死亡：是指源于呼吸系统，尤其是肺的疾病或损伤而致其功能严重障碍或衰竭所引起的死亡。

7．cardiac death：心性死亡，因心脏疾病或损伤导致其功能严重障碍或衰竭所引起的死亡。

8．persistent vegetative stage：持续性植物状态，又称为去大脑皮质状态，俗称植物

人，是指由于神经中枢的高级部位（大脑皮质）功能丧失，使患者呈意识阻碍或昏迷状态，而神经中枢的中心部位（皮质下核和脑干）的呼吸、体温调节、消化吸收、新陈代谢及心跳循环等依然存在的一种病理状态。

9．respiratory brain：呼吸机脑，是指脑死亡后，在呼吸机长期支持下所发生的脑改变，如脑水肿、脑移位、脑疝、脑细胞死亡、无炎性细胞浸润等。

10．躯体死亡：是指作为一个整体的人的死亡。此时全脑功能或者呼吸循环功能已不可逆地终止，但某些器官、组织和细胞还能继续进行功能活动，可供移植用。

11．细胞性死亡：是一个过程，不同器官和组织的细胞性死亡过程长短不一。

12．濒死期：又称为临终期，是临床死亡前主要生命器官功能极度衰弱，逐渐趋向停止的时期。

13．生物学死亡期：是死亡过程的最后阶段，也称为细胞性死亡。由临床死亡期发展而来，心、脑、肺、肾等器官功能永久性丧失，不可用作器官移植。

14．临床死亡期：是人的整体死亡，与细胞性死亡相对。按传统概念就是呼吸、心跳停止。

15．apparent death：假死，是指人的呼吸、循环和脑的功能活动高度抑制，生命活动处于极度轻微状态，用一般的临床检验方法查不出生命指征，从外表上看好像已经死亡，但实际上仍然活着的一种状态。

16．predisposing factor of death：诱因，即诱发身体原有潜在疾病恶化而引起死亡的因素。

17．euthanasia：安乐死，是使受不治之症痛苦折磨的人安祥无痛苦的死去。

18．acute death：急死，是指损伤或疾病发作几小时到 24 小时之间发生的死亡。

19．murder：谋杀，属于非法剥夺他人生命，其行为人犯了杀人罪。

三、是非题

1．√；2．√；3．√；4．√；5．√；6．√

四、问答题

1．什么是脑死亡？国内外关于脑死亡的诊断标准是什么？

答：脑死亡是指大脑、小脑和脑干等全脑功能不可逆转的永久性丧失，不管心跳、脑外体循环、呼吸及脊髓等脑外器官功能是否存在，均可宣告个体死亡。目前关于脑死亡的诊断标准有哈佛标准（1968 年）和英联邦皇家学院标准（1976 年），我国目前无脑死亡的标准，具体详见表 2-2。

2．死亡分为哪几个阶段？各阶段的特征如何？

答：死亡分为濒死期、临床死亡期、生物学死亡期。各阶段的特征：濒死期的主要特点是脑干以上部分的中枢功能抑制或丧失而脑干功能仍然存在，但是由于失去高位中枢的调节和控制而呈现紊乱状态，表现为意识障碍、呼吸障碍、心跳和血压变化、代谢障碍等。临床死亡期就是呼吸、心跳停止，如果大脑尚未死亡，及时抢救恢复心跳和呼吸功能后可复苏。生物学死亡期由临床死亡期发展而来，心、脑、肺、肾等器官功能永久性丧失，不可用作器官移植。超生反应的存在说明是生物学死亡早期。

3．死亡机制是什么？常见的死亡机制有哪些？

答：死亡机制是指由损伤或疾病引起的、最终导致死亡的病理生理过程，是各种不同死因通向死亡终点的几条共同通道。

常见的死亡机制：心脏停搏、心室纤颤、反射性心脏抑制、严重代谢性酸中毒或碱中毒、呼吸抑制或麻痹、心肺功能衰竭、肝肾功能衰竭、延髓生命中枢麻痹。所有这些机制最后都会导致心、脑、肺活动停止而死亡。

4．什么是死亡原因，死亡原因分为哪几类？其相互关系是什么？如何进行死因分析？

答：死因是指直接或间接促进死亡的疾病或损伤，即导致死亡发生的疾病、暴力或衰老等因素。死亡原因分为根本死因、直接死因、主要死因、辅助死因、诱因、联合死因等。各种死因间的关系见图 2-1。

死因分析：

（1）重视尸体检验：必须坚持全面系统解剖、法医病理组织学检验。

（2）掌握死因分析的方法：①尸检前尽可能多了解有关死亡发生的信息，在头脑中形成有关死因的几种假设，使尸检做到有的放矢、重点突出，将尸检的重点放在肯定或否定上述假设及提出新的假设上；②全面系统尸体解剖+病理组织学检验+毒化检验+特殊检验（如血液生化、细菌培养、X 线等检查）；③综合案情调查、现场勘验和尸体解剖分析法；④重新开展案情调查、现场勘验和尸体解剖；⑤经全面系统检查后仍有 5%～30%的案件无法明确死亡原因，仅能给出倾向性意见，考虑为死因不明或重要器官功能障碍死亡。

（雷普平）

第三章 死 后 变 化

目的要求

1．掌握死后变化、尸体现象、超生反应、肌肉松弛、皮革样化、角膜混浊、尸冷、尸斑、内部器官血液坠积、尸僵、尸体痉挛、自溶、自家消化、腐败、白骨化、木乃伊、尸蜡、泥炭鞣尸、古尸、浸软等概念。

2．熟悉死后变化的影响因素、分类及死后变化的法医学意义；熟悉各种早期和晚期尸体现象的形态学特点、影响因素、形成机制、发展变化及其法医学意义；熟悉自溶与坏死的区别、防止自溶的目的和方法。

3．了解死后化学变化；了解动物、昆虫及其他环境因素对尸体的毁坏；了解死后人为现象。

板书与教案

第一节 概 述

一、定义

1．死后变化：是指人体死后因受物理、化学及生物等各种内外因素的作用，在尸体上发生的各种变化。

2．尸体现象：是指死后变化使尸体表面和内部器官组织呈现与活体不同的征象。

3．死后人为现象：是指人死后由于某些人为因素的作用，在尸体上造成的各种改变或征象。

二、死后变化的影响因素

（一）外界环境因素

1. 自然气候：温度、湿度、空气流通等影响因素中，温度是最主要的外界环境因素。
2. 尸体所处的环境地点：主要分为室内环境和室外环境，室内环境对死后变化的影响较室外环境小。
3. 尸体上的衣着服饰、被褥等：可起到保温的作用，促进了死后变化的发生发展。

（二）尸体内在因素
1. 年龄、性别、体型：婴儿（体内水分多）死后变化发展快；肥胖者尸冷速度慢，死后变化发展快；产妇（体液和血液含量多）死后变化发展快。
2. 疾病及死亡原因：因感染死亡者死后变化发展快；因急性失血性休克死亡者死后变化发展慢。

（三）人为因素
1. 冷藏或冷冻：可减缓死后变化的发展。
2. 停尸载体及尸体的体位：停尸载体可影响散热，进而影响死后变化的发展；尸体体位直接影响尸斑及死后血液坠积的形成部位。
3. 尸体搬运：搬动尸体可致胃内容物返流进入呼吸道，也可造成死后损伤。
4. 医源性因素：抢救过程可造成胸、肋骨骨折，甚至肺挫伤、肝脏撕裂伤等。

三、死后变化的分类

（一）按死后经过时间分类
1. 早期死后变化：是指一般发生于死后24小时内的变化，但不一定都在24小时内开始，更不一定在24小时内消失。
2. 晚期死后变化：是指一般发生于死亡24小时以后的变化，但不一定都是在24小时后才发生。

（二）按死后变化发生的部位分类
1. 尸表的死后变化。
2. 内部器官组织的死后变化。

（三）根据尸体是否完整分类
1. 毁坏型死后变化。
2. 保存型死后变化。

（四）根据观察的方法和内容分类
1. 形态学变化。
2. 化学变化。
3. 分子变化。

四、死后变化的法医学意义

1．确证死亡：出现死后变化可确证死亡。

2．鉴别死后变化与生前伤和疾病：如鉴别尸斑与皮下出血、死后凝血块与血栓、死后枕骨大孔压迹与生前小脑扁桃体疝等，具有重要的法医学价值。

3．推断死亡原因：如特殊颜色的尸斑提示某些特定的毒药物中毒。

4．分析死亡方式：如尸体痉挛可保持死亡时的姿势，有利于分析案件性质。

5．推断死亡时间：死后变化的发生、发展有一定的时间规律，是死亡时间推断的重要依据。

6．分析是否移尸：尸斑的分布情况有助于推测是否存在移尸。

第二节　早期死后变化

一、超生反应

（一）定义

生物个体死后，其器官、组织和细胞在短时间内仍然保持某些活动功能或对外界刺激发生一定反应的能力称为超生反应。

（二）常见的超生反应

1．瞳孔反应：死后约 4 小时内，阿托品或伊色林可使瞳孔出现散瞳或缩瞳反应。

2．断头后反应：断头后约 10 分钟内，存在眼球、口唇及下颌运动、躯干部痉挛、心肌收缩等。

3．骨骼肌、心肌、血管平滑肌收缩反应：死后 2 小时内几乎所有的骨骼肌均会因受刺激而收缩形成肌隆起；剪开心包后心肌可因冷空气或金属器械的刺激而出现波纹状或蠕动样收缩；血管平滑肌能对缩血管物起收缩反应。

4．肠蠕动：可见于死后数小时内，有时甚至可形成死后肠套叠。

5．发汗反应：死后 30 分钟内汗腺对阿托品及肾上腺素仍可有发汗反应。

6．纤毛运动：死后 10 小时内气管黏膜柱状上皮细胞仍可观察到纤毛运动。

7．精细胞活动：死后 30 小时内精囊内的精细胞仍有活动能力。

8．死后细胞分裂：血管内皮细胞、神经胶质细胞和某些上皮细胞因对缺血缺氧耐受性强，仍可存在分裂增生。

（三）法医学意义

1．超生反应有别于人活着时的正常反应。

2．各器官组织超生反应的持续时间有一定的差异，据此推断死亡时间。

二、肌肉松弛

（一）定义

人死后肌张力消失、肌肉变软，称为肌肉松弛。肌肉松弛是最早发生的尸体现象，几乎与死亡同时发生，尸僵产生后自行消失（死后约 2 小时）。

（二）肌肉松弛的表现

瞳孔散大、眼微睁、口微开、面部表情消失、沟纹变浅、肢体变软、关节易屈曲、大小便和精液外溢（括约肌松弛）。

（三）法医学意义

推断死后尸体的停放地点、停放姿势及有无移尸（皮肤和肌肉失去弹性、张力，在受压部位可形成反映接触物表面的特征性压痕，且不易消失）。

三、皮革样化

（一）定义

1．皮革样化：尸表皮肤较薄的局部区域因水分迅速蒸发、干燥变硬而呈蜡黄色、黄褐色或深褐色的羊皮纸样变化，也称局部干燥。水中尸体不发生皮革样化。

2．巩膜黑斑或称 Larecher 斑：是指眼未闭者球结膜外侧和巩膜的暴露部位，由于水分丧失而变薄，使巩膜下面的脉络膜层的色素显现而出现的三角形或椭圆形的干燥斑。其发生部位、形态及颜色有别于结膜下出血。

（二）常见部位

1．口唇、阴囊、大小阴唇等皮肤较薄的部位。

2．皮肤皱缩处，如婴幼儿颈部的皮肤皱缩处。

3．表皮剥脱区、索沟、烫伤面等损伤处。

（三）法医学意义

1．皮革样化可使擦伤更明显，包括抓痕、缢痕等损伤。

2．皮革样化可保留某些损伤的形态，如颈部的绳索花纹。

3．口唇和阴囊皮革样化易被认为是挫伤，鉴别方法是切开皮肤检查有无皮下出血。

4．死后不久发生的某些损伤，如表皮剥脱等也可发生皮革样化，但颜色较浅、没有出血等生活反应。

四、角膜混浊

（一）定义

角膜的透明度降低直到完全不能透视瞳孔，呈灰白色样外观，称为角膜混浊。角膜混浊的形成及程度主要与黏多糖和水的含量有关。黏多糖的水合作用受阻，角膜中水分增多，角膜变混浊。角膜周围的温度越高，越容易发生混浊。眼睑遮盖的角膜易出现混浊。淡水中角膜混浊加快、加重，咸水中反之。

（二）形态

混浊的角膜肉眼观呈水肿状、灰白色、明显增厚，表面有小皱褶。

（三）法医学意义

1．死后 5～6 小时，角膜上可出现白色小点。

2．死后 10～12 小时，斑点扩大呈云片状，但瞳孔可透视，为轻度混浊。

3．死后 15～24 小时，云雾状、半透明，瞳孔尚可透视，为中度混浊。

4．48 小时以后，瞳孔不可透视，为高度混浊。

上述时间规律可用于推断死亡时间，但易受温度影响。

五、尸冷

（一）定义

人死后因新陈代谢停止、不再产生热量，尸体原有热量不断散发，使尸温逐渐下降至环境温度或低于环境温度。

（二）影响因素

1．外部环境因素，如衣着、气温、湿度、通风状况等。中等身材的成年尸体，在 16～18℃（春秋季）室温，死后 10 小时内，平均每小时尸温下降 1℃。此后，下降速度减慢，平均每小时下降 0.5℃。

2．尸体本身因素，如年龄、体形胖瘦和死因等。肥胖尸体尸温下降慢；猝死、日射病、热射病等，尤其是伴剧烈痉挛的尸体尸温下降慢；小儿尸体尸温下降快；因消耗性疾病、大失血死亡的尸体尸温下降快。

（三）法医学意义

尸温是推测死后经过时间的重要依据。

六、尸斑

（一）定义

1．尸斑：尸体血液因重力作用而坠积于低下部位未受压迫的血管，并在该处皮肤呈现有色斑痕。

2．尸斑的转移：是指死后约 6 小时内，如果改变尸体的位置，则原有已形成的尸斑可逐渐消失，而在新的低下部位重新出现尸斑。

3．两侧性尸斑：是指死后约 6 小时以后，如果改变尸体的位置，则原有已形成的尸斑不再完全消失，在新的低下部位又可出现尸斑。

（二）形成机制

有人认为，尸斑是血红蛋白向血管壁和周围组织扩散和浸润的结果；也有人认为，是血浆溢出至血管外组织，血管内液体成分减少、血液浓缩呈现出指压不褪色的固定尸斑。

（三）尸斑的发展

尸斑常自死后 1～2 小时出现，有的早在死后 0.5 小时或迟至 6～8 小时出现，在寒冷的环境中，尸斑的发生、发展一般缓慢；大出血的尸体，尸斑出现晚而弱（表 3-1）。

表 3-1 不同时期尸斑比较

项目	沉降期尸斑（坠积期）	扩散期尸斑	浸润期尸斑
形成时间	出现到 12 小时以内	死后 12～24 小时	死亡 24 小时以后
指压	可褪色	稍褪色	不褪色
形成机制	血液局限于血管内	组织液渗入血管内促使红细胞溶血，血浆被稀释并被血红蛋白染色后，又向血管外渗出	被血红蛋白染色的液体不仅渗入组织间隙，而且浸染组织细胞，使之着色
改变体位	尸斑转移（约 6 小时内）；两侧性尸斑（约 6 小时以后）	不易形成新的尸斑或形成的尸斑较浅淡；原有尸斑不消失	尸斑固定
皮肤切面	血液从血管断面流出，容易用纱布擦去，边擦边流	血管断面有血滴缓慢流出，自组织间隙中有浅黄色或淡红色液体滴出	呈暗紫色或紫红色，无血液从血管断面流出
肉眼	开始呈散在小块或条纹状，之后融合呈片状、逐步扩大，颜色加深呈紫红色	颜色加深、范围扩大，呈紫红色、大片状	紫红色
光学显微镜	毛细血管和小静脉扩张，充满红细胞；大部分红细胞外形完整，并黏成团，少数红细胞可破坏，其外形不完整	溶解的红细胞呈均质状，有的红细胞仅残存外围的一圈脂膜；血管被染成橘红色；组织间隙可见粉红色或淡红色液体	血管内皮细胞肿胀、脱落，管腔内充满均质淡染的粉红色液体。有时可见残存的红细胞轮廓及蓝染的细菌菌落

（四）分布

一般分布于尸体低下部位未受压迫处。水中尸体因受冷水刺激、体表毛细血管收缩，或因溺死者血液被稀释，尸斑多不明显或呈浅红色，如尸体随水流翻动、体位不固定等。

（五）颜色

1. 冻死者因组织内耗氧减少，氧合血红蛋白不易解离，尸斑呈鲜红色。死后快速冷藏的尸体，尸斑也较鲜红。
2. 氰化物中毒，血中形成氰化血红蛋白，尸斑呈鲜红色。
3. 一氧化碳中毒，血液中有碳氧血红蛋白，尸斑呈樱桃红色。
4. 亚硝酸盐中毒，形成正铁血红蛋白，尸斑呈灰褐色。
5. 硝基苯中毒尸体的尸斑为蓝绿色。

（六）尸斑的影响因素

1. 内在因素：包括种族、死因、死亡时间和临死时的姿势等，尤与死因关系密切。例如，急性大失血、贫血、多器官功能衰竭或恶病质等，尸斑出现晚、程度轻，多呈淡红色或浅淡红色；猝死、急性中毒和机械性窒息，因尸血不凝固、易于沉积，故尸斑出现早、程度重，一般为暗红色或暗紫红色。
2. 外界环境因素：主要是环境温度。尸斑在低温情况下比高温时发展晚、慢而弱。

尸斑与皮下出血的鉴别见表3-2。

表3-2 尸斑与皮下出血的鉴别

项目	尸斑	皮下出血（挫伤）
成因	死后血液坠积	生前外伤所致
部位	尸体低下部位未受压处	体表任何部位
范围	广泛，境界不清	局限，境界清楚
颜色	与死因、环境温度和死后经过时间有关，可提示中毒原因和冻死等	与受伤时间和出血程度有关，颜色有一定的变化规律
表面情况	一般无损伤，呈大片状分布；低下部位不出现尸斑可反映所压迫物体的形状	局部肿胀，常伴表皮剥脱；有时能反映致伤物的形状
指压变化	早期指压褪色，晚期指压不褪色	指压不褪色
体位改变	早期可消失，并出现新尸斑，晚期无变化	翻动尸体后无变化
局部切开	组织内无凝血、出血；早期尸斑血管内有血液流出，用纱布易擦去；扩散期尸斑组织间隙有浅黄色或淡红色液体滴出	局部组织内有凝血、出血、水肿，纱布擦之不去
光学显微镜下	早期尸斑，毛细血管和小静脉扩张，充满红细胞；晚期尸斑，血管内皮细胞肿胀、脱落，管腔内充满均质红染液体、溶血的红细胞	血管周围有大量红细胞，出血处有纤维蛋白网形成

（七）尸斑的法医学意义

1. 尸斑是最早出现的死亡征象之一。
2. 尸斑发展规律可用于推测死亡时间。
3. 尸斑颜色可提示死亡原因。
4. 根据尸斑的位置和分布情况推测死亡时的体位及死后尸体位置有无变动。
5. 尸斑能提示停尸环境对尸体的影响，如停尸物体接触面的表面形状等。
6. 注意尸斑与皮下出血的鉴别。

七、内部器官血液坠积

（一）定义

人死后血液因自身重力而坠积于内部器官低下部位的血管内。

（二）各器官的血液坠积

1. 颅脑：仰卧尸体的枕部头皮下血液坠积，易被认为是钝器所致；上矢状窦和横窦后方充满血液或凝血块，大脑枕叶、顶叶后部、小脑等软脑膜血管内血液增多。

2. 肺：肺的血液坠积最为明显，仰卧尸体背侧肺组织呈暗红色，与肺淤血的改变相似。

3. 心：膈面和侧面的心外膜下静脉扩张、充满血液。

4. 胃：胃大弯、胃后壁黏膜下血管扩长，呈树枝状。

5. 肠：各肠曲的下垂部多见，呈阶段性分布，应与出血坏死鉴别。

（三）法医学意义

与炎性充血鉴别。取材、阅片时应注意血液坠积的影响。

八、尸僵

(一) 定义

1．尸僵：人死后各肌群发生僵硬并将关节固定的现象。

2．再僵直：指死后 4～6 小时内人为地将已形成的尸僵破坏，很快又可重新发生尸僵的现象。再僵直的强度较原尸僵弱。

(二) 尸僵发生和缓解的时间

1．死后 1～3 小时开始发生，先在一些小肌群发生。
2．12～15 小时达到高峰，全身关节僵硬。
3．24～48 小时开始缓解。
4．3～7 天完全缓解。

(三) 尸僵形成的顺序

1．小肌群出现早、大肌群出现晚；尸僵缓解和消失的顺序与发生顺序相同。
2．上行型：尸僵从下肢开始，逐渐向上发展至头面部。
3．下行型：尸僵自下颌和颈部关节周围的小肌群开始，逐渐扩展到全身。
4. 死后 1～2 小时，心尖部心肌开始出现尸僵，7～8 小时累及全心，持续 1 天左右。
5．胃、肠平滑肌尸僵一般在死后 1 小时开始，7 小时左右缓解。

(四) 尸僵形成的机制

目前多认为，人死后三磷酸腺苷（ATP）不再产生而持续分解，当含量减少至正常的 1/4 时，肌动球蛋白分离停止，使肌肉保持收缩凝固状态，形成尸僵。

(五) 影响尸僵的因素

1．个体因素：年龄、体形和死因。婴幼儿、老人、体弱者、慢性消耗性疾病死亡者，尸僵发生快、强度弱、持续时间短。

2．外界因素：气温高，尸僵发生早、缓解快。烧死者的僵直是高温引起的蛋白质凝固，而非尸僵。冰冻中的尸体僵硬则主要是冻结所致。

(六) 法医学意义

1．尸僵是死亡的确证。
2．尸僵出现的时间、顺序、范围和强度有助于推测死亡原因。
3．根据尸僵固定下来的尸体姿势，有助于分析死亡时的状态和有无移动。

九、尸体痉挛

(一) 定义

死后肌肉未经松弛阶段，立即发生僵硬，使尸体保持着死时的动作和姿势。

（二）形成机制和表现

尸体痉挛是一种特殊的尸僵现象，非常罕见。尸体痉挛发生速度快、持续时间长，可保持到尸体腐败开始才缓解。死前有激烈的肌肉运动或精神处于高度兴奋、紧张状态是发生尸体痉挛的重要条件，如破伤风、士的宁中毒、溺死者手中抓有水草等。

（三）法医学意义

尸体痉挛可以保持死前最后时刻全身或局部某些肌群的收缩状态，有利于分析案件性质。

十、自溶

（一）定义

人死后组织、细胞因受细胞自身固有的各种酶的作用而发生结构破坏、溶解，使组织变软，甚至液化，称为自溶。

（二）机制

死后组织细胞失去生活功能，胞质中的溶酶体破裂，释放出所含的各种酶类，使组织蛋白质和核酸等高分子化合物，以及糖蛋白、糖脂等复合物逐渐降解，组织细胞的形态破坏，直至完全溶解液化。胰腺的消化酶、各器官中的细菌对所在的器官自溶均有重要作用。

（三）形态变化

1．肉眼：自溶的器官组织变软，失去正常光泽，切面组织结构不清。

2．光学显微镜：组织结构模糊；细胞肿胀；胞质嗜酸性染色增强，胞质内固有的特征性结构消失（如心肌的横纹、神经细胞的尼氏小体）消失；进一步发展则出现核染色质凝聚、核碎裂、溶解消失；最后，只有组织或细胞的轮廓而无细胞形态结构，甚至不能辨认器官、组织。

（四）影响因素

1．外界因素：主要是温度和衣着情况。

2．内在因素：肥胖尸体自溶发生快。猝死、机械性损伤、机械性窒息、中毒或电击等急死的尸体，因组织细胞原本健康，含大量有活性的酶，自溶发生较早而快；而慢性消耗性疾病，则反之。

3．人为因素：取材过大、组织受压、肺组织漂浮等人为因素均易导致固定不良、组织自溶。

（五）法医学意义

1．推测死后经过时间。

2．自溶须与变性、坏死等生前病变鉴别。

3．为减少自溶对鉴定的影响，应及时解剖、取材、固定。

主要内脏器官内容见表 3-3。

表 3-3 主要内脏器官的自溶

项目	胰腺	肾	肝	肺
时间	最早	较早	较迟	较早
特点	局灶性、多中心性自溶	近曲小管上皮细胞最先发生	肝细胞肿胀，胞质淡染、颗粒样变	支气管黏膜上皮细胞最早发生，黏膜柱状上皮成片段脱入管腔，以后呈散在分布。肺泡内均匀红染的液体增多，肺泡Ⅰ型、Ⅱ型上皮细胞脱入肺泡腔内
鉴别疾病	急性坏死性胰腺炎	轻度水样变性或急性肾小管坏死	轻度水样变性或肝细胞坏死	生前肺水肿和炎性细胞、心衰细胞或尘细胞，肺炎
鉴别要点	胰组织及其周围无炎性细胞浸润和脂肪坏死	同时观察肾小球是否出现自溶变化	肝组织无炎细胞浸润，肝细胞形态改变均一	结合各个器官组织的自溶速度和程度，其临床资料、死因、尸体保存条件等综合分析
	（1）自溶是弥漫性的，自溶组织变软，外观污垢、无光泽；光学显微镜下自溶多呈弥漫性、自溶灶内及周围没有炎性细胞浸润。 （2）变性组织肿胀，外观红润，坏死组织周围有充血反应带；光学显微镜下有炎性细胞浸润，坏死灶较局限			

十一、自家消化

（一）定义

人死后，胃、肠壁组织因受消化液的作用而溶解液化。胃的自家消化多见于胃体部的胃黏膜，其程度不一、大小不等，表现为黏膜肿胀、松软、皱襞消失，颜色污垢，有的显示胃底部血管网。

（二）自家消化导致的胃、肠穿孔应与腐蚀性和溃疡病变相鉴别

穿孔处的胃、肠壁形状不规则、边缘薄、无出血等生活反应；溃疡病变形状规则，有明显的炎性反应；腐蚀性毒物所致的破裂穿孔可参考毒物分析结果做出结论。

第三节 晚期死后变化

一、毁坏型死后变化

定义：尸体受多种内外因素的影响，软组织和内脏器官发生不同程度的死后变化，而被部分或完全破坏，称为毁坏型死后变化，或尸体分解，包括腐败、霉变、白骨化及动物破坏。

（一）腐败

1．定义

（1）腐败：是指蛋白质因腐败细菌的作用而逐渐分解、消失的过程。一般说的腐败是蛋白质、脂肪、碳水化合物三者分解的统称。

（2）酸败：脂肪被细菌分解为脂肪酸和甘油。

（3）酵解：碳水化合物分解为单糖、醇，直至二氧化碳和水。

（4）尸臭：死后肠管内腐败细菌产生的以 H_2S 和氨气为主的腐败气体，从口、鼻和肛门排出，形成特殊的腐败气味。

（5）腐败气体、气泡和水泡：腐败气体窜入表皮与真皮之间，形成大小不等的气泡，称为腐败气泡。当气泡内含有腐败液体时，称为腐败水泡。

（6）尸绿：H_2S+血红蛋白=硫化血红蛋白，透过皮肤呈绿色。因回盲部细菌多、腐败快而早，尸绿最初多见于右下腹部。

（7）死后循环：尸体血管内产生的腐败气体压迫血液使之流动。

（8）腐败静脉网：尸体内部器官及血管中的血液受腐败气体的压迫，流向体表，使皮下静脉扩张、充满腐败液体，在体表呈暗红色或污绿色树枝状血管网。早期多见于腹部、上胸部和四肢。

（9）泡沫器官：尸体器官因腐败气体而形成大小不等的海绵样空泡样结构。多见于肝、脾、肾等实质器官和左心室壁。

（10）巨人观：尸体软组织内充满腐败气体使整个尸体膨胀，体积变大，面目全非。表现为颜面膨大，眼球突出，口唇外翻，舌尖突出于口外，颈部变粗，胸腹部显著膨胀隆起（胃肠胀气、腹部膨隆），阴茎、阴囊高度肿胀，皮肤呈污绿色、腐败静脉网多见，四肢增粗。有的手足皮肤呈手套和袜状脱落。

（11）死后呕吐：死后胃内容物因受腐败气体的压迫，从食管经口、鼻排出，称为死后呕吐。有时死后呕吐物可进入气管和支气管，易被误认为是呕吐物吸入引起的窒息死亡。当腹腔内的腐败气体使膈肌上升而压迫肺时，可使积聚在气管、支气管内的腐败血性液体自口、鼻溢出。

（12）肛门、子宫、阴道脱垂和死后分娩：腹腔内气体压迫可使直肠中的粪便排出，肛门脱垂，子宫、阴道脱垂，孕妇体内胎儿被压出体外称死后分娩。

2．腐败菌群：最初引起尸体腐败的细菌来自肠道，以后空气或土壤中的外来细菌也参与其中。尸体的组织液、血液和淋巴液都是细菌生长的良好培养基，各种细菌能在尸体内大量繁殖，并沿血管和淋巴管扩散至全身，使尸体腐败。病理组织切片中容易找到这些细菌。

3．腐败的顺序：组织结构致密、含水量少的器官腐败缓慢。含水量多、生前有细菌存在的器官腐败快。一般情况下，各器官腐败的顺序大致为肠、胃、胆囊、气管、肺、脾、肝、脑、心肌、肾、胰腺等。

4．影响腐败的因素

（1）外界环境：主要与温度、湿度和空气流通有关。20～35℃、潮湿、氧气丰富的环境腐败发生较快。例如，冷水中的尸体腐败发生较慢。

（2）尸体内在因素：个体因素、死亡原因。肥胖、幼儿尸体含水多腐败较快；新生儿腐败较慢；老年人腐败最慢。产褥热、败血症或脓毒血症尸体细菌较多，猝死、机械性窒息死亡的尸体血液呈流动性，尸体腐败发生较快。吗啡、氰化物中毒的尸体腐败较快；砷、汞等金属中毒的尸体腐败较慢。

5. 法医学意义
- （1）推断死亡时间。
- （2）与身前疾病和损伤鉴别。
- （3）及时解剖，减少腐败发生；腐败的尸体要尽量地寻找和发现身前疾病和损伤。

（二）霉尸
1. 定义：尸体处于适宜真菌生长的环境条件下，在裸露的部位或全身表面出现一层白色或灰绿色酶斑，称为霉尸。沼泽、池塘、河流和冷藏时间较久的尸体容易形成霉尸。
2. 形态表现：肉眼外观，初期为斑点或细丝状，进一步发展可融合成片状。光学显微镜下可见大量的霉菌孢子。
3. 法医学意义
   - （1）用于推测尸体所处的环境。
   - （2）与损伤和疾病鉴别。

（三）白骨化
1. 定义：尸体的软组织经腐败后完全溶解消失，毛发、指（趾）甲脱落，最后仅剩下骨骼。
2. 影响因素：温度、湿度及埋葬处土壤的情况等。例如，夏季成人尸体在空气中 2～4 周即可发生白骨化。埋于土壤中的尸体一般要 3～4 年才发生白骨化。
3. 法医学意义
   - （1）尸骨的损伤痕迹可长期保存。
   - （2）某些毒物（如重金属毒物）在骨髓或骨质内可长期保存。
   - （3）死后白骨化时间不长的骨髓可用于硅藻检查。
   - （4）个人识别：根据骨骼的结构特征，可推测死者的性别、年龄和种族。颅骨可用于颅像重合。

二、保存型尸体

定义：尸体受某些内外因素的影响导致腐败过程中断、软组织免于崩解破坏而被不同程度地保留下来，称为保存型尸体。

（一）干尸
1. 定义：处在干热或通风条件良好环境中的尸体，因水分迅速蒸发而不发生腐败，以干枯状态保存下来，称为干尸或木乃伊。干尸是最常见的保存型尸体。干尸外形干瘪、质地变硬、体积缩小，体重明显减轻，可比生前减轻 70%以上，呈灰色、浅棕色或暗褐色。

（一）干尸

2. 形成机制和条件：主要与环境因素有关，如通风、干燥、温度高、周围有吸水物或去水土壤，干旱沙漠地区，含大量硝酸盐或其他盐类墓地，周围有石灰、木炭等吸水物质时，易形成木乃伊；另外，婴幼儿、老人、身体消瘦者、死前有大量脱水或失血者尸体较容易形成干尸。

3. 形成时间：成人干尸需2～3月，婴幼儿仅需2周。

4. 法医学意义
   - （1）干尸可能保持生前的某些损伤。
   - （2）干尸可保存某些个人特征，可用于个人识别。
   - （3）干尸可能保持生前的疾病，如动脉粥样硬化、风湿小体、结核结节、寄生虫虫卵等。

（二）尸蜡

1. 定义：埋于湿土或浸于水中的尸体，皮下及脂肪组织因皂化或氢化作用，形成灰白色或黄白色蜡样物质而被保存，称为尸蜡。尸蜡较少见，多为局部性。

2. 形成机制和条件：尸体处于水或湿土中，腐败停止，皮下脂肪组织分解产生的不饱合脂肪酸，部分发生皂化作用（形成脂肪酸盐），部分直接沉积下来，共同形成尸蜡。小儿和肥胖者易形成尸蜡。

3. 尸蜡征象：常见于面部、臀部、女性乳房及四肢等处。一般呈灰白色或黄白色较坚实的脂蜡样物，触之有油腻感，可以压陷，但脆而易碎。光学显微镜下见皮下脂肪组织中有脂肪酸结晶。尸蜡具有酸臭味，加热可熔化，燃烧时发出黄色火焰。

4. 法医学意义
   - （1）尸蜡可能保存某些生前损伤痕迹。
   - （2）尸蜡可用于个人识别、查找尸源。

（三）泥炭鞣尸

1. 定义：处于酸性土壤或泥炭沼泽中的尸体，因鞣酸和多种腐殖酸等酸性物质的作用，腐败停止发展，皮肤鞣化，骨骼脱钙，变成体积小、重量轻、易弯曲的软尸，称为泥炭鞣尸，又称为软尸。

2. 法医学意义：泥炭鞣尸可能保存某些生前损伤痕迹。

（四）特殊型古尸

葬于特制棺墓的年代久远的保存型尸体称为特殊型古尸，如20世纪70年代在湖南长沙发现的马王堆古尸。

（五）浸软

1. 定义：妊娠8周以上的死胎，滞留于宫内不能完全被溶解吸收，而浸泡于无菌的羊水中，变得小而软，称为浸软，或称浸软儿。

2. 浸软程度：浸软儿可以出现皮肤水泡形成、表皮剥脱、内脏肿胀软化等。根据浸软的范围和部位分为Ⅲ度。
   - （1）Ⅰ度：皮肤黄色或黄褐色水泡形成，改变仅及皮肤表层；
   - （2）Ⅱ度：水泡破裂，或表皮剥脱、露出红棕色真皮；
   - （3）Ⅲ度：改变累及深部组织，皮肤真皮呈暗红褐色。呈现血性胎儿外观。胸腹腔含血性浆液，内脏膨胀、软化，颅骨骨缝、关节肌肉等松弛，有时游离，胎盘肿胀、质软。浸软儿一旦暴露于空气中，极易发生腐败。

3. 法医学意义
   - （1）浸软儿是死胎，死后已在宫内一段时间，期间母体所受损伤不是死亡原因。
   - （2）浸软儿一旦暴露于空气中极易发生腐败，应尽早尸检。

第四节 死后化学变化和分子变化

定义：人死后，尸体各种组织、细胞和体液因持续分解而发生的一些化学和生物化学变化，称为死后化学变化。其中，一些生物大分子物质的变化（需经分子生物学技术检测后方能观察），称为死后分子变化。死后大分子的降解（如蛋白质的降解、DNA及RNA 的降解）有一定有规律，但其法医学应用价值目前尚处于研究阶段，主要有死亡时间推断、死因判定等方面的应用前景。

一、常见死后化学变化

1. 血液：血液的化学成分多，容易采集，是尸体化学研究和检测的最常见、最重要的样本。

2. 脑脊液：脑脊液位置相对固定，受死后变化影响小，死后化学检测结果相对可靠。

3. 玻璃体液：与其他部位相对隔绝，死后变化小而慢，是较为理想的死后化学检测样本。但其检测项目与脑脊液相似，均较血液少。

4. 心包液：检测乳酸脱氢酶、肌酸激酶、肌钙蛋白对心梗、急性心肌缺血的诊断有参考价值。

二、死后化学变化的影响因素

1. 环境因素及个体差异，取材时间。

2．取材部位和方法。

3．检测技术和方法。

三、死后化学变化的法医学意义

1．推测死后经过时间。

2．分析死亡原因，如钾离子浓度、血糖和胰岛素水平检测，心脏离子通道基因突变的检测。

3．判断生前所患疾病或损伤。

第五节　动物及其他自然环境因素对尸体的毁坏

认识不同的动物及其他自然环境因素对尸体毁坏的特征和规律，目的在于与生前所致的损伤相鉴别，为判明案件的性质和推断死后经过时间提供科学依据。

一、动物对尸体的毁坏

1．鼠：咬伤处有锯齿状小齿痕，创缘不规则，创口小而浅表，多个创腔的深浅基本一致，现场可发现鼠迹或鼠粪。

2．犬：犬咬食尸体时破坏较大，尸体的毁坏轻重不一，现场和尸体上可发现犬毛和犬足痕迹，周围可有被拖散的组织碎块和血迹。

3．豺狼：损伤形态与犬相似，但损伤程度更重。

4．鸟类：常见有兀鹫及乌鸦啄食尸体。

5．水族动物：损伤多位于身体突出的部位，常先噬食软组织。

6．昆虫：法医昆虫学，主要是用来推断死后经过时间，为侦查破案提供线索。主要研究对象是双翅目的蝇、膜翅目的蚂蚁、鞘翅目的甲虫等。苍蝇对尸臭十分敏感，夏季人死后约 10 分钟，可在尸表产卵。夏季婴儿尸体约 1 周内、成人尸体 3～4 周内，其软组织即可被蝇蛆吃尽。

二、其他自然环境因素对尸体的毁坏

尸体可因某种自然力或交通工具等因素导致死后损伤，如雷电、火灾、地震、山崩、洪水，在公路及铁路上被碾压等。

第六节　死后人为现象

一、濒死期的人为现象

1．抢救过程中的人为现象：胸外心脏按压形成胸肋骨骨折、肝脾破裂；手腕、肘窝和踝部等处因注射输液形成皮下出血；心电除颤致浅表层心肌肌浆凝集和收缩带坏死；气管插管致口唇、牙龈、咽部损伤等。

2．变动尸体体位时的人为现象：胃内容物反流进入呼吸道，体表擦挫伤，等等。

二、尸体停放、搬运和冷藏过程中的人为现象

三、尸检过程中的人为现象

1．切开胸、腹壁时，心、肺、肝、胃、肠等内脏划伤。

2．分离胸锁关节时，伤及周围的血管，血液流入胸腔，造成血胸。

3．检查颈部时，导致颈部皮下肌肉出血与扼、勒颈部所致损伤混淆。

4．取出颈部、胸部器官时，致舌骨骨折，气管、血管及肺撕裂伤，肺动脉血栓栓子移位、丢失等。

5．取腹腔器官时，脾、肾上腺撕裂。

6．开颅时，人为损伤脑组织，造成新的颅骨骨折线。

7．取脊髓时，导致脊椎骨折和硬脊膜破裂。

四、大体标本存放、固定及取材过程中的人为现象

1．存放时，组织堆放过多，致器官组织挤压变形。

2．固定液过少或浓度过低，造成组织自溶腐败。

3．取材时，人为因素致组织变形或遗漏重要病变。

五、制片过程中的人为现象

1．冲水不当，致组织块被冲碎。

2．脱水不净，影响透明。

3．脱水过度或透明过长，致组织碎裂。

4．包埋不平、不正，致组织切面残缺。

5．切片时，可致组织皱折、撕裂，产生刀痕，或捞片时造成污染。

6．切片中如有小块组织脱蜡不尽，可影响组织着色，易被误认为是坏死、软化灶。

7．染色过深或过浅；封片时产生气泡、纤维等。

六、法医学意义

与生前损伤和疾病鉴别，同时尽量减少人为现象。

英汉名词对照

adipocere	尸蜡
algor mortis	尸冷
ancient corpse	特殊型古尸
autodigestion	自家消化

autolysis	自溶
bloated cadaver	巨人观
cadaver tanned in peat bog	泥炭鞣尸
cadaveric circulation	死后循环
cadaveric rigidity	尸僵
cadaveric spasm	尸体痉挛
decomposition of dead body	尸体分解
destructive postmortem change	毁坏型死后变化
early postmortem changes	早期死后变化
fermentation	酵解
foaming organ	泡沫器官
forensic entomology	法医昆虫学
greenish discoloration on cadaver	尸绿
instantaneous rigor	尸体痉挛
late postmortem changes	晚期死后变化
lividity	尸斑
livor mortis	尸斑
local desiccation	局部干燥
maceration	浸软
molded cadaver	霉尸
mummy	木乃伊；干尸
muscular flaccidity	肌肉松弛
odor of putrefaction	尸臭
parchment-like transformation	皮革样化
peat bog	泥炭沼；酸沼
postmortem artifacts	死后人为现象
postmortem changes	死后变化
postmortem chemical changes	死后化学变化
postmortem decomposition	尸体分解
postmortem delivery	死后分娩
postmortem phenomena	尸体现象
postmortem turbidity of cornea	角膜混浊
postmortem vomiting	死后呕吐
preserved corpse	保存型尸体
putrefaction	腐败
putrefactive blister	腐败气泡
putrefactive networks	腐败静脉网

rancidification	酸败
re-stiffness	再僵直
rigor mortis	尸僵
shift of lividity	尸斑的转移
skeletonized remains	白骨化
supravital reaction	超生反应
tache noire	巩膜黑斑
visceral hypostasis	内部器官血液坠积

习题精选

一、填空题

1. 早期尸体现象有：①________；②________；③________；④________；⑤________；⑥________；⑦________；⑧________；⑨________；⑩________；⑪________。晚期尸体现象有：①________；②________；③________；④________；⑤________；⑥________；⑦________；⑧________。

2. 晚期尸体现象中属于毁坏型的有________、________和________，属于保存型的有________、________、________、________和________。

3. 皮革样化主要出现在尸体的________、________、________等部位。

4. 尸斑一般分为________、________、________三个时期。一般情况下各期开始的时间分别是死后________、________、________。

5. 自溶的法医学意义是________、________、________。

6. 尸斑的法医学意义有________、________、________、________、________。

7. 常见的超生反应有：①________；②________；③________；④________；⑤________；⑥________。

8. 一般说的腐败是________、________、________三者分解的统称。

9. 常用于死后化学变化检验的生物检材有________、________、________。

10．常对尸体造成毁坏的动物有________、________、________、________、________。

二、名词解释

1．巨人观；2．皮革样化；3．内部器官血液坠积；4．尸绿；5．autolysis；6．late postmortem changes；7．postmortem phenomena；8．毁坏型尸体现象；9．保存型尸体；10．死后分娩；11．foaming organ；12．putrefaction；13．adipocere；14．肌肉松弛；15．Larcher 斑；16．re-stiffness；17．浸软；18．mummy；19．泥炭鞣尸；20．腐败静脉网；21．自家消化；22．角膜浑浊；23．molded cadaver；24．algor mortis；25．角膜混浊；26．尸斑的转移；27．两侧性尸斑；28．skeletonized remains

三、是非题

1．死后 18 小时内，尸冷是推测死亡时间最为可靠的一种尸体现象。（ ）

2．自溶的发生，常因细菌的存在而对它有一定的加速作用。（ ）

3．尸体的胖瘦、高矮、死因或年龄等因素对尸冷的出现及发展有影响。（ ）

4．自溶在机体死亡后就开始出现。（ ）

5．根据组织切片观察可鉴别挫伤与尸斑：血管外有多量的红细胞为挫伤，红细胞局限于血管内为尸斑。（ ）

6．现场尸体检验首先要进行的工作是确定死亡。（ ）

7．在死后用强力使已发生的尸僵破坏，不久尸僵又能重新出现。（ ）

8．尸斑呈樱红色，不是一氧化碳中毒死亡就是氰氧化物中毒死亡。（ ）

9．死后尸体放一段时间后，肺后部因血液坠积呈暗红色，与肺淤血的改变较为相似。（ ）

10．尸蜡形成的时间，成年尸体需半年到 1 年，小孩需 6～7 周。（ ）

11．浸软儿一旦暴露在空气中，极易发生腐败。（ ）

12．白骨化时，由于骨骼得以长期保存，故它是一种保存型尸体现象。（ ）

13．在机体死亡的一瞬间，肌肉立即僵硬，直接把临死的姿势固定下来，这种尸体现象称为尸僵。（ ）

14．现在一般认为，尸僵的形成是由于死后肌肉的 ATP 分解所致。（ ）

15．根据早期尸体现象，可以准确地测定死亡时间。（ ）

16．腐败是一种晚期尸体现象，因为它的出现是在死后 24 小时以后才逐渐明显的。（ ）

17．自溶和自家消化一样，是由于细胞的化学成分和结构发生水解，使细胞崩解所致。（ ）

18．胃肠自溶是胃肠腔内的消化酶的作用而引起胃肠黏膜的破坏。（ ）

19．肌肉松弛是最早发生的尸体现象，几乎与死亡同时发生，尸僵产生后自行消失。（ ）

20．角膜混浊的形成及其程度主要与脂多糖和水的含量有关。（　）

21．在16～18℃（春秋季）室温，死后10小时内，所有尸体的尸温下降速度都是平均每小时1℃。（　）

22．内部器官血液坠积就是内部器官的尸斑。（　）

23．自家消化导致的胃、肠穿孔，穿孔处的胃、肠壁形状不规则、边缘较厚、可有出血等生活反应。（　）

四、问答题

1．简述死后变化的影响因素有哪些？

2．如何鉴别尸斑与皮下挫伤出血？

3．什么是自溶、自家消化？如何鉴别自溶、自家消化与坏死？

4．尸体腐败主要有哪些表现？尸体腐败有何法医学意义？

5．尸斑分几个阶段？各阶段有何特点？

6．早期尸体现象有哪些？请分别说明其概念及在法医学上的意义。

7．胰腺、肾、肝、肺自溶时有何特点？法医学鉴定过程中，胰腺、肾、肝自溶时应与哪些疾病相鉴别？为什么？

8．简述抢救、尸体解剖及制片过程中可形成哪些常见死后人为现象，认识这些死后人为现象有何法医学意义？

习题参考答案

一、填空题

1．①超生反应；②肌肉松弛；③皮革样化；④角膜混浊；⑤尸冷；⑥尸斑；⑦内部器官血液坠积；⑧尸僵；⑨尸体痉挛；⑩自溶；⑪自家消化

①腐败；②霉尸；③白骨化；④干尸；⑤尸蜡；⑥泥炭鞣尸；⑦特殊型古尸；⑧浸软

2．腐败；霉尸；白骨化；

干尸；尸蜡；泥炭鞣尸；特殊型古尸；浸软

3．口唇、阴囊、大小阴唇等皮肤较薄的部位；表皮剥脱区、索沟、烫伤面等损伤处；皮肤皱缩处，如婴幼儿颈部的皮肤皱缩处

4．沉降期尸斑；扩散期尸斑；浸润期尸斑。

出现到12小时以内；死后12～24小时；死亡24小时以后

5．推测死后经过时间；自溶须与变性、坏死等生前病变鉴别；为减少自溶对鉴定的影响，应及时解剖、取材、固定

6．尸斑是最早出现的死亡征象之一；尸斑发展规律可用于推测死亡时间；尸斑颜色可提示死亡原因；根据尸斑的位置和分布情况推测死亡时的体位及死后尸体位置有无

变动；尸斑能提示停尸环境对尸体的影响，如停尸物体接触面的表面形状等

7. ①瞳孔反应；②断头后反应；③骨骼肌、心肌、血管平滑肌收缩反应；④肠蠕动；⑤发汗反应、纤毛运动；⑥精细胞活动、死后细胞分裂

8. 蛋白质；脂肪；碳水化合物

9. 血液；脑脊液；玻璃体液

10. 鼠；犬；鸟类；豺狼；水族动物

二、名词解释

1. 巨人观：尸体软组织内充满腐败气体使整个尸体膨胀，体积变大，面目全非。表现为颜面膨大，眼球突出，口唇外翻，舌尖突出于口外，颈部变粗，胸腹部显著膨胀隆起（胃肠胀气、腹部膨隆），阴茎、阴囊高度肿胀。

2. 皮革样化：尸表皮肤较薄的局部区域因水分迅速蒸发、干燥变硬而呈蜡黄色、黄褐色或深褐色的羊皮纸样变化，也称为局部干燥。

3. 内部器官血液坠积：人死后血液因自身重力而坠积于内部器官低下部位的血管内。

4. 尸绿：死后因腐败产生的 H_2S 气体与血红蛋白形成硫化血红蛋白，透过皮肤呈绿色。因回盲部细菌多、腐败快而早，尸绿最初多见于右下腹部。

5. autolysis：自溶，是指人死后，组织、细胞因受细胞自身固有的各种酶的作用而发生结构破坏、溶解，使组织变软，甚至液化。

6. late postmortem changes：晚期死后变化，是指一般发生于死亡 24 小时以后的变化，但不一定都是在 24 小时后才发生。

7. postmortem phenomena：尸体现象，是指人体死后受物理、化学及生物等各种内外因素的作用，在尸体上发生的各种变化。

8. 毁坏型尸体现象：尸体受多种内外因素的影响，软组织和内脏器官发生不同程度的死后变化，而被部分或完全破坏，称为毁坏型死后变化，或尸体分解，包括腐败、霉变、白骨化及动物破坏。

9. 保存型尸体：尸体受某些内外因素的影响导致腐败过程中断、软组织免于崩解破坏而被不同程度地保留下来，称为保存型尸体。

10. 死后分娩：腹腔内气体压迫可使直肠中的粪便排出、肛门脱垂，子宫、阴道脱垂，孕妇体内胎儿被压出体外，称为死后分娩。

11. foaming organ：泡沫器官，尸体器官因腐败气体而形成大小不等的海绵样空泡样结构。多见于肝、脾、肾等实质器官和左心肌。

12. putrefaction：腐败，是指蛋白质因腐败细菌的作用而逐渐分解、消失的过程。一般说的腐败是蛋白质、脂肪、碳水化合物三者分解的统称。

13. adipocere：尸蜡，埋于湿土或浸于水中的尸体，皮下及脂肪组织因皂化或氢化作用，形成灰白色或黄白色蜡样物质而被保存。尸蜡较少见，多为局部性。

14. 肌肉松弛：人死后肌张力消失、肌肉变软，称为肌肉松弛。肌肉松弛是最早发生的尸体现象，几乎与死亡同时发生，尸僵产生后自行消失（死后 1～2 小时）。

15. Larcher 斑：巩膜黑斑或称 Larecher 斑，是指眼未闭者球结膜外侧和巩膜的暴露部位，由于水分丧失而变薄，使巩膜下面的脉络膜层的色素显现而出现的三角形或椭圆形的干燥斑。

16. re-stiffness：再僵直，是指死后 4～6 小时内人为地将已形成的尸僵破坏，很快又可重新发生尸僵的现象。再僵直的强度较原尸僵弱。

17. 浸软：妊娠 8 周以上的死胎，滞留于宫内不能完全被溶解吸收，而浸泡于无菌的羊水中，变得小而软，称为浸软，或称浸软儿。

18. mummy：干尸或木乃伊，处在干热或通风条件良好环境中的尸体，因水分迅速蒸发而不发生腐败，以干枯状态保存下来。干尸是最常见的保存型尸体。

19. 泥炭鞣尸：处于酸性土壤或泥炭沼泽中的尸体，因鞣酸和多种腐殖酸等酸性物质的作用，腐败停止发展，皮肤鞣化，骨骼脱钙，变成体积小、重量轻、易弯曲的软尸，称为泥炭鞣尸，又称为软尸。

20. 腐败静脉网：尸体内部器官及血管中的血液受腐败气体的压迫，流向体表，使皮下静脉扩张、充满腐败液体，在体表呈暗红色或污绿色树枝状血管网。

21. 自家消化：人死后，胃、肠壁组织因受消化液的作用而溶解液化。

22. 角膜浑浊：角膜的透明度减低直到完全不能透视瞳孔，呈灰白色样外观，称为角膜混浊。

23. molded cadaver：霉尸，尸体处于适宜真菌生长的环境条件下，在裸露的部位或全身表面出现一层白色或灰绿色霉斑。

24. algor mortis：尸冷，人死后因新陈代谢停止不再产生热量，尸体原有热量不断散发，使尸温逐渐下降至环境温度或低于环境温度。

25. 角膜混浊：指死后角膜的透明度减低直至完全不能透视瞳孔，呈灰白色样外观。

26. 尸斑的转移：是指死后约 6 小时内，如果改变尸体的位置，则原有已形成的尸斑可逐渐消失，而在新的低下部位重新出现尸斑。

27. 两侧性尸斑：是指死后约 6 小时以后，如果改变尸体的位置，则原有已形成的尸斑不再完全消失，在新的低下部位又可出现尸斑。

28. skeletonized remains：白骨化，尸体的软组织经腐败后完全溶解消失，毛发、指（趾）甲脱落，最后仅剩下骨骼。

三、是非题

1. √；2. √；3. √；4. √；5. ×；6. √；7. √；8. ×；9. √；10. ×；11. √；12. ×；13. ×；14. √；15. ×；16. √；17. √；18. ×；19. √；20. ×；21. ×；22. ×；23. ×

四、问答题

1. 简述死后变化的影响因素有哪些？

答：（1）外界环境因素：自然气候。温度、湿度、空气流通等影响因素中，温度是最主要的外界环境因素。①尸体所处的环境地点：主要分室内环境和室外环境，室内环境对死后变化的影响较室外环境小。②尸体上的衣着服饰、被褥等：可起到保温的作用，促进了死后变化的发生、发展。

（2）尸体内在因素。①年龄、性别、体型：婴儿（体内水分多）死后变化发展快；肥胖者尸冷速度慢，死后变化发展快；产妇（体液和血液含量多）死后变化发展快。②疾病及死亡原因：因感染死亡者死后变化发展快；因急性失血性休克死亡者死后变化发展慢。

（3）人为因素。①冷藏或冷冻：可减缓死后变化的发展。②停尸载体及尸体的体位：停尸载体可影响散热，进而影响死后变化的发展；尸体体位直接影响尸斑及死后血液坠积的形成部位。③尸体搬运：搬动尸体可致胃内容物返流进入呼吸道，也可造成死后损伤。④医源性因素：抢救过程可造成胸、肋骨骨折，甚至肺挫伤、肝脏撕裂伤等。

2．如何鉴别尸斑与皮下挫伤出血？

答：详见表 3-2 尸斑与皮下出血的鉴别。

3．什么是自溶、自家消化？如何鉴别自溶、自家消化与坏死？

答：自溶：是指人死后组织、细胞因受细胞自身固有的各种酶的作用而发生结构破坏、溶解，使组织变软，甚至液化。自家消化：人死后，胃、肠壁组织因受消化液的作用而溶解液化。鉴别：①自溶是弥漫性的，自溶组织变软，外观污垢、无光泽；光学显微镜下自溶多呈弥漫性，自溶灶内及周围没有炎性细胞浸润。②变性组织肿胀，外观红润，坏死组织周围有充血反应带；光学显微镜下有炎性细胞浸润，坏死灶较局限。③自家消化常发生于胃肠，自家消化导致的胃、肠穿孔应与腐蚀性和溃疡病变相鉴别：穿孔处的胃、肠壁形状不规则、边缘薄、无出血等生活反应；而溃疡病变形状规则，有明显的炎性反应；腐蚀性毒物所致的破裂穿孔可参考毒物分析结果作出结论。

4．尸体腐败主要有哪些表现？尸体腐败有何法医学意义？

答：腐败：是指蛋白质因腐败细菌的作用而逐渐分解、消失的过程。一般说的腐败是蛋白质、脂肪、碳水化合物三者分解的统称。尸体腐败的表现有：尸臭；腐败气体、气泡和水泡；尸绿；死后循环；腐败静脉网；泡沫器官；巨人观；死后呕吐；肛门、子宫、阴道脱垂和死后分娩等。

尸体腐败的法医学意义：①推断死亡时间。②与身前疾病和损伤鉴别。③及时解剖，减少腐败发生；腐败的尸体要尽量地寻找和发现身前疾病及损伤。

5．尸斑分几个阶段？各阶段有何特点？

答：尸斑分为三个阶段，包括沉降期尸斑、扩散期尸斑、浸润期尸斑。各阶段的特点详见表 3-1 不同时期尸斑比较。

6．早期尸体现象有哪些？请分别说明其概念及在法医学上的意义。

答：早期尸体现象及其概念和在法医学上的意义如下表所示。

早期尸体现象	概念	法医学意义
超生反应	生物个体死后，其器官、组织和细胞在短时间内仍然保持某些活动功能或对外界刺激发生一定反应的能力	用于推断死亡时间

续表

早期尸体现象	概念	法医学意义
肌肉松弛	人死后肌张力消失、肌肉变软	推断死后尸体的停放地点、停放姿势及有无移尸（皮肤和肌肉失去弹性、张力，在受压部位可形成反应接触物表面的特征性压痕，且不易消失）
皮革样化	尸表皮肤较薄的局部区域因水分迅速蒸发、干燥变硬而呈蜡黄色、黄褐色或深褐色的羊皮纸样变化，也称为局部干燥	①皮革样化可使擦伤更明显，包括抓痕、缢痕等损伤。②口唇和阴囊皮革样化易被认为是挫伤，鉴别方法是切开皮肤检查有无皮下出血。③死后不久发生的某些损伤，如表皮剥脱等也可发生皮革样化，但颜色较浅，没有出血等生活反应
角膜混浊	角膜的透明度减低直到完全不能透视瞳孔，呈灰白色样外观	可用于推断死亡时间
尸冷	人死后因新陈代谢停止、不再产生热量，尸体原有热量不断散发，使尸温逐渐下降至环境温度或低于环境温度	尸温是推测死后经过时间的重要依据
尸斑	尸体血液因重力作用而坠积于低下部位未受压迫的血管，并在该处皮肤呈现有色斑痕	①尸斑是最早出现的死亡征象之一。②尸斑发展规律可用于推测死亡时间。③尸斑颜色可提示死亡原因。④根据尸斑的位置和分布情况推测死亡时的体位及死后尸体位置有无变动。⑤尸斑能提示停尸环境对尸体的影响，如停尸物体接触面的表面形状等
内部器官血液坠积	人死后血液因自身重力而坠积于内部器官低下部位的血管内	与炎性充血鉴别。取材、阅片时应注意血液坠积的影响
尸僵	人死后各肌群发生僵硬并将关节固定的现象	①尸僵是死亡的确证。②尸僵出现的时间、顺序、范围和强度有助于推测死亡原因。③根据尸僵固定下来的尸体姿势，有助于分析死亡时的状态和有无移动
尸体痉挛	死后肌肉未经松弛阶段立即发生僵硬，使尸体保持着死时的动作和姿势	尸体痉挛可以保持死前最后时刻全身或局部某些肌群的收缩状态，有利于分析案件性质
自溶	人死后组织、细胞因受细胞自身固有的各种酶的作用而发生结构破坏、溶解，使组织变软，甚至液化	①推测死后经过时间。②自溶须与变性、坏死等生前病变鉴别。③为减少自溶对鉴定的影响，应及时解剖、取材、固定
自家消化	人死后，胃、肠壁组织因受消化液的作用而溶解液化	①自家消化导致的胃、肠穿孔应与腐蚀性和溃疡病变相鉴别。②应及时解剖、取材、固定

7．胰腺、肾、肝、肺自溶时有何特点？法医学鉴定过程中，胰腺、肾、肝自溶时应与哪些疾病相鉴别？为什么？

答：详见表 3-3 主要内脏器官的自溶。

8．简述抢救、尸体解剖及制片过程中可形成哪些常见死后人为现象，认识这些死后人为现象有何法医学意义？

答：抢救过程中的人为现象：胸外心脏按压形成胸肋骨骨折、肝脾破裂；手腕、肘窝和踝部等处因注射输液形成皮下出血；心电除颤致浅表层心肌肌浆凝集和收缩带坏死；气管插管致口唇、牙龈、咽部损伤等。

尸检过程中的人为现象：切开胸、腹壁时，心、肺、肝、胃、肠等内脏划伤；分离胸锁关节时，伤及周围的血管，血液流入胸腔，造成血胸；检查颈部时，导致颈部皮下肌肉出血与扼、勒颈部所致损伤混淆；取出颈部、胸部器官时，致舌骨骨折，气管、血管及肺撕裂伤，肺动脉血栓栓子移位、丢失等；取腹腔器官时，脾、肾上腺撕裂；开颅时，人为损伤脑组织，造成新的颅骨骨折线。

制片过程中的人为现象：冲水不当，致组织块被冲碎；脱水不净，影响透明；脱水过度或透明过长，致组织碎裂；包埋不平、不正，致组织切面残缺；切片时，可致组织皱折、撕裂，产生刀痕，或捞片时造成污染；切片中如有小块组织脱蜡不尽，可影响组织着色，易被误认为是坏死、软化灶。

法医学意义：与生前损伤和疾病鉴别，同时尽量减少人为现象。

（雷普平）

第四章　死亡时间推断

目的要求

1．掌握死亡时间推断的概念、法医学意义，掌握根据尸冷推断死亡时间的方法。

2．熟悉根据各种早期尸体现象推断死亡时间的方法。

3．了解根据超生反应推断死亡时间、根据胃内容物消化程度推断死亡时间、根据膀胱尿量推断死亡时间的方法；了解推断死亡时间方面的新方法（包括根据离子浓度推断死亡时间、根据酶的测定推断死亡时间、根据DNA检测推断死亡时间、综合参数法推断死亡时间）、新进展及各种方法的局限性。

板书与教案

（一）概念

死亡时间，在法医学上是指机体死后经历时间或称为死后间隔时间，即检验尸体时距死亡发生时的时间间隔。

死亡时间推断，即推断死后经历时间或间隔时间，是法医学鉴定中需要解决的重要问题之一。

（二）法医学意义

1．确定案发时间。
2．认定嫌疑人。
3．排除嫌疑人。
4．划定侦查范围。
5．财产继承。
6．保险理赔。

第一节　死后早期死亡时间的推断

早期死亡时间的推断，是指死后经历时间多在24小时以内，尸体未出现明显腐败，在实际工作中多以尸体温度下降规律为基础，结合早期尸体现象综合推断死亡时间。

早期死亡时间推断的方法
1. 根据尸温推断早期死亡时间。
2. 根据其他各种早期尸体现象综合推断早期死亡时间。
3. 根据超生反应推断早期死亡时间。
4. 根据离子浓度推断早期死亡时间。
5. 根据酶的测定推断早期死亡时间。
6. 根据 DNA、RNA 推断早期死亡时间。
7. 根据胃、肠内容物消化程度推断早期死亡时间。
8. 根据膀胱尿量推断早期死亡时间。
9. 综合参数法推断早期死亡时间。

一、根据尸温推断早期死亡时间

（一）尸温的测量

目前许多法医学者以检测脑室、肝脏及直肠温度的方法来推测死亡时间。其中直肠温度测量既简单又能较好地反映尸体内部温度，其相当于胸、腹腔内脏器官的温度，因此直肠温度常作为尸体内部的核心温度用于推断死亡时间。

尸温的测量方法
1. 直肠温度测量法：温度计插入肛门 15cm，尽量远离骨盆后壁。
2. 肝脏温度测量法：肝右肋下缘切一小口，插入温度计达肝表面。
3. 脑室温度测量法：颅骨钻孔，温度计插入脑室。
4. 体表温度测量法：温度计放置在腋下。

（二）死亡时的尸体温度

直肠温度存在个体差异，平均温度为 36.9℃。其影响因素包括昼夜体温差、环境温度、体质健康状况、某些药物、年龄、性别、情绪状态及死亡原因。

（三）尸体冷却规律

个体死亡后，不同组织细胞并未同步死亡，细胞代谢仍可持续一段时间，表现为死后尸体温度并未立即下降，而呈一个短暂的平台期。当环境温度底于尸温时，尸体温度下降直至达到环境温度。尸体直肠温度下降规律表现为在短暂的平台期后，散热过程最初较缓慢，逐渐加快并达到最大速率，最后再次变慢，达到环境温度，整个过程呈反 S 形曲线（图 4-1）。

（四）根据尸温推断死亡时间的原则及方法

以春秋季节为准，尸体颜面、手足等裸露部分有冷却感，为死后 1～2 小时或以上；着衣部分皮肤有冷却感，为死后 4～5 小时。死后最初 10 小时，尸体直肠温度每小时平

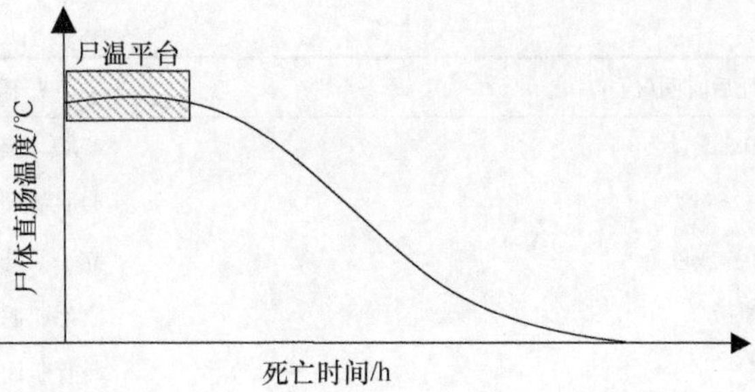

图 4-1　尸体直肠温度下降曲线

均下降 1℃；10 小时后，每小时下降 0.5～1℃。肥胖者死后最初 10 小时，尸温每小时平均下降 0.75℃，消瘦者每小时平均下降 1℃。夏季尸温下降率为春秋季的 0.7 倍，冬季是春秋季的 1.4 倍。

二、根据其他各种早期尸体现象综合推断早期死亡时间

（一）根据尸斑推断死亡时间（表 4-1）

表 4-1　尸斑的发展与死亡时间

尸斑分期	死后时间/h	尸斑变化
坠积期尸斑	0.5～2	开始出现
	0.5～4	出现，指压能褪色
	3～12	开始融合
扩散期尸斑	14～15	尸斑形成显著，指压不易褪色
	6～20	翻动尸体尸斑完全消退
浸润期尸斑	12～24	指压不褪色
	12～36	胸腹腔及骨盆腔有血性漏出液

检查尸斑是否褪色时按压的力度，以按压时甲床变色为宜；尸斑的拍摄要求镜头垂直于观察面。

（二）根据尸僵推断死亡时间（表 4-2）

表 4-2　尸僵的演化与死亡时间

死后时间/h	尸僵变化
1～5	下颌关节及颈部开始出现
4～6	上肢肌肉出现，外力破坏后可重新形成
6～8	全身肌肉僵硬
10～15	手指、足趾僵硬
6～24	全身肌肉强硬达到高峰
24～48	下颌及上肢开始缓解
48～72	全身关节容易活动
72～96	完全缓解

续表

死后时间/h	尸僵变化
0.5 或以上	心肌、膈肌开始僵硬
12～48	心肌僵硬开始缓解
0.5 或以上	立毛肌开始僵硬
5～6	立毛肌明显僵硬
1	肠管肌肉开始僵硬
5～6	肠管肌肉明显僵硬
9	肠管肌肉僵硬缓解

（三）根据角膜混浊推断死亡时间（表 4-3）

表 4-3　角膜浑浊度与死亡时间

死后时间/h	角膜混浊
约 6	点状混浊
6～12	片状混浊
18～24	云雾状混浊（瞳孔可见，表面皱褶）
约 48	完全混浊（瞳孔看不见）

三、根据超生反应推断早期死亡时间

（一）根据机械刺激后肌肉兴奋性推断死亡时间（表 4-4）

表 4-4　机械刺激后肌肉兴奋性与死亡时间

死亡时间/h	机械性刺激后尸体肌肉兴奋性
1.5～2.5	整个肌肉发生收缩
4～5	肌肉出现明显的局部隆起
8～12	肌肉局部出现微弱的收缩隆起

（二）根据电刺激后肌肉兴奋性推断死亡时间

1. 电刺激后肌肉收缩性
   - 骨骼肌的直接电兴奋性。
   - 骨骼肌的间接电兴奋性。
2. 刺激肌肉收缩的电流阈值变化。

（三）根据虹膜对药物反应推断死亡时间

死后早期瞳孔，2 小时内滴以毒扁豆碱，仍可使瞳孔缩小；4 小时滴以阿托品，仍可使瞳孔扩大。

四、根据离子浓度推断早期死亡时间（表 4-5）

表 4-5　尸体血钾离子浓度与死亡时间

死亡时间/h	血钾离子浓度/（mmol/L）	死亡时间/h	血钾离子浓度/（mmol/L）
1.5	7.23	5.0	15.2
2.0	11.1	10.0	16.0
3.0	13.0	15.0	22.0
4.0	14.9	20.0	29.8

五、根据酶的测定推断早期死亡时间（表 4-6）

表 4-6　肝酶活性与死亡时间

死亡时间/h	丁二酸脱氢酶、乳酸脱氢酶	苹果酸脱氢酶、谷氨酸脱氢酶	乙醇脱氢酶、辅酶 I
4	保持活性	保持活性	保持活性
12～18	活性降低＋	活性降低＋	保持中等活性
36	活性降低＋＋	活性降低＋＋	活性消失
48	活性消失	活性消失	

六、根据 DNA、RNA 检测推断早期死亡时间（表 4-7）

表 4-7　DNA 含量与死亡时间

死亡时间/h	DNA 含量变化
6	几乎无变化
12	稍有下降
18	再次下降
36	剩少量
48	DNA 残余

七、根据胃肠内容物消化程度推断早期死亡时间（表 4-8）

表 4-8　胃肠内容物消化程度与死亡时间

死亡时间/h	胃内容物消化程度
进食后不久死亡	保持原始状态未消化
2～3	胃部分排空，食物呈消化状态
4～5	胃基本排空或胃空虚，十二指肠内有食物
6	胃、十二指肠排空

八、根据膀胱尿量推断早期死亡时间（表 4-9）

表 4-9　膀胱尿量与死亡时间

死亡时间/h	膀胱尿量
入睡后 2～3	膀胱空虚
入睡后 4～5	膀胱有一定尿量
入睡后 6～7	膀胱充盈

九、综合参数法推断早期死亡时间

死亡时间推断综合参数法是由德国埃森大学法医学研究所的 C. Henssge 教授提出的，该方法包括直肠温度列线图、矫正体重参数表和尸体现象检测三部分。它以尸体直肠温度测量为基础，以尸体体重、所处环境、衣着及被盖等影响因素作为矫正值，结合尸斑、尸僵、肌肉超生反应等参数来推断早期死亡时间。

第二节　死后晚期死亡时间推断

晚期死亡时间推断，是指死后经历时间多超过 24 小时，尸体腐败明显，实际工作中以晚期尸体现象及法医昆虫学数据两种方法为主推断死亡时间。

一、根据晚期尸体现象推断死亡时间（表 4-10）

表 4-10　晚期尸体现象与死亡时间

死亡时间	尸体现象
1～2 天	右下腹尸绿、腐败静脉网形成
2～3 天	尸表出现腐败气泡、水泡
3 天	眼睑遮盖部分角膜肿胀，形成乳白色斑块，其余部分干燥，变棕黄色
4 天	眼球腐败，轻度突出，角膜重度混浊
1～2 月，高温 2～3 周	皮下脂肪尸蜡化开始（水中）
2～4 月，高温 2～3 周	皮下脂肪尸蜡化完成（水中）
6 月	面部表面某些肌肉尸蜡化
1 年以上	深部肌肉出现尸蜡化
3～6 月	成人四肢尸蜡化
4 年以上	全身尸蜡化（潮湿的土中）
3 个月或以上，最早 1 个月	木乃伊

二、根据嗜尸昆虫数据推断死亡时间

法庭昆虫学是根据嗜尸昆虫数据推断死亡时间的一门新兴学科。

$$\text{死后经历时间}=(1.452-0.0353T)I-0.585$$

式中，T 为蛆生长期间的平均温度，℃；I 为蛆的长度，mm；死后经历时间的单位为天。

三、根据植物生长规律推断死亡时间

（1）尸体周围折断的植物。

（2）尸体下面被压的植物。

（3）树根的生长情况。

四、根据现场遗留物推断死亡时间

手机通话最后接听时间、最后发出信息时间、报纸杂志日期、摔坏的手表、印有日

期的食品包装袋等。

五、白骨化尸体死亡时间推断（表 4-11）

表 4-11　尸体白骨化与死亡时间

地面上尸体白骨化	新生儿几周，成人几个月到 1 年
土中尸体白骨化，软组织消失	3～5 年
土中尸体韧带和软骨消失	5 年以上
骨骼上的脂肪消失	5～10 年
骨骼开始风化	10～15 年
骨组织毁坏脆弱	数十年

土中骨骼残骸推断死亡时间的方法：

1．形态学观察。
2．荧光反应。
3．血清蛋白沉淀反应。
4．骨蛋白与甘油三酯含量测定。
5．骨骼含氮量测定。
6．牙齿变化。
7．毛发变化。

英汉名词对照

core temperature　核心温度
estimation of time since death　死亡时间推断
forensic entomology　法庭昆虫学
postmortem interval，PMI　死后间隔
supravital reaction　超生反应
the time since death，TSD　死后经历时间
time of death　死亡时间

习题精选

一、填空题

1．根据尸体变化发生的先后及法医学实践的要求，将死亡时间推断分为三个阶段：①________；②________；③________。

2．根据尸温推断死亡时间的过程中，常用________温度作为尸体内部的

核心温度来推断死亡时间，其平均温度为________℃。

3．根据早期尸体现象推断死亡时间的方法有哪些：①________；②________；③________。

4. 土中骨骼残骸死亡时间推断方法主要有哪些：①________；②________；③________；④________；⑤________。

二、名词解释

1．TSD；2．PMI；3．尸温平台；4．法庭昆虫学；5．白骨化；6．超生反应

三、简答题

1．死亡时间推断有何法医学意义？

2．尸温变化的规律、影响因素有哪些？

3．如何根据胃内容物消化程度来推断死亡时间？

4．春季，在某案发现场，测得一男性尸体直肠温度为21.5℃，试分别推断其夏季、冬季死亡时间。

习题参考答案

一、填空题

1．①早期；②晚期；③白骨化

2．直肠；36.9

3．①尸斑；②尸僵；③角膜浑浊

4．①形态学观察；②荧光反应；③血清蛋白沉淀反应；④骨蛋白与甘油三酯含量测定；⑤骨骼含氮量测定；⑥牙齿变化；⑦毛发变化（任选5种）

二、名词解释

1．TSD：死后经历时间，检验尸体时距死亡发生时的时间间隔。

2．PMI：死后间隔时间，检验尸体时距死亡发生时的时间间隔。

3．尸温平台：个体死亡后，不同组织细胞并未同步死亡，细胞代谢仍可持续一段时间，表现为死后尸温并未立即下降，而呈一个短暂的平台期。

4．法庭昆虫学：根据尸体昆虫数据推断死亡时间，目前已发展成为一门新兴学科。

5．白骨化：是指腐败细菌作用引起尸体软组织全部崩解，导致尸骨裸露的过程。

6．超生反应：机体死亡后，许多组织与细胞尚能生存一段时间，在此期间内，某些组织对多种刺激仍可产生反应，如骨骼肌受机械刺激可出现收缩等。

三、简答题

1．死亡时间推断有何法医学意义？

答：确定案发时间；认定嫌疑人；排除嫌疑人；划定侦查范围；财产继承；保险理赔。

2．尸温变化的规律、影响因素有哪些？

答：个体死亡后，不同组织细胞并未同步死亡，细胞代谢仍可持续一段时间，表现为死后直肠温度并未立即下降，而呈一个短暂的平台期。尸体直肠温度下降规律表现为在短暂的平台期后，散热过程最初较缓慢，逐渐加快并达到最大速率，最后再次变慢，直到达到环境温度，整个过程呈反 S 形曲线。

影响尸温变化的因素有死亡原因、环境因素、衣着情况。

3．如何根据胃内容物消化程度来推断死亡时间？

答：见表 4-8。

4．春季，在某案发现场，测得一男性尸体直肠温度为 21.5℃，试分别推断其夏季、冬季死亡时间。

答：37–21.5=1×10+0.5×X，X=11

TSD 标准=21 小时

TSD 夏季=21×1/0.7=30 小时

TSD 冬季=21×1/1.4=15 小时

（王尚文）

第五章　机械性损伤概论

目的要求

1．掌握机械性损伤的概念、基本形态类型及特征。

2．熟悉机械性损伤的检查原则、检查内容、检查步骤和机械性损伤的法医学鉴定任务。

3．了解机械性损伤的形成机制及影响因素。

板书与教案

机械性损伤是最常见的暴力性伤害致死原因，也是法医病理学检验鉴定的主要内容。

第一节　机械性损伤的形成机制、影响因素和分类

一、基本概念

1．损伤：是指致伤因素作用于机体引起机体的组织结构破坏或功能障碍。

2．致伤物：在法医学上，造成机体发生机械性损伤的物体称为致伤物。

3．机械性损伤：机体受到机械力的作用造成机体的组织结构破坏或功能障碍。

二、机械性损伤的形成机制和影响因素

（一）形成方式
- 1．运动的致伤物打击相对静止的人体（人体做加速运动）。
- 2．运动的人体撞击于静止的物体（人体做减速运动）。
- 3．运动的致伤物与运动的人体相撞（碰撞伤）。

（二）形成机制

致伤物和人体相互作用产生的力使人体的运动状态发生改变或者使人体组织发生

变形，当变形超过人体组织的最大弹性限度时就会发生组织的连续性和完整性遭到破坏，即人体器官出现各种形态的损伤。

（三）影响因素

1．机械力强度
- （1）质量越大、速度越快→损伤越重（旋转运动＞直线运动）。
- （2）体重越大，离地面越高→损伤越重。
- （3）速度变化越大，冲撞时间越短→能量释放到人体的时间越短→冲撞力越大→损伤越严重。
- （4）受力面积：作用面积越小，压强越大，损伤越严重。
- （5）力的作用方向：垂直作用力＞斜行作用力＞切线作用。力的作用方式不同损伤不同（牵拉、压缩、剪切、扭转等）。
- （6）力在体内的传递：空腔器官在充盈状态时易引起破裂。脚跟受力时，力可经下肢、骨盆、脊柱传递至颅底。

2．人体组织或器官的结构特征
- （1）不同组织的结构不同，不同部位的同一组织（如皮肤）其构成也有细微差异→损伤形态多样化。
- （2）不同组织有不同的弹性和脆性（致密程度、纤维排列数量及方向不一）→抵抗力差异→不同损伤形态（如打击腹部→腹部外伤轻微，肝、脾、肾等实质器官破裂，胃肠等空腔脏器在充盈状态下也容易破裂穿孔；脑组织因含水分多→液态波动形式传递外力→形成冲击伤和对冲伤）。

3．致伤物的性质和特征
- （1）致伤物的种类差异（刀、枪、棍、棒、火器等）。
- （2）致伤物构成物质的差异（金属、木质、塑料等）。
- （3）致伤物体表形态差异（尖、钝、圆、方等）。

硬度大、有柄、有尖端、有锐利刃缘的致伤物损伤重。

4．人体受伤时所处的位置及状态→致伤物打击相对固定的人体损伤严重。

三、机械性损伤的分类

- 分类
  - 1．按致伤物种类
    - （1）钝器伤。
    - （2）锐器伤。
    - （3）火器伤。
  - 2．按致伤物作用方式
    - （1）压擦伤。
    - （2）碰撞伤。
    - （3）拳击伤。
    - （4）咬伤。
    - （5）挤压伤。
    - （6）高坠伤。
    - （7）摔跌伤。
    - （8）碾压伤。
  - 3．按案情性质或死亡方式
    - （1）自杀伤。
    - （2）他杀伤。
    - （3）意外伤。
    - （4）造作伤。
  - 4．按损伤发生时间
    - （1）生前伤。
    - （2）濒死伤。
    - （3）死后伤。
  - 5．按损伤形态结合形成机制
    - （1）擦伤。
    - （2）挫伤。
    - （3）创。
    - （4）骨和关节损伤。
    - （5）内脏器官破裂。
    - （6）肢体离断。

第二节　机械性损伤的基本形态

一因多果：一种致伤物可形成不同形态的损伤。

一果多因：一种损伤可由不同致伤物形成。

机械性损伤的基本形态及对比见表 5-1。

表 5-1 机械性损伤的基本形态及对比

鉴别点	形态			
	擦伤	挫伤	创	其他类型损伤
概念	又称为表皮剥脱，是钝性致伤物与体表摩擦挤压造成的以表皮剥脱为主要改变的损伤	是指由钝器作用造成的以皮内和/或皮下组织出血为主要改变的闭合性损伤	是指机械性暴力作用于人体造成皮肤全层组织结构连续性、完整性破坏的开放性损伤。 构成创的六要素：创缘、创角、创口、创腔、创壁、创底	
类型	抓痕、擦痕、撞痕和压擦痕（印痕状擦伤）	皮下出血、皮内出血和内部器官挫伤	钝器创（挫裂创、撕裂创、捅创）、锐器创和火器创	骨、关节损伤，内脏器官破裂和肢体断离
形态特点	1. 抓痕：间断点状或平行沟状，可见游离皮瓣及弧形擦伤（指甲形）。 2. 擦痕：片状、条状或条片状，表面可附着异物，起始端深，末端浅。 3. 撞痕：多伴深部组织损伤。 4. 压擦痕：反映致伤物表面的形态	1. 皮下出血：片状，颜色深暗，边界不清，易扩散而改变形状，可形成血肿，可伴表皮剥脱、局部肿胀或炎症反应；易形成于皮下组织疏松部位。 2. 皮内出血：真皮层内，量小，局限，不易扩散，易反映致伤物打击面形态。 3. 内部器官挫伤：被膜和浆膜下出血，器官实质内血肿	1. 挫裂创：呈条形、不规则形、半月形或星芒状。创口不规则、创角钝、创缘不整齐，伴擦伤或挫伤、创底不平整、创腔内有异物、创壁凹凸不平，有组织间桥。易发生于骨骼衬垫处，如头皮。 2. 锐器创和火器创（见各章节）	1. 骨折：线形、凹陷性、孔状及粉碎性骨折，骨质擦痕等。 2. 关节损伤：脱位，常合并骨折。 3. 内脏器官破裂：实质器官或空腔器官，直接或间接暴力形成。 4. 肢体断离：常见于爆炸、高坠（如飞机失事）、建筑物倒塌或火车碾压等所致的复合性损伤
法医学意义	1. 擦伤部位标志暴力作用点。 2. 擦伤形态特征提示暴力作用方向（尤其是游离的皮瓣）。 3. 擦伤形状可推断致伤物接触面形状。 4. 擦伤局部组织炎症反应或痂皮形成可用于推断损伤时间。 5. 擦伤形态特征、位置分布，可推断案件性质或犯罪嫌疑人的意图	1. 挫伤部位标志暴力作用点。 2. 挫伤是生前伤标志。 3. 皮下出血颜色改变可推测挫伤形成时间。 4. 皮下出血分布、数量和形状可推测嫌疑人意图和犯罪过程中的某些活动。 5. 挫伤形态位置（特别是皮内出血）可推断致伤物接触面形态特征。 6. 根据皮下出血程度分析死亡原因	1. 创的分布、数目、严重程度及有无抵抗伤可用于推测他杀、自杀或意外事故。 2. 创的形态特点可推断暴力作用方向及成伤方式。 3. 创的大小和形态可推断致伤物接触面形状。 4. 创口异物应与尸体现场比对	1. 骨折形状提示暴力着力点和作用方向。 2. 损伤形态用于推断致伤物及致伤方式等。 3. 损伤特点→推测死亡方式。 4. 损伤程度→确定死亡原因

第三节 机械性损伤的检查及法医学鉴定

损伤检查六要素：部位、大小、形态、方向、程度、异物。

一、检查损伤的原则

1. 客观准确。
2. 全面详尽。
3. 注意死后因素的影响。

二、检查损伤的要求

1. 应用体表解剖学标志记录损伤的位置分布、数目和相互关系。

2. 应用几何术语或常见物体名称描述损伤的形状。

3. 应用描述性语言记录损伤形态。

4. 应用国际标准单位测量损伤长度（哆开创口对合后测量）。

5. 完成文字描述，绘图、照相或摄像后进行取材，照相必须安放比例尺。

6. 仔细检查衣服痕迹，并与尸体上损伤相互印证。

7. 开放性损伤，应寻找创内异物，采取血液和指纹。

8. 外表损伤轻微的死者，特别注意检查心、脑及颅内有无出血灶。肉眼不能确定死因者，应取材做组织病理学检查。

三、检查损伤基本步骤

1. 现场原位观察尸体位置、姿势、与周围物品的关系→绘图和照相→尸体外表检验（注意损伤与衣服上痕迹、尸体周围物体及现场血迹分布的关系）。

2. 脱衣检查裸露尸体→记录体表损伤→照相。

3. 清洗后再检查尸体外表→记录→照相和绘图。

4. 哆开创口：两创缘合拢检查有无组织缺损→采取创口组织→组织病理学检查。

5. 尸体运到解剖室→体表损伤检查→记录→照相→尸体解剖。

四、机械性损伤法医学鉴定的任务

1. 确定损伤的类型和形成机制。

2. 判断损伤程度，致命伤与非致命伤，确定死亡原因。

3. 推断和/或认定致伤物。

4. 推断损伤时间：判断损伤是生前伤还是死后伤、估计死者伤后存活时间。

5. 推断致伤方式或死亡方式。

6. 判断致命伤后行为能力。

7. 如果有疾病并存，确定伤、病关系及其与死亡原因的关系。

英汉名词对照

abrasion	磨损；磨耗；擦伤
bruise	擦伤；挫伤；青肿
comminuted fracture	粉碎性骨折
contusion	挫伤；撞伤；青肿
depressed fracture	凹陷性骨折

dismemberment	肢解；分割；肢体断离
fissured fracture	线形骨折
fracture	破裂，断裂；[外科] 骨折
friction or pressure abrasion	压擦痕
grazes or brush abrasion	擦痕
hematoma	血肿
impact or crushing abrasion	撞痕
injury	伤害，损害；受伤处
intradermal bruise	皮内出血
laceration	裂伤；撕裂；割破；挫裂创
mechanical injury	机械性损伤；以机械性暴力所致的损伤
perforating fracture	孔状骨折
pratterned abrasion	印痕状擦伤
rupture of visceral organ	内脏器官破裂
scratch or nail abrasion	抓痕；划痕或指甲磨损
subcutaneous hemorrhage	皮下出血
tag	标签；名称；结束语；附属物；游离皮瓣
tearing wound	撕脱伤；撕裂创
tissue bridge	组织间桥
wound	创伤，伤口

习 题 精 选

一、填空题

1. 机械性损伤的分类：按致伤物种类分为：①______________；②______________；③______________。按死亡方式分为：①______________；②______________；③______________；④______________。按损伤发生时间分为：①______________；②______________；③______________。

2. 机械性损伤的基本形态分为______________、______________、______________、______________、______________、______________。

3. 擦伤的类型分为：______________；______________；______________；______________。

4. 创的结构，除圆形创口（枪弹创）外（从外到内）依次为：①______________；②______________；③______________；④______________；⑤______________；⑥______________。

5．创的分类，分为________________、________________和________________。

二、名词解释

1．mechanical injury；2．abrasion；3．tissue bridge；4．contusion；5．wound

三、问答题

1．创构成要素有哪些？有何法医学意义？
2．擦伤与挫伤有哪些异同点？
3．如何鉴别生前擦伤与死后擦伤？
4．检查尸体损伤的原则及基本步骤有哪些？

习题参考答案

一、填空题

1．①钝器伤；②锐器伤；③火器伤。①自杀；②他杀；③意外；④造作伤。①生前伤；②濒死伤；③死后伤
2．擦伤；挫伤；创；骨、关节损伤；内脏器官破裂；肢体断离
3．抓痕；擦痕；撞痕；压擦痕
4．①创口；②创缘；③创角；④创腔；⑤创壁；⑥创底
5．钝器创；锐器创；火器创

二、名词解释

1．mechanical injury：机械性损伤，即机体受到机械力的作用造成机体的组织结构破坏或功能障碍。

2．abrasion：擦伤，是指钝性致伤物与体表摩擦挤压造成的以表皮剥脱为主要改变的损伤，又称为表皮剥脱。

3．tissue bridge：组织间桥，由于结缔组织纤维、神经纤维和血管皆具有韧性，遭受钝器打击时，常有一部分纤维或血管未发生断裂，连接于两创壁之间，这种未完全断裂并连接于两创壁之间的血管和结缔组织，称为组织间桥。

4．contusion：挫伤，是指由钝器作用造成的以皮内或/和皮下组织出血为主要改变的闭合性损伤。

5．wound：创，是指机械性暴力作用于人体造成皮肤全层组织结构连续性完整性破坏的开放性损伤。

三、问答题

1．创构成要素有哪些？有何法医学意义？

答：创构成六要素：创口、创缘、创角、创腔、创壁、创底。正确认识创的形态对推断致伤物具有重要意义。

2．擦伤与挫伤有哪些异同点？

答：从概念、形态等方面进行辨别。

3．如何鉴别生前擦伤与死后擦伤？

答：生前擦伤：创面呈棕褐色或暗红色，有痂皮形成，可伴有挫伤；死后擦伤：创面呈蜡黄或苍白色，无痂皮，不伴有挫伤。

4．检查尸体损伤的原则及基本步骤有哪些？

答：原则：客观准确、全面详尽、注意死后因素的影响。

基本步骤：①现场原位观察尸体位置、姿势与周围物品关系→绘图和照相→尸体外表检验（注意损伤与衣服上痕迹、尸体周围物体及现场血迹分布的关系）。②脱衣检查裸露尸体→记录体表损伤→照相。③清洗后再检查尸体外表→记录→照相和绘图。④哆开创口：两创缘合拢检查有无组织缺损→采取创口组织→组织病理学检查。⑤尸体运到解剖室→体表损伤检查→记录→照相→尸体解剖。

（彭艳霞 瞿勇强）

第六章　钝 器 损 伤

目的要求

1．掌握钝器损伤、挤压伤、挤压综合征的概念；掌握棍棒伤、砖石伤、斧锤伤、徒手伤、高坠伤、挤压伤、摔跌伤的损伤形态特征及鉴定要点。

2．熟悉钝器损伤检查的原则及致伤物推断。

3．了解高坠损伤的影响因素。

板书与教案

钝器伤是由钝器（无锋利刃缘、尖端的物体）作用于人体造成的机械性损伤，表现为擦伤、挫伤、挫裂创、骨折、内部器官破裂或肢体断离等形态，其中以擦伤、挫伤和挫裂创最为多见。

钝器伤多见于他杀案件及意外事故。最常见的钝器为棍棒、斧锤、砖石，其次为徒手伤及其他钝器。

第一节　棍　棒　伤

棍棒打击人体造成的损伤称为棍棒伤。以棒体打击较多，受伤部位以头部多见。根据棍棒外形分为圆柱形、方柱形及不规则形等；根据质地分为木质、金属、竹、藤及塑胶等。

一、圆柱形棍棒伤

1．常见损伤特点

（1）长条状皮内、皮下出血。

（2）中心重，两侧轻。

（3）边界不清。

（4）出血带宽度小于棍棒直径。

（5）可伴表皮剥脱。

2．特殊形态损伤

（1）中空性挫伤：易形成于平坦且软组织丰满部位，又称为竹打中空或棒打中空、铁轨样挫伤。中空区宽度一般小于棍棒直径，木、竹制圆柱形棍棒易形成。

（2）镶边样挫伤带：打击头部，因颅骨衬垫及头皮血管丰富、脆性大，易出现头皮挫裂创，两侧创缘可见对称性挫伤带，称为"镶边"样挫伤带。

（3）弧形挫裂创：棒体端部打击时形成。

（4）颅骨骨折：木质棍棒多形成线形骨折，铁质棍棒多形成凹陷性骨折，多次打击形成粉碎性骨折。

二、方柱形棍棒伤

方柱形棍棒以其不同部位、不同角度打击人体可形成不同的损伤，见表 6-1。

表 6-1　方柱形棍棒打击方式与损伤形态

打击方式	损伤形态
平面垂直	带状挫伤或带状中空性挫伤，界线清楚。宽度与接触面宽度基本一致
棒端	槽状中空性皮下出血，甚至骨折；截击时形成方形挫伤
棱边垂直	条状擦伤、挫伤，中心部位重；条状挫裂创，创口边缘平直，创缘周围出血带不明显，常无组织间桥
棒体倾斜	条带状挫伤，着力重侧边界清楚，常伴擦伤，另一侧边界模糊；挫裂创、骨折
端部一角	三角形皮内、皮下出血或挫裂创，颅骨三角形凹陷性骨折

三、不规则形棍棒损伤

由于形态特殊，可形成散在的，大小不等、形态不一、程度不同的擦伤、挫伤及挫裂创。

四、木质棍棒伤和金属棍棒伤的鉴别（表 6-2）

表 6-2　木质棍棒伤和金属棍棒伤的鉴别

损伤形态	木质棍棒伤	金属棍棒伤
皮下出血	多呈中空性，程度较轻，边缘不清	多呈条状，出血较重，边缘清楚
挫裂创	创缘呈锯齿状，创底不平，多有组织间桥，挫伤带轻或不明显	创缘、创壁平齐，组织间桥少，挫伤带明显呈镶边状
骨折	多呈线状，骨面压擦痕少见	多呈凹陷性，骨面可有压擦痕
创内异物	树皮、木屑或其他附着物	铁锈、油垢或其他异物

第二节　砖、石损伤

砖、石损伤多为贴近打击形成，多见于头面部。犯罪嫌疑人多就地取材，作案后遗留在现场附近，多见于室外或野外作案。

一、砖头伤

以黏土砖多见，重约 2.5kg，主要含有氧化硅、钴、钙、铁等，打击时砖屑、灰沙等易脱落遗留在损伤处，有助于推断和认定致伤物。砖头以其不同部位打击人体可形成不同的损伤，见表 6-3。

表 6-3　砖头打击面与损伤形态

打击面	损伤部位形态
平面	头面部挫伤区常伴点状擦痕；头皮不规则星芒状挫裂创，伴表皮剥脱和砖屑遗留；颅骨线形骨折或骨缝分离；胸部肋骨骨折；腹部肝、脾等器官破裂出血；软组织长方形中空性挫伤或梳齿状擦痕
棱边或棱角	轻者头皮形成条形、三角形皮内、皮下出血和表皮剥脱；重者形成挫裂创，可见组织挫碎，创口周围遗留砖屑、灰沙等物，对应的骨质可形成线形骨折或呈角状的凹陷性骨折
断端	轻重不一、形态不规则

二、石头伤

多见于野外发生的暴力性案件，以山石和鹅卵石损伤多见，受伤部位多为头部。

（一）山石伤

山石表面凹凸不平，并有不规则的棱边和棱角，其大小和重量不等、硬度不同，故形成的损伤形态多样、程度轻重不一。

（二）鹅卵石伤

因鹅卵石表面光滑、质地较硬、多为不规则圆形或椭圆形，在头皮可形成表皮剥脱和皮下出血，其形状多为类圆形或椭圆形，中心部位出血较严重，色泽较深，周边逐渐浅淡，边界不清。鹅卵石伤骨折也较常见。

第三节　斧 锤 类 伤

斧锤类致伤物便于携带，杀伤力强，又容易获取，为凶杀案件的常见凶器，其损伤部位常为头面部。因斧、锤的构成与形状各不相同，打击人体时可形成形态各异的损伤。斧背伤与锤击伤（圆形锤面）对比详见表 6-4。

表 6-4　斧背伤与锤击伤对比

鉴别要点（打击部位及方向）	斧背伤	锤击伤（圆形锤面）
头面部垂直打击	形成可反映斧背形状、大小的挫伤或挫裂创，颅骨骨折。挫裂创的外创缘平直，内创缘不整齐，可伴有组织挫碎	形成与锤面形态和大小相近的皮内、皮下出血或凹陷骨折，甚至孔状骨折；多次重击致粉碎性骨折，骨碎片较小，骨折区周边多呈波纹或阶梯状，弧形大小近似
头部弧度较大部位垂直打击	形成类圆形或三角形的皮内、皮下出血，星芒状或凹三角形的挫裂创	圆形或半月形皮内、皮下出血，出血范围小于锤面直径，边界不清；挫裂创呈弧形、星芒状或不规则状，可见组织挫碎，周围见表皮剥脱、皮下出血

续表

鉴别要点（打击部位及方向）	斧背伤	锤击伤（圆形锤面）
软组织	中空性挫伤	中空性挫伤
头部斜击或偏击	轻者在颅骨外板形成三角形骨质压迹，重者形成阶梯状凹陷性骨质	形成半月形皮内、皮下出血或弧形挫裂创；重者颅骨半月形阶梯状凹陷性骨折，骨折弧边内陷较深，骨面呈斜坡状

第四节 徒 手 伤

徒手伤是加害人用身体的某一部位造成被害人的损伤。常见于事先无准备或无工具利用的情况下发生的案件。徒手伤多用手、脚，也可用肘部、膝部、牙齿及头部等部位形成。

一、手所致损伤形态特点

1．抓痕
- 概念：抓痕是指甲掠过皮肤表面并使表皮移位而形成。
- 形态
  - （1）扇形抓痕：起始端宽且深，尾端浅细。
  - （2）平行抓痕：宽 0.2～0.5cm，可见游离皮瓣。
- 分布
  - （1）斗殴：面部、颈部及上肢等。
  - （2）扼颈：颈前两侧。
  - （3）强奸：外阴部、手腕、两乳部或股内侧等。

2．手指伤

右利手扼颈（左利手则相反）
- （1）颈前右侧：一个稍大类圆形皮下出血。
- （2）颈前左侧：2～4 个稍小类圆形或椭圆形挫伤。
- （3）颈前两侧：伴有新月状表皮剥脱。
- （4）深部软组织或肌肉可有广泛性出血、舌骨及甲状软骨骨折。

3．掌击伤
- （1）轻者：肉眼可无明显改变。
- （2）重者：较大面积的皮内或皮下出血，典型似手掌外形。

4．拳击伤：体表常见不规则形擦伤，以及皮内、皮下出血。常出现体表损伤轻而内脏器官损伤严重，如内脏挫伤、裂伤、大出血或心脑急性功能障碍。

二、足所致损伤

1．足踢伤：多见于人体下部，如双下肢、会阴部、臀部和腰腹部。损伤程度较重，易造成骨折或内脏损伤。

2．足踩伤：轻者可致表皮剥脱、皮下出血；重者可致骨折，内脏破裂、穿孔。检验时在衣物及皮肤上可见尘土鞋印。

三、肘、膝、头所致损伤

1．肘击伤：受伤局部形成类圆形皮下出血，重者可致肋骨、颅骨骨折，腹腔内脏器官破裂或穿孔。如果以肘部屈曲压迫颈部，可致机械性窒息死亡，死者颈部外表可无明显损伤。

2．膝部致伤：多伤及会阴部或腹部，常无外伤征象，偶见类圆形皮下出血。可致肋骨骨折、腹腔内脏器官破裂。

3．头撞击伤：缺少特征性，需综合判断。

四、咬伤

咬伤是指人或动物的上、下颌牙齿咬合所致损伤，在攻击和防御时均可形成。牙的咬痕具有良好的个体识别特征。

（一）咬伤的特点

1．对称半弧形牙印构成圆形或椭圆形咬痕多见，常见于面颊、肩部、乳房。

2．手指或其他突出部位的咬痕呈基本对称分布在对应的两侧面，上、下颌牙形成的咬痕不融合。

3．严重者组织或器官部分缺失。

4．上颌牙咬痕一般较下颌的大而长，损伤也重。

5．磨牙较少形成咬痕。

（二）咬痕的固定、提取

1．提取咬痕表面的唾液斑。

2．加比例尺对咬痕进行拍照固定。

3．用石膏液采集咬痕印，并翻模还原。

第五节　高　坠　伤

人体从高处以自由落体运动坠落，与地面或其他物体碰撞形成的损伤称为高坠伤。多见于自杀及灾害事件中。

一、影响高坠损伤的因素

影响因素
- 1. 体重与高度→重量越大，高度越高，冲击力越大，损伤越严重。
- 2. 地面（物体）情况→柔软有弹性，损伤减轻；反之，损伤严重。
- 3. 接触方式和着地部位
  - （1）头部：损伤严重。
  - （2）下肢：内脏器官破裂及广泛性骨折。
  - （3）背部：损伤相对轻。
  - （4）臀部：损伤较轻，但脊柱易骨折。
- 4. 中间物→缓冲作用，减轻损伤。

二、现场勘查

现场勘查的核心是结合案情调查、痕迹检验等综合判断坠落的案件性质。

现场勘查
- 1. 确定坠落起点→勘查可驻足的空中位置及坠落者的痕迹。
- 2. 坠落空间
  - （1）测量坠落起点至地面的高度，推断撞击力的大小。
  - （2）有无突出物及与空间突出物接触形成的附加损伤。
  - （3）突出物上有无毛发、血迹、组织及衣物纤维等物证。
- 3. 坠落着地点→分析其与尸体上的损伤有无矛盾。

三、尸体检验

（一）衣物检查

1. 如果尸体已搬动，注意了解尸体原始姿势，推断人体首先着地部位。

2. 注意检查衣着上可能留有的地面物质，坠落时可造成衣服沿衣缝迸裂、腰带断裂、手表停走（往往指示坠落时间）等现象。

（二）尸体外表检查

1. 头面部
  - （1）擦伤、挫伤、挫裂创：额部及面颌部多见。
  - （2）血肿：枕部最多见，颞顶部次之，多位于帽檐水平。
  - （3）骨折：常见从耳、鼻、口等处流出血液和脑脊液。
  - （4）眼结膜出血，轻者点状，重者血肿，甚至结膜及角膜破裂。
  - （5）下颌骨骨折或切牙脱落。

2. 颈部：常见颈部皮下及深层肌肉内出血，气管或甲状软骨旁软组织出血。

3．胸部
- （1）皮下出血：多集中在胸骨与锁骨附近。
- （2）多发性肋骨骨折多见，可见锁骨骨折、胸骨骨折。

4．背部
- （1）皮肤擦伤、血肿。
- （2）骨折：腰椎骨折、肩胛骨骨折。

5．腹部：外表损伤较少，可见轻微擦伤。

6．四肢
- （1）损伤最多见，但程度不一。
- （2）表现为擦伤、挫伤、挫裂创、开放性或闭合性骨折等。

（三）解剖所见

1．头面部
- （1）皮下出血，颅骨骨折及硬脑膜下出血较多见。
- （2）颅底骨折最常见，大多呈放射状，也可为粉碎性骨折。
- （3）枕部着地：眶板对冲性骨折，脑挫伤（冲击伤和对冲伤）常见。
- （4）颜面外伤：上下颌骨骨折、鼻骨骨折，眼、口腔损伤出血。

2．胸部
- （1）双足或臀部先着地者易发生多发性肋骨骨折，常发生在近脊柱及近胸骨处。
- （2）可发生胸膜下、肺及肺门破裂出血。
- （3）吸气状态坠落时，可发生气胸或血气胸。
- （4）常发生心脏破裂与大血管断裂。
- （5）常发生椎体的压缩性或粉碎性骨折，以腰 1、2 椎体最常见，其次为 11、12 胸椎。

3．腹腔
- （1）器官多发性破裂或严重挫伤。
- （2）韧带和系膜撕裂、出血。

四、高坠伤的特点

1．外轻内重：体表损伤轻，内部器官损伤重。
2．损伤广泛、多发骨折、内脏破裂。
3．多处损伤均由一次性暴力所形成。
4．损伤分布集中于尸体一侧或某一部位。
5．损伤为一般人力用工具打击难以形成。

五、实验室检验

1．常规提取死者心血及胃内容物等，检验有无酒精、镇静剂等毒物或毒品存在。
2．提取现场、死者衣物及尸体上黏附的微量物证，进行理化常规检验及扫描电镜/X

线能谱检验，有助于案件性质判断。

第六节 挤 压 伤

一、概念

挤压伤是指人体被作用面较大的重物挤压所产生的一系列损伤性病理形态学和病理生理学变化。

二、挤压伤的特点

基本特点：
1．外轻内重。
2．皮肤及软组织广泛损伤，类型多样，程度不一。
3．体表损伤多为擦伤或挫伤，能反映挤压物的形状特点。

典型表现：
1．受伤肢体在压力最大的部位有压迹。
2．受伤肢体麻痹无痛觉（排除脊髓神经根或周围神经受损所致）。
3．尿呈棕黑色。
4．患肢明显水肿，皮肤青紫发亮。

三、挤压综合征

（一）概念

挤压综合征是指遭受挤压伤的人在挤压解除以后，全身微循环障碍，肾小球滤过率降低，肾小管受阻塞、变性、坏死，出现以肌红蛋白尿和急性肾衰竭为主要特征的临床综合征。

（二）成因

成因包括肢体受挤压、肢体血管损伤、重度烧伤、肢体外伤后处理不当等。法医检案中常见肢体广泛软组织挫伤和肢体被持续较长时间捆绑。

（三）尸体检验及实验室检查

1．损伤局部显著出血、肿胀，可见红斑和张力性水疱。

2．肌肉变性、坏死，呈鱼肉状且色泽变淡，质脆易碎。

3．肾皮质肾小管上皮细胞变性肿胀、坏死、脱落，髓质小管腔内有较多以肌红蛋白为主的色素管型和细胞色素管型。

4．血中钾、磷离子升高，钙离子减少，肌酐和尿素氮升高等。

四、挤压伤的法医学鉴定

1．挤压伤多为意外事故和自然灾害造成。

2．检验时，仔细分析各种损伤的形态、形成机制。

3．广泛软组织挫伤或肢体持续长时间捆绑导致的死亡，除有明确的外伤史外，尸检发现相应体表损伤以及肾内检出较多肌红蛋白管型是鉴定的重要依据。

4．提取死者心血及胃内容物等，检测有无酒精、镇静剂等存在，有助于判断案件性质。

英汉名词对照

bite mark	咬伤
blunt force injury，blunt instrument injury	钝器伤
crush syndrome	挤压综合征
crushing	挤压伤
injury by back of axe	斧背伤
injury by brick	砖头伤
injury by club	棍棒伤
injury by fall from height	高坠伤
injury by kicking	足踢伤
injury by palm	掌击伤
injury by stone	石头伤
punching	拳击伤
train-line，railway line bruise	铁轨样挫伤

习题精选

一、填空题

1. 钝器伤可以表现为①________、②________、③________、④________、⑤________、⑥________等形态，其中以⑦________、⑧________、⑨________最多见。

2．影响高坠损伤的因素有：①________、②________、③________、④________。

3．挤压综合征可见于多种原因，法医检案中遇到最多的是________、________。

二、名词解释

1. 钝器伤；2. 中空性挫伤；3.“镶边”样挫伤带；4. 手指伤；5. 高坠伤；6. crushing；7. 挤压综合征。

三、问答题

1．高坠伤现场勘查要点有哪些？

2．高坠伤的基本特点有哪些？

3．挤压伤的特点有哪些？

习题参考答案

一、填空题

1．①擦伤；②挫伤；③挫裂创；④骨折；⑤内部器官破裂；⑥肢体离断；⑦擦伤；⑧挫伤；⑨挫裂创

2．体重与高度；地面（物体）情况；接触方式和着地部位；中间物的作用

3．肢体广泛软组织挫伤；肢体被持续较长时间捆绑

二、名词解释

1．钝器伤：是指由钝器（无锋利刃缘、尖端的物体）作用于人体造成的机械性损伤。

2．中空性挫伤：木、竹制圆柱形棍棒快速、重力打击平坦且软组织丰满部位，可出现“中空性挫伤”，又称为竹打中空或棒打中空、铁轨样挫伤，中空区宽度一般小于棍棒直径。

3．“镶边”样挫伤带：圆柱形棍棒打击头部，因颅骨衬垫及头皮血管丰富、脆性大，易出现头皮挫裂创，两侧创缘可见对称性挫伤带，称为“镶边”样挫伤带。

4．手指伤：手指尤其是指端以一定力量压迫身体表面一段时间，特别是颈部，受伤部位皮肤可形成局限性圆形或椭圆形皮下出血，前部可伴有新月状表皮剥脱，多分布在颈前两侧。右利手扼颈，典型者在颈前右侧形成一个稍大的类圆形皮下出血，左侧可形成2～4个稍小的类圆形或椭圆形挫伤；左利手时则相反。

5．高坠伤：人体从高处以自由落体运动坠落，与地面或某种物体碰撞发生的损伤。

6．crushing：挤压伤，是指人体被作用面较大的重物挤压所产生的一系列损伤性病理形态学和病理生理学变化。

7．挤压综合征：是指遭受挤压伤的人在挤压解除以后，全身微循环障碍，肾小球滤过率降低，肾小管受阻塞、变性、坏死，出现以肌红蛋白尿和急性肾衰竭为主要特征的临床综合征。

三、问答题

1．高坠伤现场勘查要点有哪些？

答：现场勘查的核心是判断坠落的案件性质。①确定坠落起点：勘查可驻足的空中位置及坠落者的痕迹。②坠落的空间：测量坠落起点至地面的高度，以推断撞击力的大

小；注意坠落空间有无突出物及与空间突出物体接触而形成的附加损伤，突出物上有无死者的毛发、血迹、组织及衣物纤维等物证。③坠落着地点：根据不同地点或物体的状况，分析其与尸体上的损伤有无矛盾，借以判断坠落的性质。

2．高坠伤的基本特点有哪些？

答：①外轻内重：体表损伤轻，内部器官损伤重。②损伤广泛，多发生复合性骨折，内部器官破裂。③多处损伤均由一次性暴力所形成。④损伤分布集中于尸体一侧或某一部位。⑤损伤为一般人力用工具打击难以或不可能形成。

3．挤压伤的特点有哪些？

答：外轻内重，皮肤及软组织广泛损伤，类型多样，程度不一。体表损伤多为擦伤或挫伤，能反映挤压物的形状特点。典型挤压伤的特点如下：

（1）受伤肢体在压力最大的部位有压迹。

（2）受伤肢体麻痹无痛觉，神经学检查可见不能用脊髓神经根或周围神经受损来解释的患肢皮肤麻木区域。

（3）尿呈棕黑色。

（4）患肢明显水肿，皮肤青紫发亮。

（彭艳霞）

第七章 锐 器 损 伤

目 的 要 求

1．掌握锐器伤的概念、分类及锐器创的特征；掌握刺创、切创、砍创、剪创的概念、形态特征及法医学鉴定；掌握抵抗伤的概念。

2．熟悉锐器、刺器、切器、砍器、剪器的概念及分类；熟悉自杀切颈与他杀切颈的鉴别、自杀刺创与他杀刺创的鉴别、钝器创与锐器创的鉴别。

板 书 与 教 案

第一节 概 述

一、基本概念

1．锐器：具有锐利刃缘和/或锋利尖端的致伤物。

2．锐器伤：是指利用致伤物的锐利刃缘和/或锋利尖端作用于人体所形成的损伤。

二、锐器及锐器创的类型

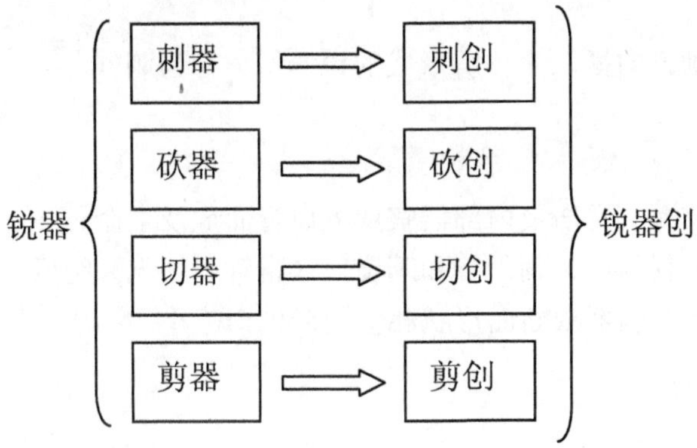

三、锐器创的基本特点

特点：
1. 创角尖锐。
2. 创缘整齐。
3. 创壁平滑。
4. 创腔较深。
5. 无组织间桥。
6. 创缘不伴有或仅有很轻的擦伤。
7. 创口出血明显。

第二节　刺器及刺创

一、刺器

（一）概念

具有体长和锋利尖端，或同时有锐利刃缘的致伤物均称为刺器。

（二）分类

分类：
- 无刃刺器：较少见，如缝衣针、铁钉等。
- 有刃刺器
  - 单刃刺器，如杀猪刀、水果刀、弹簧刀等。
  - 双刃刺器，如匕首、剑等。
  - 多刃刺器，如三棱刮刀等。

二、刺创

（一）概念

具有锋利尖端的物体沿其长轴方向插入人体所形成的锐器伤，称为刺创。

（二）形态特征

1．刺创
- （1）创口小，创腔深，常伤及内部器官或大血管而危及生命。
- （2）贯通刺创，由刺入口、刺创管和刺出口（盲管刺创无）组成。
- （3）刺入口的形状与刺器横断面形状相似，刺创口略小。

2．刺切创：刺创与切创同时存在。

刺切创
- 单刃、双刃
  - 刺入口呈菱形。
  - 创缘整齐。
  - 无表皮剥脱及皮下出血。
  - 创角
    - 单刃：一钝一锐。
    - 双刃：均呈锐角。
- 多刃→创口呈三角形、“人”字形、弧形、T 形、Y 形等。
- 变异型→形成与刺器横断面差异较大的刺创口。

3．针刺伤：针孔一般呈圆形，孔周有或无轻微皮下出血，无表皮剥脱，显微镜下可见出血。

4．钉刺创：创口呈圆形，创周有环状表皮剥脱及皮下出血。

（三）刺创的检验和鉴定

重点是推断刺器种类、刺创形成方式和确定死亡原因。

1．刺创的检验

刺创口
- （1）皮肤刺创口：自然状态下观察创口形态并照相，然后将其合拢检查。
- （2）内部器官刺破口：将内部器官的刺入口与皮肤刺创口对比。
- （3）衣物刺破口：详细记录布纤维断裂情况、破口大小及方向，是否与皮肤刺创口相一致，等等。

刺创管
- （1）探测刺创管即刺创道的深度。
- （2）如果累及骨骼和内脏器官则有相应损伤，能反映刺器横断面的形状。

刺出口
- （1）形状与刺入口相似，略小，创缘不伴有擦伤。
- （2）如刺器未拔出又反复刺入并贯通时，可形成多个刺出口。

2．刺切创的检验

刺切创
- （1）具有刺创的基本特点。
- （2）创口长度大于刺器断面长度。
- （3）刺器刃缘部切割侧的创角可有连续表浅的切痕。

3．刺创的后果

刺创损伤含血丰富的实质器官或者损伤大血管，可导致急性失血性休克，这是刺创最常见、最主要的死因。

4．刺创的法医学鉴定
- （1）死亡原因的鉴定。
- （2）确定刺创和刺器。
- （3）确定损伤性质：他杀、自杀、意外。自杀刺创与他杀刺创的鉴别见表 7-1。

表 7-1　自杀刺创与他杀刺创的鉴别

鉴别点	自杀刺创	他杀刺创
部位	多在胸腹部	身体任何部位
创伤数目	一般较少，多为轻伤	数目较多，多为重伤
刺创分布	相对集中	分散而零乱
创口方向	一致	不一致
创管深度	多数较浅	多数较深
试刺创	有	无
把柄印痕	一般不出现	可出现
骨折	无	可刺破胸骨、肋骨等
致命伤	一个	可两个以上
抵抗伤	无	常有
衣服刺破口	多无	常有且与体表刺创口对应
现场	可发现刺器或手握刺器	多无刺器

第三节　切器及切创

一、切器

（一）概念

以刃部按压皮肤并用力牵拉致伤的锐器称为切器。

（二）特点

具有锐利而薄的刃缘。

（三）分类

长刃、短刃和不规则刃切器。

切器以长刃切器中的菜刀较常见，重量多在 100～500g，刃长 17～20cm，刀背厚 0.2～0.4cm。

二、切创

（一）概念

用切器的刃部下压，并沿刃缘的长轴方向推拉牵引形成的损伤，称为切创，或称为割创。

（二）特点

特点
1. 创口形状多为长梭形，呈条状裂隙，也可呈纺锤形、棱形和不规则形，两侧创缘合拢后呈细线状。
2. 切创长度一般大于10cm。
3. 创角尖锐细长、深浅不一，重复切割时见多个浅表鱼尾状小创角。
4. 创缘平整，有时呈波浪状或有小的尖锐皮瓣，不伴有擦伤和挫伤。
5. 创底多不平直，呈倾斜状，一侧较深，另一侧较浅。
6. 创腔不深，外出血明显，内部损伤多不严重。

（三）切创的后果

导致血管损伤而发生急性失血性休克，为最常见的死因。

（四）切创的法医学鉴定
1. 死亡原因的鉴定。
2. 确定切创和切器。
3. 确定损伤性质。

他杀、自杀。自杀切颈与他杀切颈的鉴别见表7-2。

表7-2 自杀切颈与他杀切颈的鉴别

鉴别点	自杀切颈	他杀切颈
损伤部位	多位于颈前，喉结附近	部位不定
创伤数目	较多，轻伤多	较少，重伤多
损伤范围	较集中	分散，范围广
创口走行	右利手左高右低，左利手反之	多呈水平或无一定方向
创缘	多有小皮瓣及试切创	少见或无
鱼尾状划痕	多而浅，呈鱼尾状	少而长，可在肩部出现
颈椎损伤	偶见浅切痕	多见深切痕
损伤方式	单一	可伴有多种暴力，如扼颈、头部钝器伤等
抵抗伤	无	可有抵抗伤

第四节 砍器及砍创

一、砍器

（一）概念

具有一定的重量便于自上而下垂直或倾斜挥动致伤的锐器称为砍器。

（二）分类

1. 斧类（典型：斧）：刃长10cm左右，刃部较厚。

2．长刃刀类（典型：菜刀）：一般刃长 10～20cm。

二、砍创

（一）概念

挥动砍器，以其刃部自上而下或倾斜作用于人体形成的损伤称为砍创。

（二）特点

特点
- 1．损伤程度重。
- 2．创腔深。
- 3．常合并较重的骨质和内脏器官损伤、破裂，甚至肢体离断，深部骨质见平直的砍痕。
- 4．刃部较钝或较宽的砍器所致的砍创创缘常伴有擦伤。
- 5．创口一般呈棱形。
- 6．他杀时常见抵抗伤。

（三）砍创的后果

脑实质损伤及颅内出血为最常见和最重要的死因。

（四）砍创的法医学鉴定

- 1．死亡原因鉴定。
- 2．致伤工具推断与认定。
- 3．死亡方式的判断。

死亡方式
- 他杀砍创
  - 1．以头面部、胸部、腹部、背部多见。
  - 2．数目多。
  - 3．分布凌乱且程度重。
  - 4．常见抵抗伤。
- 自杀砍创：较罕见且一般不能致死。
- 伪装被人伤害的自砍创
  - 1．多在四肢。
  - 2．程度轻、次数少。
  - 3．与所述受伤情节矛盾。

第五节　剪器及剪创

一、剪器

以其两刃片刃口相向运动而夹剪致伤的锐器称为剪器。剪器除可用于夹剪外，也可用作刺器。

二、剪创

（一）概念

指以剪刀的两刃绞夹人体形成的损伤。

（二）特点

特点
- 1．夹剪创
  - （1）创腔：多较浅。
  - （2）创口：直线形、略带弧形、“V”形、倒“八”字形等。
  - （3）创缘：小皮瓣突起。
  - （4）创角：多尖锐。
- 2．剪断创：是指因夹剪作用而致人体突出部位的组织被剪断的损伤。有完全和不完全之分。
- 3．刺剪创：是指剪刀的单刃或双刃插入人体再进行夹剪作用所形成的损伤。创口可呈“人”字形、“八”字形，创角一圆一尖。

（三）剪创的后果

剪创通常不深，除非损伤较大血管，一般不易导致死亡。

（四）剪创的法医学鉴定

剪创是较少见的一种锐器创。

1．他杀剪创：多位于胸腹部，以刺剪创多见，可多达数十处。

2．自杀剪创：多位于颈部，其次为腕部和腹股沟部，以夹剪创多见，创伤数目多且集中，排列整齐，符合一般自杀损伤特点。

钝器创与锐器创的鉴别，见表 7-3。

表 7-3　钝器创与锐器创的鉴别

鉴别点	钝器创	锐器创
创缘	创缘皮损不整齐，常见擦挫伤，皮内、皮下组织出血，损伤严重时创缘组织挫碎	创缘皮损整齐，擦挫伤不明显，皮内出血少见，无创缘组织挫碎
创角	创角钝，创角不整有分叉，或呈星芒状不规则形	创角锐，整齐 锐器无刃面所形成创角可钝，并有细微分叉，少见星芒状不规则形创角
创壁	不光滑，有组织间桥，组织挫碎，两侧创壁方向性不强	光滑，一般少见组织间桥，无组织挫碎，两侧创壁方向性较强
创底	不整齐，组织破碎	整齐，无组织挫碎
创腔、创道	位于体表且浅	可深可浅
创口	一般不大，创口多不规则	可大可小，创口规则

续表

鉴别点	钝器创	锐器创
部位	多位于头面部，四肢骨突部位	人体各部位均可形成
骨折	有，骨折部位骨表面可检见撞击痕，骨折形状不规则	有，骨折部位骨断面可检见刺、切、砍痕，骨折形状多规则
异物	多见	少见
神经血管	不易断裂，形成组织间桥	切断
毛发	断面粗糙	断面平整

英汉名词对照

chop wound	砍创
cleavage lines	分裂线
clip wound	剪创
defense wound	抵抗伤
hesitation marks， hesitation wounds	试切创
incised wound	切创，割创
scissor	剪器
sharp instrument injury	锐器伤
stab weapon	刺器
stab wound	刺创
stab-incised wound	刺切创

习题精选

一、填空题

1．锐器创的共同特点有：①________；②________；③________；④________；⑤________；⑥________；⑦________；等等。

2．贯通刺创由________、________、________组成；盲管刺创无________。

二、名词解释

1．锐器伤；2．刺创管；3．切创；4．试切创；5．抵抗伤

三、问答题

1．锐器伤的基本特点有哪些？
2．如何鉴别自杀与他杀切颈？
3．如何鉴别锐器创与钝器创？

习题参考答案

一、填空题

1．①创角尖锐；②创缘整齐；③创壁平滑；④两创缘或创壁之间无组织间桥；⑤创腔较深；⑥创缘不伴有或伴有很轻的擦伤；⑦创口出血明显。

2．刺入口；刺创管；刺出口；刺出口。

二、名词解释

1．锐器伤：是指利用致伤物的锐利刃缘和/或锋利尖端作用于人体上所形成的损伤。

2．刺创管：也称为刺创道，即刺器刺入人体内形成的管状创。刺创管的方向与刺器刺入的方向一致。

3．切创：用切器的刃部下压，并沿刃缘的长轴方向推拉牵引形成的损伤，也称为割创。

4．试切创：指在主创口上缘或下缘出现的孤立的与主切口平行而无连续的浅表、短小的切口，多见于颈部、腕部、腹股沟部和腹部。多为自切，可反应出自切者疼痛、犹豫、恐惧等心理特点。

5．抵抗伤：他杀时，由于被害人的抵抗或防卫，可在手上或上肢前臂外侧形成抵抗伤。

三 、问答题

1．锐器伤的基本特点有哪些？

答：锐器创的形态规则，创口可呈裂隙状或裂开，裂开的程度与皮纹走向有关，平行时呈裂隙状，垂直时呈棱形或类圆形，斜向成角时呈平行四边形。锐器创一般具有创角尖锐、创缘整齐、创壁光滑、无组织间桥、创腔深、创缘不伴有或仅有很轻的擦伤、创口出血明显等共同特点。大多数锐器创的创口形状呈梭形或长梭形。

2．如何鉴别自杀与他杀切颈？

答：自杀与他杀切颈的鉴别见表 7-2。

3．如何鉴别锐器创与钝器创？

答：钝器创与锐器创的鉴别见表 7-3。

（彭艳霞）

第八章 火器损伤

目的要求

1. 掌握火器损伤的概念，典型枪弹创的形态特征；射入口与射出口的鉴别，枪弹损伤的法医学鉴定；爆炸现场的勘验，爆炸损伤的类型及形态特征；爆炸损伤的法医学鉴定。

2. 熟悉枪弹损伤机制，枪弹创的类型，枪弹创的非典型形态特征；颅骨枪弹损伤，爆炸的类型及特征，爆炸损伤的形成机制。

3. 了解枪弹的种类和结构，枪弹发射的原理和过程；非典型枪弹损伤。

板书与教案

火器是借助于爆炸物燃烧产生大量气体，从而将投射物投出的一类工具。

火器损伤，即由火器致伤物的发射和爆炸以及其弹头或弹片对人体所造成的损伤，包括枪弹损伤和爆炸损伤。

瞬时空腔效应，即枪击发生时，弹头在机体内形成瞬时空腔而致使创道周围组织和器官受到损伤的效应。

爆炸是由爆炸物在极短时间内产生大量气体，体积急剧膨胀，产生高压和巨大能量，向四周释放，使周围介质振动、破坏，并产生巨大声响的现象。

第一节 枪弹损伤概述

最早的火枪是中国宋朝陈规于1132年发明，最早的步枪是中国于1259年发明，最早的手枪是意大利人于1364年发明。近年中国枪击案的发生率有上升趋势。自人类发明和制造枪支后，枪弹损伤的发生率逐年增长。枪击案件的性质多为他杀，自杀和意外事故少见。

一、枪弹的类型、结构及发射原理和过程

- （一）枪械的类型
  - 1．按使用对象分为
    - （1）军用枪：包括步枪、骑枪、自动步枪、冲锋枪、突击步枪和手枪（特点：射程远、威力大、命中率高、精密、性能良好）。
    - （2）警用枪：包括手枪、自动步枪、步枪（特点：便于隐蔽）。
    - （3）运动枪：步手枪（特点：供运动练习用，不具有杀伤力）。
    - （4）民用枪：散弹枪，主要用于打猎（特点：杀伤范围大）。
    - （5）自制枪：私制枪械，无特定标准。
  - 2．按机械性能分为
    - （1）自动枪：依靠火药气体的压力作用，使子弹自动上膛、发射、退壳，扣动扳机连续射弹的枪支。
    - （2）半自动步枪：扣一次扳机只能发射一枚子弹的枪支。
    - （3）转轮枪：有鼓形弹巢，内装 4～7 发子弹。
    - （4）气动枪：用人力操纵机械，使密闭气室内产生较大的气压，将弹丸从枪管中发射。
  - 3．按枪管内壁分为
    - （1）平滑枪管枪（滑膛枪）：枪管内膛壁没有膛线，主要有散弹枪、信号枪、自造枪。
    - （2）膛线枪管枪：枪管内膛壁有数量不等、旋转方向不同的平行凹凸螺纹，即膛线。膛线枪管枪，其膛线的旋转方向有左旋和右旋。不同种类枪支，膛线的宽度和旋转方向不同。
- （二）枪械的构造
  - 1．枪管。
  - 2．枪机。
  - 3．枪机匣。

（三）枪弹的种类和结构

1. 枪弹的种类

（1）按配用的枪种分为：步枪弹、冲锋枪弹、手枪弹、猎枪弹、信号弹。

（2）按枪弹用途分为：战斗用枪弹、辅助用枪弹、测压用枪弹。

（3）按枪弹的形状分为：瓶形弹和柱形弹。

（4）按弹壳底边分为：有槽无边、无槽有边。

（5）按弹丸分为：回头、平头、尖头。

（6）按外壳情况分为：全披甲、半披甲、无披甲。

2. 枪弹的结构

（1）弹头。

（2）弹壳。

（3）发射药。

（4）底火。

（四）枪弹发射的原理和过程

（1）发射原理：枪弹受到击发，底火引爆火药，产生高温、高压气体，迫使弹丸射出枪膛，由化学能瞬间转为机械能、动能的能量转化过程，为发射。

（2）发射过程：击针击发底火点燃发射药，火药燃烧，弹壳内压力增大，当压力上升到250～500kg/cm^2 时，弹头脱离弹壳，挤入线膛，开始启动。弹头在高温、高压气体作用下加速向前。当弹头尾端离开枪口后，火药气体随之喷出，其速度大于弹头初速度，继续推动弹头加速（后效作用阶段，期间弹头飞行距离为中间弹道）。后效作用阶段由枪口喷出高温、高压、高速的火药气体产生强烈的声响，未完全燃烧的火药、烟尘、金属屑、枪油与空气接触，形成闪光和烟尘。弹头最初脱离枪口，其前端沿轴线运行而尾部绕轴线旋转，很快进入稳定运行，直至能量耗尽，弹头开始晃动。

二、枪弹的损伤机制

（一）弹头直接撞击作用

人体受枪击时，最初经受的是高速旋转的弹头冲击、碰撞组织造成的撞击损伤，损伤程度从较轻的皮肤挫伤至严重的枪弹创。

当弹头穿透皮肤，进入深层组织时，弹头对前方组织施予的压力，即前冲力，沿着弹道方向使组织撕裂、拉断和击穿，形成原发弹创管，即永久性创道。

（二）瞬时空腔效应

高速飞行的弹头进入组织时形成激波，以很大的压力压缩弹道周围组织，使组织向周围膨胀扩张而发生迅速移位，形成一个比弹头大几倍至几十倍的瞬时空腔。弹头在机体内形成瞬时空腔而使创道周围组织和器官受到损伤的效应为瞬时空腔效应。

（三）压力波的致伤作用

高速弹头进入人体时，除产生瞬时空腔外，还有一部分能量以波的形式传递给创道周围组织和器官，这种由弹头能量所产生的不同类型强度的波称为压力波，由压力波作用导致远离创道部位产生的损伤和病理改变称为远达效应或远隔损伤。

三、枪弹创的类型

（一）按枪的种类分类

1．膛线枪枪弹创。
2．滑膛枪枪弹创。

（二）按枪弹入体前的经过分类

1．直射枪弹创。
2．反跳枪弹创。
3．枪弹与障碍物碎片致枪弹创。

（三）按射击的距离分类

1．接触枪弹创：整个枪口抵住体表射击形成。
2．半接触枪弹创：枪口部分紧压人体体表，部分离开人体体表射击形成。
3．近距离枪弹创：距人体约 30cm 以内射击形成。
4．中距离枪弹创：来复枪距人体 60cm 内，滑膛枪约 5m 以内。
5．远距离枪弹创：距离超过以上距离射击形成。

（四）按穿透人体情况分类

1．贯通枪弹创：弹头射入人体后，穿过人体组织形成射创管后穿出体外形成的损伤。由射入口、射创管、射出口组成。

2. 盲管枪弹创：弹头射入人体后，在体内运行逐渐减缓停留于体内，由射入口、射创管组成。

3. 擦过枪弹创：弹头以切线或极小角度擦过体表所形成的开放性条状或沟状损伤。

4. 屈折枪弹创：弹头射入人体组织后，由于遇到质地硬的组织阻挡，致使其改变运行方向继续运行射出体外。

5. 回旋枪弹创：弹头射入人体组织后，由于遇到质地硬的组织阻挡，致使其改变运行方向而形成曲线形的射创管，弹头未能穿出体外。

6. 反跳枪弹创：弹头在射入人体组织之前先击中较为坚硬的物体后，弹头反弹后击中人体。

第二节　枪弹损伤的形态特征

一、典型枪弹创的形态特征

（一）典型枪弹创的形态特点

1. 膛线枪管枪弹创的射入口

（1）接触射入口：火药颗粒和金属碎屑大部分直接进入创口皮下及深部组织，创口形态与射击部位的质地有关，创口周围可见枪口印痕，创口周围组织烧伤，组织缺损面积大于弹头。

（2）半接触射入口：燃烧残留物在皮肤表面形成一长椭圆形的分布区，创口椭圆形，皮肤上可有枪口的一侧部分压痕。

（3）近距离射入口。

①中心皮肤缺损。

②擦拭轮。

③挫伤轮。

④射击残留物。

（4）擦拭轮和污垢环，燃烧残留物在光学显微镜下可见。

2. 膛线枪管枪弹创的射创管

（1）射创管的断面：射创管截面的大小和形态与弹头速度、形态及组织特性有关。

（2）射创管的内容物：弹头从外界带入的异物，人体内组织破裂被带入的异物。

（3）射创管曲折：弹头穿过不同密度的组织，运动方向并不一定呈直线，有可能呈曲线或折线状。

（4）射创管壁的组织学特征：原发创道区，弹头直接损伤的组织，可见破碎组织、凝血块、血液及异物；挫伤区，围绕原发创道区的邻近组织挫伤；震荡区，挫伤区外围的组织病变，主要表现为血液循环障碍。

3. 膛线枪管枪弹创的射出口：创缘向外翻，呈星芒状、“十”字形、圆形、椭圆形、新月形或裂隙等多种形状（表 8-1）。

表 8-1　射入口与射出口的鉴别

鉴别点	射入口	射出口
创口形态	多为圆形或卵圆形	多为星芒状
创口直径	等于或小于弹头直径	多大于弹头直径
组织缺失	有	多数无
创缘	内陷	外翻
创周出血	轻	重
擦拭轮	必有	无
挫伤轮	必有	无
火药颗粒	近距离射击时有	无
烟晕	近距离射击时有	无
枪口印痕	接触射击时有	无
骨骼贯通创	较小，圆洞状	较大，呈喇叭状
衣物碎片	可有	无
骨骼碎片	无	可有

接触射击时，创口周围的皮肤或衣着上可见到圆形或半圆形印痕，称为枪口印痕。其存在表明：射入口的位置，接触枪弹创，反映枪口的特征。

接触射入口形态与射击部位的质地有关：当射击部位的皮肤下面为骨质时，皮肤形成边缘不整齐、面积较大的星芒状或“十”字形缺损，即“爆炸性”接触射入口，常见于头部前额、乳突、眉心或颞部；当射击发生在体腔表面或软组织丰富部位时，不会造成皮肤较大缺损和边缘不齐。创口周围的皮肤表面也可没有烟晕和颗粒沉着，易与远距离射入口混淆（表 8-1）。

（二）枪弹创的非典型形态特征

1．隐蔽的射入口：射入口被覆盖或位于人体的自然腔体。例如，射入口被血痂覆盖，射入口被头发覆盖，射入口位于脐部，射入口位于口鼻腔、阴道、肛门内，等等。

2．射入口无挫伤轮：位于手掌、足底的射入口，高速枪弹所致的射入口，位于腋窝和阴囊处的射入口。

3．射出口出现挫伤：射出口处皮肤有质地较硬的物体垫压，皮肤上出现挫伤和皮下出血。

4．非典型射入口：低角度射击、切线状射击、二次射入创等。

5．假性火药斑纹：常见引起假发火药斑纹的原因有弹头碎片、中间靶物碎片、昆虫叮咬、毛根部出血等。

6．假性烟晕：原因主要有现场污染和黏膜下或皮下组织菲薄处出血干燥后的颜色改变。

7．射出口处的射击残留物：可见于射入口与射出口之间的距离较短。

（三）散弹枪弹创弹创射入口形态特征

1．接触射击枪弹创：无骨质衬垫下形成圆形或类圆形、边缘整齐、直径等于或稍大于枪管口径的射入口；皮下有骨质衬垫的部位形成较大的星芒状皮肤裂创、深部组织崩裂，衬垫骨质骨折。

2．近距离射击枪弹创：射入口为圆形或类圆形，边缘较整齐，创缘皮肤可出现挫伤或结构破坏。

3．远距离射击枪弹创：许多类圆形或不规则的散在小孔状射入口。

（四）颅骨枪弹损伤

1．孔状骨折：在射入口处产生内板斜面，在射出口处产生外板斜面，直接指示射入口和射出口的位置，可为确定射击方向提供依据。

2．放射性骨折：以弹头在颅骨上的接触点为中心的多条散射的线形骨折，射入口和射出口均可见，射入口较明显。

3．环状隆起骨折：由多条环形、围绕孔状骨折的同心圆弧形骨折线构成。环状隆起骨折的半径在入口处较出口大。

4．锁孔状骨折：由内板斜面的圆形或卵圆形颅骨缺损和外板斜面的类三角形颅骨缺损构成。弹头以切线或极小角度作用于颅骨时发生，常见以下三种情况：只伤及外板，留有线状或槽形骨折；伤及外板和内板，弹头未进入颅腔；弹头或其碎片进入颅腔。

二、非典型枪弹创损伤

（一）弹头穿过中间障碍物所致损伤

1．致伤机制

（1）弹头穿过中间障碍物后无明显的形态学及弹道学方面的改变，损伤与无障碍物相似。

（2）弹头变形：弹头穿过中间障碍物后发生形态学改变，飞行方式呈摇摆状变化。

（3）继发性弹头：弹头穿过中间障碍物时，同时推动碎裂的中间障碍物体一起射入人体。

（4）弹头破裂：弹头穿过中间障碍物后发生碎裂，导致披甲与弹芯分离而形成一个或多个具有与弹芯相似或略小的动能。

2．损伤特征

（1）射入口创的形态不规则。

（2）创周假性火药斑纹。

（3）多个射入口创。

（4）损伤严重。

3．法医学意义

（1）不典型射入口的认定。

（2）射击距离的判断。

（二）跳弹损伤

1．跳弹形成的影响因素
（1）靶体的特性。
（2）弹头形态。
（3）弹头速度。
（4）射入角。
2．跳弹损伤的特征
（1）跳弹射入口一般呈椭圆形或锁孔状。
（2）跳弹射入口一般大于非跳弹射入口，且形态更不规则。
（3）近距离跳弹，可使弹头碎片或反跳靶物的碎块溅起，进入射入口的表皮内，形成假性火药斑纹，易与近距离射击征象混淆。
（4）由于弹头反跳后其速度与能量有所下降，弹头易留于体内形成盲管创。
（5）理论上弹头在反跳处均会留下不同程度的弹着痕迹。

（三）带消音器枪的枪弹损伤

1．消音及其原理
（1）减缓气体离开枪管的速度。
（2）限制气体的急骤扩散。
（3）冷却气体，减小气体离散的体积和压力。
2．消音器对射击弹道学的影响
（1）弹头速度和能量效应：降低弹头的速度和能量。
（2）空腔效应：弹头所致的空腔效应具有发生早、创道变短、空腔直径增大的特点。
3．带消音器枪弹损伤特征
与无消音器的枪弹损伤相比，带消音器的枪弹损伤在接触射击时具有挫伤轮不明显、无皮下烟晕侵蚀现象、一般没有皮肤撕裂的特征，同时枪口印痕明显大于枪管内径。

（四）橡胶弹损伤

橡胶弹也被称为防暴弹，作为政府防暴、防骚乱的武器，一般只引起人体疼痛而不造成严重损伤（偶有造成严重损伤的），其损伤过程易找到证据。

（五）射钉枪损伤

射钉枪损伤，由于射钉直径小且发射动能小，其损伤射入口极小，射钉易存于体内，尸体检验时应借助X线检查。

（六）空包弹损伤

空包弹是指未装置任何投射物的枪弹，只有弹壳，内装火药及软性填充物，一般不产生致伤作用，只有接触或十分贴近的射距下，枪口冲出的高温、高压气体直接冲击人体，或软性填充物在高速、高压下致伤人体。

（七）气枪弹损伤

气枪是指利用压缩气体发射弹丸的装置，其依靠空气泵压缩而非火药推动弹丸。其所致损伤与其他枪弹损伤相比特征不明显，无射击残留物存在，多致盲管创。

第三节 枪弹损伤的法医学鉴定

一、枪弹损伤的认定与枪支的识别

根据损伤的形态学特征确定是否为枪弹损伤。确定为枪弹损伤后进一步判断——是否死于枪弹创、枪弹创是否为生前伤、有无致命性疾病或其他暴力致死的可能性等。

二、射击方向的判定

根据损伤的形态学特征确定射入口和射出口；再根据射入口、射创管和射出口的形态特点、相互关系，以及发射枪支和子弹的特性，推断出射击方向。

三、射击命中角度的鉴定

射击命中角度的鉴定方法主要包括：
1. 根据射入口形态推断射击角度。
2. 相似三角形三角函数计算法推断射击角度。
3. 射入口推断法推算射击角度。

四、射击距离的鉴定

（一）根据射入口形态推断射击距离

1. 接触射击：枪口印痕、射入口撕裂。
2. 近、远距离射击。
3. 极远距离射击。

（二）根据射击残留物推断射击距离

1. 根据烟晕推断射击距离。
2. 根据火药斑纹推断射击距离。
3. 根据金属成分推断射出距离。

（三）根据人体血液和组织碎块的回溅推断射击距离

（四）射击距离的公式计算法

（五）射击实验推断射击距离

射击距离是指弹头从枪口至靶体的距离。射击距离常分为接触射击、近距离射击、中距离射击和远距离射击。接触射击射入口出现枪口印痕和撕裂创口。近、中距离射击射入口呈圆形或椭圆形，边缘有擦拭轮、挫伤轮、烟晕、火药残留，并有被射击者血液及组织的回溅现象。远距离射击射入口呈圆形或椭圆形，边缘有擦拭轮、挫伤轮，无烟晕和火药残留物。

五、枪弹损伤致伤方式的鉴定

（一）射击部位

在伤者（死者）本人不能达到的部位，如背等，除了罕见的情况外，可以排除自杀。确定射击部位的关键是确定射击方向，即射入口、射出口的确定。

（二）射击距离

远距离射击多为他人所为。被射击者血液、组织等的回溅现象值得利用。

（三）射击者手上的射击残留物

（四）致命伤次数

（五）射击实验推断射击距离

六、各种物证的发现、提取和送检方式的鉴定

1. 未经专门人员采集指纹前，法医工作者不要触及或移动现场的枪支。
2. 仔细寻找和收集可能留在现场的弹壳、弹头、弹着痕迹。
3. 留在体内的弹头必须全部提取，进行编号，分别包装，标明提取部位。提取弹头时不得使用金属钳夹，散弹枪弹丸较多，只需取10～20粒有代表性的弹丸送检。
4. 注意保护尸体上的各种物证。
5. 所有提取物证要分别包装、编号，标明提取物的名称、提取地点、部位、提取时间及两人以上的提取人姓名，专人送检。

第四节 爆 炸 损 伤

爆炸是由爆炸物在极短时间内产生大量气体，体积急剧膨胀，产生高压和巨大能量，向四周释放，使周围介质振动、破坏，并产生巨大声响的现象。因爆炸所致的人体损伤称为爆炸损伤。在法医学实践中爆炸损伤多见于意外。

一、爆炸的类型及特征

（一）爆炸的类型

1. 物理性爆炸：在一定空间内高气压急骤释放所致的爆炸过程，只发生物理变化而无化学变化或其他变化，如锅炉、高压气瓶、轮胎爆炸等。其所致损伤主要由爆炸容器的碎片及高压气体造成。
2. 化学性爆炸
   - （1）粉尘：易燃物悬浮在空气中，达到一定比例，遇到明火时发生爆炸。
   - （2）气体：可燃气体与空气混合，形成混合性爆炸物，遇明火、静电、高温时发生爆炸。
   - （3）蒸气：易挥发、易燃的有机气体与空气混合成易爆炸混合物，在引发因素存在时发生爆炸。
   - （4）炸药：能产生化学反应的特殊爆炸物质，被引爆后发生爆炸。
3. 核爆炸：核裂变或聚变时瞬间释放出巨大能量的过程所引发的爆炸。其损伤较严重，同时伴有辐射性损伤。

（二）爆炸的特征

1. 快速：爆炸时分子间反应时间短暂。
2. 高压：一定体积内，气体越多，压力越大，危害也越大。
3. 高温：高温是分子反应的结果，高温为高压气体的形成创造了基础。高温、高压共同构成爆炸能量的要素。

二、爆炸损伤的形成机制

（一）冲击波

是爆炸产生的高温、高压气体借周围介质迅速向四周膨胀、传播而形成的一种超音速的高压波。

（二）高温

高温是爆炸的特征之一，爆炸中心区温度高、损伤严重。

（三）投射物

爆炸产生的投射物分为原发性和继发性。原发性投射物是指炸药本身、炸药内的填充物、包裹炸药的物质。继发性投射物是指爆炸后周围物体破碎飞散的物质。投射物所致损伤与枪弹损伤或钝器损伤相似。

三、爆炸损伤的类型及形态特征

（一）爆炸损伤的类型

1．原发性爆炸损伤：炸碎伤、炸裂伤、烧伤及冲击波损伤。

2．继发性爆炸损伤：投射物伤、高坠伤、挤压伤。

（二）爆炸伤的特征

1．损伤面积大：与其他损伤的类型相比，具有更大的破坏性和群体性特征。

2．损伤复杂：爆炸损伤机制及种类多样性导致其损伤复杂。

3．外轻内重：爆炸损伤所产生的外轻内重特征是由冲击波的特点决定的。

炸碎伤及炸裂伤：处于或接近爆炸中心时出现炸碎伤，基本特征是人体组织粉碎、缺损，甚至全身躯体粉碎，轻者造成肢体离断及局部组织缺失。距爆炸中心较近处可出现炸裂伤，基本特征是人体组织撕裂，但无组织缺损，可以将离断的组织和身体拼凑复原，炸裂伤创口周围或断端有撕裂征象。

烧伤：发生在距爆炸中心较近处，人体面对爆炸中心的一侧，多发生于裸露部位。

闭眼反应：爆炸瞬间，若面向爆炸中心，由于强烈的光线照射，引起反射性紧闭双眼，使眼周围的鼻根部、眉间及眼眦部的皱襞沟纹内皮肤常无烧灼或烟尘附着，待肌肉松弛后出现浅纹线，此现象是一种生活反应，常是区别生前被炸死还是死亡后被炸的重要依据。

冲击波伤：冲击波的致伤范围较大，远离爆炸中心的人体可以受伤。衣物常被撕裂成碎片、条索状，并沿冲击波方向外翻，甚至剥离。冲击波损伤的主要特点为多处损伤、外轻内重，面向爆炸一侧损伤最严重。

投射物伤：投射物伤是指爆炸所形成的投射物对人体的损伤。主要分为爆炸物本身的投射物和爆炸时周围物体碎裂后飞溅引起的投射物。前者发生于距爆炸中心较近处，朝爆炸中心一侧；后者常见于爆炸现场上被冲击波掀起的物体。

抛坠伤：抛坠伤是指爆炸后所产生的冲击波超压和动压将人体冲击或抛射后导致的损伤。

挤压伤：挤压伤是指爆炸导致的建筑物或其他物体倒塌等使人体遭受物体长时间的挤压所致的损伤，表现有皮下出血、表皮剥脱、挫裂创和骨折等。

四、爆炸现场勘查及法医学尸体检验

（一）爆炸现场的勘查

1．确定爆炸中心：放置炸药的地点为爆炸的中心。对炸点的位置、形状、大小、深度、烟痕颜色进行描述和记录。

2．搜寻投射物。

3．注意燃烧痕迹。

4．提取爆炸残留物。

5．处理现场尸体。

（二）尸体检验

1．个人识别：确定死亡人数、认定身源。
2．判定爆炸损伤的类型及程度。
3．判定爆炸损伤是生前伤还是死后伤。
4．确定死亡原因。
5．确定死亡人员的炸前姿态。
6．判定有无引爆动作。
7．判断爆炸装置的类型。
8．判定案件性质。

英汉名词对照

atypical gunshot wound	非典型枪弹创
blast wave	冲击波
bullet wound track	射创管
entrance bullet wound	射入口
exit bullet wound	射出口
explosion injury	爆炸损伤
explosion	爆炸
firearms injury	火器损伤
firearms	火器
gunshot injury	枪弹损伤
pressure wave	压力波
range of fire	射击距离
shotgun wounds	散弹枪弹创
temporary cavitation effect	瞬时空腔效应
typical gunshot wound	典型枪弹创

习题精选

一、填空题

1．枪弹创按射击距离分为：①________________；②________________；

③________；④________。

2．枪弹创按穿透人体的情况分为：①________；②________；③________；④________；⑤________。

3．近距离射入口的形态特征：①________；②________；③________。

4．枪弹损伤的机制包括：①________；②________；③________；④________。

5．颅骨枪弹损伤的类型：①________；②________；③________；④________。

6．爆炸的分类：①________；②________；③________。

7．爆炸的特征：①________；②________；③________。

8．爆炸损伤的形成机制：①________；②________；③________。

9. 爆炸损伤的类型：①________；②________；③________；④________；⑤________；⑥________。

二、名词解释

1．firearm；2．firearms injury；3．pressure wave；4．explosion；5．temporary cavitation effect；6．typical gunshot wound；7．atypical gunshot wound

三、简答题

1．简述典型枪弹创的形态特征。

2．简述射入口与射出口的鉴别。

3．简述枪弹创损伤的法医学鉴定。

4．简述散弹枪枪弹创的形态特征。

5．简述爆炸损伤的类型及形态特征。

6．简述爆炸现场的勘验及法医学尸体检验。

习题参考答案

一、填空题

1．①接触枪弹创；②半接触枪弹创；③近距离枪弹创；④中距离枪弹创；⑤远距离枪弹创（任选 4 种）

2．①贯通枪弹创；②盲管枪弹创；③擦过枪弹创；④屈折枪弹创；⑤回旋枪弹创；⑥反跳枪弹创（任选 5 种）

3．①弹头直接撞击作用；②瞬时空腔效应；③压力波的致伤作用

4．①中心皮肤缺损；②擦拭轮；③挫伤轮；④射击残留物

5．①孔状骨折；②放射状骨折；③环状隆起骨折；④锁孔状骨折

6．①物理性爆炸；②化学性爆炸；③核爆炸

7．①快速；②高压；③高温

8．①冲击波；②高温；③高压

9．①炸碎伤及炸裂伤；②烧伤；③冲击波伤；④投射物伤；⑤抛坠伤；⑥挤压伤（任选 5 种）

二、名词解释

1．firearm：火器，是借助于爆炸物燃烧产生大量气体，从而将投射物投出的一类工具。

2．firearms injury：火器损伤，由火器致伤物的发射和爆炸以及其弹头或弹片对人体所形成的损伤，包括枪弹损伤和爆炸损伤。

3．pressure wave：压力波，高速弹头进入人体时，除产生瞬时空腔外，还有一部分能量以波的形式传递给创道周围组织和器官，这种由弹头能量所产生的不同类型强度的波称为压力波。

4．explosion：爆炸，是由爆炸物在极短时间内产生大量气体，体积急剧膨胀，产生高压和巨大能量，向四周释放，使周围介质振动、破坏，并产生巨大声响的现象。

5．temporary cavitation effect：瞬时空腔效应，枪击发生时，弹头在机体内形成瞬时空腔而致使创道周围组织和器官受到损伤的效应为瞬时空腔效应。

6．typical gunshot wound：典型枪弹创，由射入口、射创管、射出口三部分构成。

7．atypical gunshot wound：非典型枪弹创，是指因弹头受射入方式的影响而引起枪弹射入口和射出口形态出现非典型变化的一类枪弹创。

三、简答题

1．简述典型枪弹创的形态特征。

答：

膛线枪管枪弹创射入口

- 1．接触射入口：火药颗粒和金属碎屑大部分直接进入创口皮下及深部组织，创口形态与射击部位的质地有关，创口周围可见枪口印痕，创口周围组织烧伤，组织缺损面积大于弹头。
- 2．半接触射入口：燃烧残留物在皮肤表面形成一长椭圆形的分布区，创口椭圆形，皮肤上可有枪口的一侧部分压痕。
- 3．近距离射入口
  - （1）中心皮肤缺损。
  - （2）擦拭轮。
  - （3）挫伤轮。
  - （4）射击残留物。
- 4．远距离射入口：探试轮和污垢环。

膛线枪管枪弹创的射创管
1. 射创管的断面：射创管截面的大小和形态与弹头速度、形态及组织特性有关。
2. 射创管的内容物：弹头从外界带入的异物，人体内组织破裂被带入的异物。
3. 射创管曲折：弹头穿过不同密度的组织，运动方向并不一定呈直线，有可能呈曲线或拆线状。
4. 射创管壁的组织学特征：原发创道区，弹头直接损伤的组织，可见破碎组织、凝血块、血液及异物；挫伤区，围绕原发创道区的邻近组织挫伤；震荡区，挫伤区外围的组织病变，主要表现为血液循环障碍。

膛线枪管枪弹创的射出口：创缘向外翻，呈星芒状、“十”字头、圆形、椭圆形、新月形或裂隙等多种形状。其主要受下列因素影响：弹头到达出口处的动能大小；弹头是否变形、翻滚；是否伤及骨组织；射出口外是否有硬物衬垫。

2．简述射入口与射出口的鉴别。

答：射入口与射出口的鉴别见表 8-1。

3．简述枪弹创损伤的法医学鉴定。

答：（1）枪弹损伤的认定与枪支的识别。

（2）射击方向的判定。

（3）射击命中角度的鉴定。

（4）射击距离的鉴定。

（5）枪弹损伤致伤方式的鉴定。

（6）各种物证的发现、提取和送检。

4．简述散弹枪枪弹创的形态特征。

答：（1）接触射击枪弹创：无骨质衬垫下形成圆形或类圆形、边缘整齐、直径等于或稍大于枪管口径的射入口；皮下有骨质衬垫的部位形成较大的星芒状皮肤裂创、深部组织崩裂，衬垫骨质骨折。

（2）近距离射击枪弹创：射入口为圆形或类圆形，边缘较整齐，创缘皮肤可出现弹杯花瓣所到的挫伤或结构破坏。

（3）远距离射击枪弹创：许多类圆形或不规则的散在小孔状射入口。

5．简述爆炸损伤的类型及形态特征。

答：

（1）爆炸损伤的类型
①原发性爆炸损伤：炸碎伤、炸裂伤、烧伤及冲击波损伤。
②继发性爆炸损伤：投射物伤、高坠伤、挤压伤。

（2）爆炸伤的特征
- ①损伤面积大：与其他损伤的类型比，具有更大的破坏性和群体性特征。
- ②损伤复杂：爆炸损伤机制及种类多样性导致其损伤复杂。
- ③外轻内重：爆炸损伤所产生的外轻内重特征是由冲击波的特点决定的。

6．简述爆炸现场的勘验及法医学尸体检验。

答：（1）爆炸现场的勘查。①确定爆炸中心：放置炸药的地点为爆炸的中心，对炸点的位置、形状、大小、深度、烟痕颜色进行描述和记录。②搜寻投射物。③注意燃烧痕迹。④提取爆炸残留物。⑤处理现场尸体。

（2）法医学尸体检验。①个人识别：确定死亡人数、认定身源。②判定爆炸损伤的类型及程度。③判定爆炸损伤是生前伤还是死后伤。④确定死亡原因。⑤确定死亡人员的炸前姿态。⑥判定有无引爆动作。⑦判断爆炸装置的类型。⑧判定案件性质。

（王尚文　雷普平）

第九章　身体各部位机械性损伤

目的要求

1．掌握头颅部的解剖特征及与损伤形态的联系；病理性及损伤所致蛛网膜下腔出血的鉴别、颅骨骨折机制和类型及法医学鉴定要点；心和肺损伤的类型、损伤机制及病理学表现；闭合性肝、脾、肾的损伤类型及其病理学表现。

2．熟悉脑挫伤的形态，冲击伤和对冲伤的成伤机制；颅骨骨折推断致伤物的作用面；肋骨骨折的特点，骨盆损伤类型及四肢重要血管的解剖学特点。

3．了解继发性脑损伤特点，脊柱损伤及脊髓损伤类型及特点，生殖器系统损伤表现，四肢长骨骨折的常见损伤机制。

板书与教案

一、概念

脊柱损伤：是指组成脊柱的椎骨、椎间盘、关节、肌肉、韧带的结构破坏或功能障碍。

脊髓损伤：是指椎管内脊髓、神经根、马尾神经及其附属的被膜和血管的结构破坏或功能障碍。

脊髓震荡：也称脊髓休克，是指脊髓受外力作用后引起的暂时性功能紊乱。

脊髓断裂：是指脊髓最严重的实质性损伤，伤后脊髓断端灰质中央进行性出血坏死，血管痉挛，轴浆外溢，溶酶体释放，脊髓自溶。

肺挫伤：是指钝性外界暴力致肺实质水肿及出血，而无肺表面的裂伤，是闭合性胸外伤中最常见的肺实质性损伤。

颅脑损伤：头部作为一个整体在暴力作用下造成头皮、颅骨及脑的损伤，是常见的机械性损伤，在暴力性死亡中占首要位置。

第一节　颅脑、脊柱与脊髓损伤

根据损伤是否破坏头皮、颅骨和硬脑膜的连续性，颅脑损伤可分为开放性损伤和闭合性损伤。

一、头皮损伤

（一）头皮的解剖层次

1. 额顶枕部：皮肤、皮下组织、帽状腱膜、腱膜下层、骨膜。
2. 颞部：皮肤、皮下组织、颞浅筋膜、颞深筋膜、颞肌、骨膜。

（二）损伤机制

1. 钝性暴力作用于头部或头部作用于钝性物体。
2. 钝性暴力牵拉、摩擦或挤压头部。
3. 锐器切、砍、刺头部。

（三）损伤形态

1. 头皮擦伤。
2. 头皮挫伤。
3. 头皮裂创。
4. 头皮血肿

（1）头皮下血肿。

（2）帽状腱膜下血肿。

（3）骨膜下血肿。

头皮裂创：头皮下有颅骨衬垫，同时头皮内有大量毛囊，致使其脆性大，钝器可造成头皮裂创。头皮裂创边缘不整齐、创口不规则，常伴有擦伤和挫伤，可见组织间桥，创内常见头发嵌入。

头皮下血肿：血液聚积于皮下组织内，血肿范围较小，扪之中央略软而有波动，周围因水肿而相对较硬。

帽状腱膜下血肿：帽状腱膜下为疏松结缔组织，血肿易扩散而范围较广，波动明显，严重时可遍及整个颅盖部，其边界与帽状腱膜附着边缘一致。

骨膜下血肿：常发生于骨折处，出血量少，出血常以骨缝为界。血液聚积于骨膜与颅骨外板之间。

（四）根据软组织损伤推断打击方向

（1）表皮剥脱，皮瓣翻转的方向，或由一端整齐而重，到另一端分叉而较轻。

（2）条状出血，由出血重的一端向轻的一端。

（3）中空性皮下出血，两侧出血带宽窄一致时为垂直，当出血带宽度不一致时，由宽向窄斜击。

（4）条形挫裂创，创缘的挫伤带一宽一窄则由宽侧向窄侧，由厚钝侧创缘到薄锐侧。

（5）三角形、槽形、弧形挫裂创，夹角内、弧内有挫伤为斜击。

（6）星芒状挫裂创为垂直。

二、颅骨骨折

（一）颅骨骨折机制

1．颅骨骨折的两种形式

（1）颅骨局部变形。骨折部位为暴力作用点，是直接暴力损伤的结果，骨折的类型和范围取决于暴力的大小和致伤物的作用面大小。作用面大而速度慢，常发生线性骨折；作用面大而速度快，常出现凹陷或粉碎骨折；作用面小而速度快，常发生穿孔性骨折。

（2）颅骨整体变形。一般为受两侧作用力牵拉所致间接破裂性骨折。骨折出现于非暴力作用点，为暴力传递导致的损伤，骨折类型多为线性骨折。

2．影响颅骨骨折的因素

（1）颅骨解剖结构对骨折的影响。

（2）物理因素对骨折的影响。

3．颅骨骨折的规律

（1）暴力作用的力轴及其传导方向多与骨折线的延伸方向一致。

（2）暴力作用面小而速度快时，常造成孔状骨折；作用面大而速度快时，多引起局部粉碎性凹陷骨折；作用面小而速度慢时，常引起通过着力点的线状骨折；作用面大而速度慢时，可靠成粉碎性骨折，或以着力点为中心多条骨折向周围延伸的星芒状骨折。

（3）垂直于颅盖的暴力以凹陷粉碎性骨折常见；斜行暴力以线形骨折常见，并向力轴的方向延伸，常折向颅底。

（4）暴力作用部位与骨折的位置的联系。

暴力作用于前额部时，常发生额骨骨折和颅前窝骨折，骨折线延伸至眼眶骨，其颅底骨折线可横行越过筛板，向后通过蝶鞍而达枕骨基部。

暴力作用于额顶部前外侧时，常发生顶颞部骨折，骨折线向下延伸至颅前窝或颅中窝向内侧跨越斜坡。

暴力作用于枕部时，常发生枕骨骨折，颅底骨骨折线可穿过颅后窝，超过颞骨岩部至颅中窝。

额后区平颅中窝底的暴力，骨折线可沿岩骨前缘，经鞍裂转向外侧，止于翼点。顶前区受力，骨折线常经颞前延伸至颅前窝或颅中窝；顶间区受力，骨折线经过颅中窝，穿越蝶鞍和蝶骨小翼至对侧颅前窝；顶后区受力，骨折线指向颅中窝底部，并向内横过蝶鞍或鞍背达对侧。

- （二）颅骨骨折的类型
  - 1．颅盖骨骨折
    - （1）颅骨压痕和擦痕。
    - （2）颅骨砍削创。
    - （3）线形骨折。
    - （4）凹陷性骨折。
    - （5）粉碎性骨折。
    - （6）孔状骨折。
  - 2．颅底骨折
    - （1）单纯颅底骨折。
    - （2）颅盖骨与颅底骨联合骨折。
    - （3）颅底骨对冲性骨折。
  - 3．崩裂性骨折。
  - 4．颅骨骨缝分离。
- （三）颅骨骨折的法医学鉴定
  - 1．推断力的作用点
    - （1）颅盖骨表面有压痕或擦痕处。
    - （2）线状骨折的内板骨折最严重处。
    - （3）粉碎性骨折碎骨片最多处。
    - （4）凹陷骨折，凹陷最深处。
    - （5）套环状骨折或阶梯状凹陷性骨折的最深处。
    - （6）骨折缝内夹有头发、纤维等异物处。
    - （7）颅前窝对冲性骨折，着力点在枕部或顶部。
  - 2．推断力的方向
    - （1）骨外板压缩性骨折为垂直方向着力。
    - （2）套环状骨折或同心圆性骨折为垂直方向着力。
    - （3）阶梯状凹陷性骨折为斜击，阶梯斜面为力的来向，不呈斜面的凹陷一侧为力的去向。
    - （4）外板擦痕为切线方向着力。
    - （5）孔状骨折的边缘内板呈环状为垂直打击，若呈半月形缺损为斜向打击。
    - （6）舟状凹陷性骨折，其两侧板宽度相等为垂直方向着力，呈半月形缺损多为斜向着力。
    - （7）放射形凹陷骨折，其骨折线长度相似为垂直方向着力。
  - 3．推断打击次数及顺序
    - （1）粉碎性骨折的碎骨片重叠错位，表明为多次打击。
    - （2）线状骨折，骨折线有两条以上相互截断，为两次以上打击，且第一次的骨折线较长，然后形成的骨折线不超越前伤形成的骨折线。

三、颅内血肿

（一）硬膜外血肿

硬脑膜外血肿：是指位于颅骨内板与硬脑膜之间的血肿，常见于脑膜中动脉破裂，也可见于静脉窦破裂和导血管破裂。出血的来源：暴力造成着力部位下血管损伤所致，如硬膜血管破裂、板障静脉及导血管破裂、硬膜内静脉窦破裂，多发生于大脑的侧面（约占 70%）。大多数致死的案例出血量多在 100ml 以上，约 50ml 即可以出现临床症状。

1．硬脑膜外血肿发生机制

（1）脑膜中动脉损伤。

（2）头部前后受挤压。

（3）脑膜前动脉损伤。

（4）静脉窦损伤。

（5）板障静脉损伤。

2．临床症状

典型表现：外伤后立即意识障碍（脑震荡所致，也可缺如）→长短不一的中间清醒期→颅高压症状→海马沟回疝症状→继发脑干损伤死亡。多见于颞部及颅中窝的血肿。

非典型表现：可无中间清醒期。

3．病理学变化

90%的硬膜外血肿与颅骨线形骨折有关，占颅内血肿的 30%～40%，颞部多发，以急性为多，如出血量大而快，可很快死亡。

肉眼观察：新鲜血块呈红果酱样，多为扁平状，体积大小不一。存活 10 天以上者血肿变成红褐色，更久者纤维包膜，甚至钙化。

光学显微镜下观察（可推断损伤时间）：出血后 2～3 天，硬膜侧的血肿边缘可有少量白细胞浸润；1 周内（最早 4～5 天）吞噬细胞内有含铁血黄素；第 1 周有一薄层肉芽组织分布在硬脑膜侧，血管长入；2～3 周，包膜形成；4～5 周，血肿开始液化，包膜增厚。

（二）硬膜下血肿

硬膜下血肿：是指在硬脑膜与蛛网膜之间形成的血肿。根据临床起病缓急可分为急性硬膜下血肿（伤后 3 天以内）、亚急性硬膜下血肿（伤后 3 周内）、慢性硬膜下血肿（伤后 3 周以上）三类。

1．硬膜下血肿发生机制

（1）桥静脉撕裂。

（2）皮质血管破裂。

（3）静脉窦撕裂。

（4）脑皮质挫伤。

2．临床症状

（1）急性硬脑膜下血肿 90%为单侧，常见于颞叶和额叶，常伴有脑挫伤，伤后无中间清醒而呈持续昏迷，颅内高压及着力点对侧的海马沟回疝症状→继发脑干损伤死亡。

（2）亚急性和慢性硬脑膜下血肿，颅高压症状出现晚，有时可出现精神症状或癫痫等症状。

3．病理学变化

（1）部位、形状、大小。硬膜下血肿可发生于任何部位，与骨折部位不完全一致。血肿多呈梭形，出血量数 10～200ml，反复出血者形状不规则，出血缓慢者可有大脑压迫性萎缩，皮质软化。

（2）血肿的转归。较小的血肿可完全吸收，较大的血肿由硬脑膜侧的肉芽组织增生（蛛网膜不参与）逐渐包裹形成囊肿。囊肿因肉芽组织中毛细血管反复破裂出血及血液分解后的高渗性吸水作用而逐渐增大，形成硬肿下水囊肿（subdural hygroma），可存在数月至数年（表 9-1）。

表 9-1 硬膜外血肿与硬膜下血肿的鉴别

项目	硬膜外血肿	硬膜下血肿
好发年龄	20～30 岁	50 岁以上
发生原因	95%以上由外伤引起	75%以上由外伤引起，脑动脉瘤破裂
出血来源	脑膜中动脉多见	桥静脉、大脑动脉瘤、脑挫伤
与受力部位的关系	着力侧多见	多见于着力处对侧
出血部位	颞部常见，97%单侧	额顶常见，双侧为主
血肿大小	严重 25～50ml，致死 75～100ml	严重 50ml，致死 100ml
颅骨骨折	约占 90%	成人占 67%，儿童约占 10%
死亡过程	较短	较长
与硬脑膜关系	常黏附于硬膜上	急性血肿剪开硬膜易脱落

（三）蛛网膜下腔出血

蛛网膜下腔出血是因蛛网膜下脑沟中血管破裂，血液进入蛛网膜下腔。按发生原因可分为外伤性和非外伤性两类。

（1）外伤性蛛网膜下腔出血。出血多位于脑挫伤区；呈点片状或弥散性、界限明显的出血区；多呈非对称性分布。

（2）非外伤性蛛网膜下腔出血，也称为自发性蛛网膜下腔出血，易误诊为外伤性蛛网膜下腔出血，出血原因多为脑肿瘤、感染、出血素质，脑底动脉瘤破裂出血多见，位于脑基底部，出血量多，形成凝血块。

（3）蛛网膜下腔出血法医学鉴定。检查脑血管是否有病变；寻找破裂血管；对出血处血管壁进行组织学检查。

（四）脑内血肿

脑内血肿是指脑实质内的血肿，占颅内血肿的 5%，好发于额叶及颞叶前端，常合并脑挫伤，并可与同一部位硬膜下血肿伴发。脑内血肿多发生在对冲伤部位。

四、脑损伤

（一）原发性脑损伤

1．原发性脑损伤形成机制
- （1）颅骨变形引起脑损伤。
- （2）脑在颅腔内移动引起损伤：直线运动引起的脑损伤；挤压性脑损伤；旋转性损伤；着力点不同的影响。
- （3）间接暴力造成脑损伤：颅骨与脊柱连接处损伤；挥鞭样损伤；胸部受压引起脑损伤。

直线运动引起的脑损伤包括加速性损伤和减速性损伤。

加速性损伤：头部静止时，受到直线高速运动物体作用使头部由静止状态变为加速运动状态所造成的脑损伤称为加速性脑损伤。受击部位承受力量较大，造成颅骨瞬间变形或骨折，冲击脑组织，造成局部脑挫伤。颅骨骨折断端直接机械性刺挫局部脑组织，可致脑挫伤沿骨折线分布。同时，由于头部及其连接的颈部和躯干沿暴力方向大范围运动，延长了组织与外力的接触时间及各层组织缓冲扩散动能时间，传导入组织的暴力能量得到相应的衰减，故冲击点发生的脑损伤多较重，而传导致对冲部位的外力能量小，对冲部位无损伤或损伤较轻。

减速性损伤：运动的头部撞击相对静止的物体时，脑组织由加速运动突然转变为静止状态而发生的脑损伤称为减速性脑损伤。高速运动的头颅及由躯干传导到颅骨的动能瞬间终止于静止物体的作用力和反作用力叠加，可致颅骨广泛变形或骨折内陷，脑组织因惯性作用仍然继续向前运动，在着力点下面与颅骨内板相撞击而致冲击伤。同时，由于颅腔在顺外力方向直径缩短变形，与从着力侧反弹回的运动中的脑组织，在力轴指向的对侧引起对冲部位互相作用，产生对冲性脑损伤，可发生脑表面注入静脉窦的桥静脉撕裂。此种类型损伤的特点是冲击伤和对冲伤均较重。

2．原发性脑损伤类型及病变特征

原发性脑损伤类型分为：脑震荡、脑挫伤、弥漫性轴索损伤、原发脑干损伤。

（1）脑振荡。脑振荡是脑损伤中最轻的一种损伤，其特点是头部受伤时即出现短暂的意识障碍，表现为一时性和可恢复性。时间一般为数分钟，还可出现逆行性或顺行性遗忘。

①临床表现。伤后，立即出现意识丧失，持续时间几秒到几分钟，一般不超过 30 分钟，轻者短时间内恢复，一般不遗留后遗症。重者对受伤当时经过情况及近期前一段时间的事物不能回忆，持续时间长短不一，严重者可遗留外伤性神经官能症或外伤性精神病。

②病理变化。

肉眼观：大脑苍白呈贫血状及水肿，偶见点灶状出血（胼胝体、第三脑室旁、导水管、第四脑室旁、脑干为多见）。

光学显微镜下：早期血管痉挛，继之出现脑水肿，微血栓形成及脑淤血，围管性出血。在损伤后期（1 周左右），由于微循环障碍而出现严重的迟发性神经元损伤。反复发生脑震荡，如拳击运动员，可发生脑萎缩和拳击运动员痴呆。呈现灰质与白质萎缩变薄，脑室扩张。

（2）脑挫伤。头部受外力作用引起脑组织出血、坏死称为脑挫伤。

脑挫伤的类型分为：冲击性脑挫伤、对冲性脑挫伤、中间性脑挫伤、疝性脑挫伤、滑动性脑挫伤、骨折性脑挫伤。

脑挫伤的病理改变为：出血、坏死、裂隙。

脑沟内是否有出血点是鉴别挫伤、血管缺血所致坏死的要点（中毒所致的出血多为血管周围出血）。

神经细胞的两种坏死：①细胞胞体肿胀，突起消失；②细胞固缩呈三角形，细胞核溶解。

（3）弥漫性轴索损伤。弥漫性轴索损伤是一种头部加速运动引起的脑深部组织出现剪切和牵拉作用引起的应变性损伤。在交通事故中最多见，其次为高坠伤，再次见于头部打击伤，可立即导致持续性昏迷。根据损伤的程度可分为轻、中、重三型。

病理变化：

肉眼观。脑几乎“正常”或仅有轻微的脑挫伤，或在胼胝体、脑干、第三脑室旁的大脑白质中有小灶状出血。

光学显微镜下。轴突的变化：伤后2～12小时呈节段性不规则肿胀或串珠状曲张，2～3天断端收缩变粗大，呈卵圆形收缩球，随后逐渐崩解，被吞噬细胞消化。髓鞘变化：伤后16小时，髓鞘节段性收缩，进而断裂，碎成小柱状。4天后，断裂的髓鞘包裹着崩解的轴突聚集成团。10天后，其降解产物可被苏丹Ⅲ染色。细胞反应：伤后3～4天，小胶质细胞增生，可见泡沫细胞，进而见少突胶质细胞，星形胶质细胞增生、瘢痕化。

（4）原发性脑干损伤。原发性脑干损伤是由外界暴力造成的中脑、脑桥、延髓的损伤。是一种严重的致命性损伤，死亡率极高。

原发性脑干损伤的机制：头部受外力作用，脑干与小脑幕游离缘或颅底斜坡相撞；枕骨大孔区骨折直接损伤脑干；脑室内脑脊液波的冲击。

原发性脑干损伤的病理改变：脑干出血；脑干局灶性缺血坏死，炊化灶形成；脑干局限性水肿；脑干内神经组织损伤。

（二）继发性脑损伤

1．创伤性脑水肿

创伤性脑水肿是指由于暴力损伤脑组织而引起的一系列病理生理反应，使水分积聚在脑细胞和间质内，引起脑体积增大，重量增加。其主要危害是引起颅内压增高，最终导致脑疝。其发生机制是外伤导致休克，进而酸中毒，诱发血管源性和细胞源性水肿。

病理变化：

肉眼：脑肿大，重量增加，脑膜紧张，色灰白，脑回增宽，脑沟变浅。

光学显微镜下：微血管内皮细胞肿胀，管周间隙增宽。血管周星形胶质细胞肿胀，细胞核增大；少突胶质细胞细胞核周空亮。神经细胞缺氧性变性，细胞周围间隙增大。

2．外伤性脑疝

外伤性脑疝是指颅脑外伤后，因脑出血、脑水肿引起颅内高压，脑组织从压力较高处经过解剖学的缝隙或孔道向压力较低处移位，压迫邻近的脑组织，导致脑功能障碍。

（1）发生原因。颅脑外伤引起硬膜外出血、硬膜下出血、蛛网膜下腔出血或积液，脑内血肿、脑挫伤及脑水肿等均可引起颅内压升高，从而导致脑疝。

（2）脑疝的类型。海马沟回疝；小脑扁桃体疝；扣带回疝。

小脑扁桃体疝/枕骨大孔疝：是颅脑损伤最常见、危害最大的一种病变。枕骨大孔前后径 3.5cm、横径 3cm，下缘位于延、脊髓的衔接平面。此外，还有左、右椎动脉及脊副神经通过枕骨大孔。延髓位于枕骨大孔的前部正中，后部为小脑延髓池。延髓后组颅神经核，以及呼吸、循环中枢均于枕骨大孔上缘。

扣带回疝/大脑镰下疝：多为一侧幕上占位性病变（损伤出血）所引起，病变同侧大脑半球的扣带回在大脑镰的下缘向对侧疝出。因此，又名扣带回疝。有时可因大脑前动脉受大脑镰压迫而发生同侧额叶内侧面或旁中央小叶的软化，出现对侧下肢瘫、感觉减退和排尿功能障碍等症状。

死后小脑扁桃体切迹：死后冷藏多日进行尸体检验，常可发现两侧小脑扁桃体切迹，如同脑疝，这是由于尸体呈仰卧位，脑本身的重力下垂，两侧小脑扁桃体嵌压在枕骨大孔边缘上形成切迹压痕。但不延伸入椎管内，此种切迹压痕在机械性窒息死亡及某些中毒死亡者，常因严重脑淤血和水肿，越加明显。

（3）脑疝的病理学变化：出血、瘀血、水肿；中脑受压变形；邻近的脑神经和血管牵拉、移位。

3．外伤性脑梗死

外伤性脑梗死：颅脑外伤后引发颅内血肿或脑水肿、颅内压升高，大多数有脑疝形成，压迫颅内血管，导致供血部位脑组织坏死、出血。

五、脊柱与脊髓损伤

（一）脊柱损伤

脊柱骨折依据暴力作用方向分为

- 1．屈曲型。
- 2．伸展型。
- 3．屈曲旋转型。
- 4．垂直压缩型。

脊柱骨折依据 Armstrong-Denis 分类分为

- 1．压缩型骨折。
- 2．爆裂型骨折。
- 3．脱位型骨折。
- 4．后柱断裂。
- 5．压缩骨折合并后柱断裂。
- 6．爆裂骨折合并后柱断裂。

（1）压缩型骨折：X 线平片表现为椎体楔形变，前部变扁，后部高度正常；电子计算机断层扫描（CT）表现为骨折线位于前柱和中柱的一部分，但不累及椎体后壁，椎体前缘可见不规则的弧形骨折，骨小梁中断。

（2）爆裂型骨折：X 线平片表现为椎体楔形变且前、后均压扁，椎体高度降低；CT 表现为中柱受累，骨折涉及椎体后壁三柱，骨折片突入椎管内导致骨性椎管狭窄。

（3）脱位型骨折：X 线平片表现为椎体脱位或半脱位，多发性肋骨、横突骨折；CT 表现为骨折线累及三柱中的任何一柱或多柱，骨性椎管变窄或连续性中断。

（二）脊髓损伤

1．原发性脊髓损伤包括
- （1）脊髓震荡。
- （2）脊髓挫伤。
- （3）脊髓断裂。

2．继发性脊髓损伤包括
- （1）脊髓水肿。
- （2）脊髓出血压迫。
- （3）上行性脊髓缺血性损伤。

挥鞭样损伤：是法医学实践中的一种特殊的脊柱、脊髓损伤。由于身体剧烈加速或减速运动，而头部的运动与之不同步，导致颈椎过度伸、屈而造成的损伤。

第二节　躯干及四肢损伤

一、胸部损伤

（一）肋骨骨折

肋骨骨折可以由直接暴力或间接暴力形成。

1．肋骨骨折的并发症

（1）胸廓运动失调。

（2）肋间血管挫裂，出现血胸。

（3）胸膜破裂，出现气胸或血气胸。

（4）心脏刺创，出现心脏压塞。

（5）胸腔感染。

2．肋骨骨折的法医学鉴定注意事项

（1）由于儿童与青少年胸廓的可塑性及弹性好，可以承受导致胸腔器官严重损伤的暴力，而不产生椎体与肋骨的骨折；同样的暴力，老年人则常常引起椎体与肋骨骨折。

（2）注意将人工呼吸和胸外按压等医疗性外伤所引起的骨折与非医疗性外伤引起的骨折区分。

（3）尸体检验时应将肋间肌切断，肋骨逐根分开，仔细检查。

（二）肺损伤

1．肺挫伤是指钝性外界暴力致肺实质的水肿及出血而无肺表面的裂伤，是闭合性胸外伤中最常见的肺实质性损伤。

肺挫伤的病理学表现：肺膜完整，肺重量增加，肺膜下淤血伴片状出血斑，质地实变。光学显微镜下肺泡壁毛细血管破裂出血，肺泡腔内充满红细胞及渗出液，肺泡间隔水肿，部分肺泡腔破裂萎陷。

2．肺裂创的损伤类型
- （1）骨折断端所致肺裂创。
- （2）挤压性肺裂创。
- （3）肺穿入或穿透性损伤。

（三）心脏损伤

心脏损伤是指外力引起心脏结构破坏及功能障碍，分为穿透性和非穿透性两类。

1．穿透性心脏损伤

穿透性心脏损伤多由锐器或火器突破胸壁并进入心脏，造成心脏完整性破坏。

2．非穿透性心脏损伤

非穿透性心脏损伤又称为闭合性心脏损伤或钝性心脏损伤，是指胸部特别是心前区受到钝性外力作用后，胸廓完整，但心脏的组织结构和/或机能受到破坏。

（1）非穿透性心脏损伤机制
- ①直接作用。
- ②间接作用。
- ③减速运动。
- ④挤压作用。
- ⑤联合作用。

（2）非穿透性心脏损伤类型
- ①心脏挫伤。
- ②心脏破裂。
- ③室间隔破裂。
- ④瓣膜、腱索或乳头肌损伤。
- ⑤冠状动脉破裂。

（四）大血管损伤
- 1．主动脉破裂
  - （1）闭合性主动脉破裂。
  - （2）开放性主动脉破裂。
- 2．无名动脉破裂。
- 3．肺动脉破裂。

二、腹部损伤

（一）胃肠损伤

1. 胃破裂的先决条件
   - （1）胃呈充盈状态。
   - （2）钝性暴力使胃内压高于胃外压。

2. 肠破裂的损伤特点
   - （1）体表常无损伤征象。
   - （2）受伤后2～6小时出现临床症状。

3. 钝性暴力致肠损伤的损伤机制
   - （1）挤压。
   - （2）迸裂。
   - （3）牵拉。

（二）肝损伤

肝损伤中，被膜与实质同时破裂称为真性破裂；被膜下破裂可形成被膜下血肿，肝被膜下破裂可转为真性破裂。高坠引起的肝破裂常为多个与力的方向平行的裂口，打击引起的肝破裂可呈星芒状或条状，其中心与力的作用点一致。

（三）脾损伤

脾破裂按范围分为
1. 中央型破裂（破裂在脾实质深部）。
2. 被膜下破裂（破裂在脾实质边缘区）。
3. 真性破裂（被膜破裂）。

脾破裂按时间分为
1. 急性。
2. 慢性。

（四）胰损伤

1. 胰损伤的发生机制
   - （1）暴力作用于腹部右上方，挤压胰头部引起胰头挫伤，合并肝脏、胆总管和十二指肠损伤。
   - （2）暴力作用于上腹正中，引发横跨椎体的胰体横断伤。
   - （3）暴力作用于腹部左方，引起胰尾部损伤，可合并脾损伤。

2. 胰损伤的常见类型
   - （1）胰血管损伤。
   - （2）胰实质损伤。
   - （3）胰导管破裂。

3．外伤性胰出血坏死的诊断
- （1）胰腺急性病变存在。
- （2）有外伤史及外伤的证据。
- （3）外伤发生前无胰腺疾病征象。
- （4）外伤后很快出现胰腺功能紊乱。

（五）肾损伤

肾损伤的两种常见类型
- 1．肾周围组织损伤：纤维膜、脂肪囊及筋膜破裂，未累及实质。
- 2．肾实质损伤：肾挫伤、破裂。

三、骨盆及四肢损伤

（一）骨盆损伤

骨盆损伤按部位分为
- 1．耻骨联合分离
- 2．耻骨支骨折
- 3．髂骨翼骨折
- 4．骶尾骨骨折
  - （1）骶骨骨折
  - （2）尾骨骨折
- 5．髋臼骨折
- 6．骨盆环处骨折

骨盆骨折常见并发症
- 1．腹膜后出血
- 2．盆腔内脏器损伤
- 3．神经损伤
- 4．脂肪栓塞
- 5．失血性休克

（二）上肢损伤
- 1．骨折
  - （1）锁骨及肩胛骨骨折
  - （2）肱骨骨折
  - （3）尺桡骨骨折
  - （4）桡骨远端骨折
- 2．关节脱位
  - （1）肩关节脱位
  - （2）肘关节脱位
  - （3）腕关节脱位
- 3．软组织损伤

- （三）下肢损伤
  - 1．骨折
    - （1）股骨骨折
    - （2）髌骨骨折
    - （3）胫骨平台骨折
    - （4）胫腓骨骨折
    - （5）踝部骨折
  - 2．关节脱位
    - （1）髋关节脱位
    - （2）膝关节脱位
    - （3）踝关节脱位
  - 3．软组织损伤

英汉名词对照

brain injury	脑损伤
concussion of spinal cord	脊髓震荡
contusion of the lungs	肺挫伤
contusion of the spinal cord	脊髓挫伤
fractures of the skull	颅骨骨折
head injuries	颅脑损伤
injuries of the abdominal	腹部损伤
injuries of the chest	胸部损伤
injuries of the lower limbs	下肢损伤
injuries of the pelvis	骨盆损伤
injuries of the spinal cord	脊髓损伤
injuries of the upper limbs	上肢损伤
injuries of the vertebral column	脊柱损伤
rupture of spinal cord	脊髓断裂

习题精选

一、填空题

1．根据损伤是否破坏头皮、颅骨和硬脑膜的连续性，颅脑损伤可分为：__________、__________。

2. 原发性脑损伤的类型：__________、__________、__________、

______________。

3. 脑挫伤的病理学改变：______________、______________、______________。

4．原发性脑干损伤是由外界暴力造成的______________、______________、______________的损伤，是一种严重的致命性损伤，死亡率极高。

5．脑疝的类型：______________、______________、______________。

6．脊柱损伤的常见类型有：______________、______________。

7．脊柱骨折按部位分为：______________、______________、______________。

8．脊柱骨折依据暴力作用方向分为______________、______________、______________、______________。

9. 原发性脊髓损伤包括：______________、______________、______________。

10. 继发性脊髓损伤包括：______________、______________、______________。

11. 肺裂创的损伤类型：______________、______________、______________。

12. 非穿透性心损伤常见损伤机制：______________、______________、______________、______________、______________。

13. 非穿透性心损伤常见类型______________、______________、______________、______________、______________。

14．胃破裂的先决条件：______________、______________。

15．肠破裂的损伤特点：______________、______________。

16．钝性暴力致肠损伤的损伤机制______________、______________、______________。

17．肾损伤的两种常见类型：______________、______________。

二、名词解释

1．脊柱损伤（injuries of the vertebral column）；2．脊髓损伤（injuries of the spinal cord）；3. 脊髓震荡（concussion of spinal cord）；4. 脊髓挫伤（contusion of the spinal cord）；5．脊髓断裂（rupture of spinal cord）；6．肺挫伤（contusion of the lungs）；7．颅脑损伤（head injuries）；8．硬脑膜外血肿（epidural hematoma）；9．脑振荡（brain concussion，BC）

三、简答题

1．简述头皮损伤的形态学改变。

2．简述颅骨骨折的类型。

3．如何根据颅骨骨折进行法医学鉴定（推断力的作用点、作用方向、暴力打击的次数）？

4．简述硬膜外血肿发生机制。

5．简述硬膜下血肿发生机制。

6．如何鉴别硬膜外血肿与硬膜下血肿。

7．如何鉴别外伤性蛛网膜下腔出血和非外伤性蛛网膜下腔出血。

8．简述原发性脑损伤形成机制。

9．何为死后小脑扁桃体切迹？

10．根据 Armstrong-Denis 分类，脊柱骨折分为哪几种？

11．简述压缩型骨折、爆裂型骨折、脱位型骨折的影像学表现。

12．简述肋骨骨折的并发症。

13．简述肋骨骨折的鉴定注意事项。

14．简述肺挫伤的病理学表现。

15．简述诊断外伤性胰出血坏死的注意事项。

习题参考答案

一、填空题

1．开放性颅脑损伤；闭合性颅脑损伤

2．脑震荡；脑挫伤；弥漫性轴索损伤；原发脑干损伤脑

3．出血；坏死；裂隙

4．中脑；脑桥；延髓

5．海马沟回疝；小脑扁桃体疝；扣带回疝

6．椎骨的骨折；椎骨的脱位

7．颈椎骨折或脱位；胸椎骨折或脱位；腰椎骨折或脱位

8．屈曲型；伸直型；屈曲旋转型；垂直压缩型

9．脊髓震荡；脊髓挫伤；脊髓断裂

10．脊髓水肿；脊髓出血；压迫上行性脊髓缺血性损伤

11．骨折断端所致肺裂创；挤压性肺裂创；肺穿入或穿透性损伤

12．直接作用；间接作用；减速运动；挤压作用；联合作用

13．心脏震荡；心脏挫伤；心脏破裂；室间隔破裂；冠状动脉破裂

14．胃呈充盈状态；钝性暴力使胃内压高于胃外压

15．体表常无损伤征象；受伤后 2～6 小时出现临床症状

16．挤压；迸裂；牵拉

17．肾周围组织损伤；肾实质损伤

二、名词解释

1．脊柱损伤（injuries of the vertebral column）：是指组成脊柱的椎骨、椎间盘、关节、肌肉、韧带的结构破坏或功能障碍。

2．脊髓损伤（injuries of the spinal cord）：是指椎管内脊髓、神经根、马尾神经及其附属的被膜和血管的结构破坏或功能障碍。

3．脊髓震荡（concussion of spinal cord）：也称为脊髓休克，是指脊髓受外力作用后引起的暂时性功能紊乱。

4．脊髓挫伤（contusion of the spinal cord）：由钝性暴力所致的脊髓闭合性损伤。

5．脊髓断裂（rupture of spinal cord）：是脊髓最严重的实质性损伤，伤后脊髓断端灰质中央进行性出血坏死，血管痉挛，轴浆外溢，溶酶体释放，脊髓自溶。

6．肺挫伤（contusion of the lungs）：是指钝性外界暴力致肺实质的水肿及出血而无肺表面的裂伤，是闭合性胸外伤中最常见的肺实质性损伤。

7．颅脑损伤（head injuries）：头部作为一个整体在暴力作用下造成头皮、颅骨及脑的损伤，是常见的机械性损伤，在暴力性死亡中占首要位置。

8．硬脑膜外血肿（epidural hematoma）：是指位于颅骨内板与硬脑膜之间的血肿，常见于脑膜中动脉破裂，也可见于静脉窦破裂和导血管破裂。

9．脑振荡（brain concussion，BC）：是脑损伤中最轻的一种损伤，其特点是头部受伤时即出现短暂的意识障碍，表现为一时性和可恢复性。时间一般为数分钟，还可出现逆行性或顺行性遗忘。

三、简答题

1．简述头皮损伤的形态学改变。

答：

头皮损伤的形态改变：
- （1）头皮擦伤。
- （2）头皮挫伤。
- （3）头皮裂创。
- （4）头皮血肿：头皮下血肿；帽状腱膜下血肿；骨膜下血肿。

2．简述颅骨骨折的类型。

答：

颅盖骨骨折：
- （1）颅骨压痕和擦痕。
- （2）颅骨砍削创。
- （3）线形骨折。
- （4）凹陷性骨折。
- （5）粉碎性骨折。
- （6）孔状骨折。

颅底骨折：
- （1）单纯颅底骨折。
- （2）颅盖骨与颅底骨联合骨折。
- （3）颅底骨对冲性骨折。

崩裂性骨折。

颅骨骨缝分离。

3．如何根据颅骨骨折进行法医学鉴定（推断力的作用点、作用方向、暴力打击的次数）？

答：（1）推断力的作用点。①颅盖骨表面有压痕或擦痕处；②线状骨折的内板骨折最严重处；③粉碎性骨折碎骨片最多处；④凹陷骨折，凹陷最深处；⑤套环状骨折或阶梯状凹陷性骨折的最深处；⑥骨折缝内夹有头发、纤维等异物处；⑦颅前窝对冲性骨折，着力点在枕部或顶部。

（2）推断作用力的方向。①骨外板压缩性骨折为垂直着力；②套环状骨折或同心圆性骨折为垂直着力；③阶梯状凹陷性骨折为斜击，阶梯斜面为力的来向，不呈斜面的凹陷一侧为力的去向；④外板擦痕为切线方向着力；⑤孔状骨折的边缘内板呈环状为垂直打击，若呈半月形缺损为斜向打击；⑥舟状凹陷性骨折，其两侧板宽度相等为垂直方向着力，呈半月形缺损多为斜向着力；⑦放射形凹陷骨折，其骨折线长度相似为垂直着力。

（3）推断打击次数及顺序。①粉碎性骨折的碎骨片重叠错位，表明为多次打击。②线状骨折，骨折线有两条以上相互截断，为两次以上打击，且第一次的骨折线较长，然后形成的骨折线不超越前伤形成的骨折线。

4．简述硬膜外血肿发生机制。

答：

硬膜外血肿发生机制：
- （1）脑膜中动脉损伤。
- （2）头部前后受挤压。
- （3）脑膜前动脉损伤。
- （4）静脉窦损伤。
- （5）板障静脉损伤。

5．简述硬膜下血肿发生机制。

答：

硬膜下血肿发生机制：
- （1）桥静脉撕裂。
- （2）皮质血管破裂。
- （3）静脉窦撕裂。
- （4）脑皮质挫伤。

6．如何鉴别硬膜外血肿与硬膜下血肿。

答：硬膜外血肿与硬膜下血肿的鉴别见表9-1。

7．如何鉴别外伤性蛛网膜下腔出血和非外伤性蛛网膜下腔出血。

答：（1）外伤性蛛网膜下腔出血：出血多位于脑挫伤区；呈点片状或弥散性、界限明显的出血区；多呈非对称性分布。

（2）非外伤性蛛网膜下腔出血，也称为自发性蛛网膜下腔出血（spontaneous subarachnoid hemorrhage），易误诊为外伤性蛛网膜下腔出血，出血原因多为脑肿瘤、感染、出血素质，脑底动脉瘤破裂出血多见，位于脑基底部，出血量多，形成凝血块。

（3）蛛网膜下腔出血法医学鉴定：检查脑血管是否有病变；寻找破裂血管；对出血

处血管壁进行组织学检查。

8. 简述原发性脑损伤形成机制。

答：

原发性脑损伤形成机制
- （1）颅骨变形引起脑损伤。
- （2）脑在颅腔内移动引起损伤
  - ①直线运动引起的脑损伤。
  - ②挤压性脑损伤。
  - ③旋转性损伤。
  - ④着力点不同的影响。
- （3）间接暴力造成脑损伤
  - ①颅骨与脊柱连接处。
  - ②挥鞭样损伤。
  - ③胸部受压引起脑损伤。

9. 何为死后小脑扁桃体切迹？

答：死后冷藏多日进行尸体检验，常可发现两侧小脑扁桃体切迹，如同脑疝，这是由于尸体呈仰卧位，脑本身的重力下垂，两侧小脑扁桃体嵌压在枕骨大孔边缘上形成切迹压痕。但不延伸入椎管内，此种切迹压痕在机械性窒息死亡及某些中毒死亡者，常因严重脑淤血和水肿，愈加明显。

10. 根据 Armstrong-Denis 分类，脊柱骨折分为哪几种？

答：（1）压缩型骨折。

（2）爆裂型骨折。

（3）脱位型骨折。

（4）后柱断裂。

（5）压缩骨折合并后柱断裂。

（6）爆裂骨折合并后柱断裂。

11. 简述压缩型骨折、爆裂型骨折、脱位型骨折的影像学表现。

答：（1）压缩型骨折：X 线平片表现为椎体楔形变，前部变扁，后部高度正常；CT 表现为骨折线位于前柱和中柱的一部分，但不累及椎体后壁，椎体前缘可见不规则的弧形骨折，骨小梁中断。

（2）爆裂型骨折：X 线平片表现为椎体楔形变且前、后均压扁，椎体高度降低；CT 表现为中柱受累，骨折涉及椎体后壁三柱，骨折片突入椎管内导致骨性椎管狭窄。

（3）脱位型骨折：X 线平片表现为椎体脱位或半脱位，多发性肋骨、横突骨折；CT 表现为骨折线累及三柱中的任何一柱或多柱，骨性椎管变窄或连续性中断。

12. 简述肋骨骨折的并发症。

答：（1）胸廓运动失调。

（2）肋间血管挫裂，出现血胸。

（3）胸膜破裂，出现气胸或血气胸。

（4）心脏刺创，出现心脏压塞。

（5）胸腔感染。

13．简述肋骨骨折的鉴定注意事项。

答：（1）由于儿童与青少年胸廓的可塑性及弹性好，可以承受导致胸腔器官严重损伤的暴力，而不产生椎体与肋骨的骨折；同样的暴力，老年人则常常引起椎体与肋骨骨折。

（2）注意将人工呼吸和胸外按压等医疗性外伤所引起的骨折与非医疗性外伤引起的骨折区分。

（3）尸体检验时应将肋间肌切断，肋骨逐根分开，仔细检查。

14．简述肺挫伤的病理学表现。

答：肺挫伤的病理学表现：肺膜完整，肺重量增加，肺膜下淤血伴片状出血斑，质地实变。光学显微镜下肺泡壁毛细血管破裂出血，肺泡腔内充满红细胞及渗出液，肺泡间隔水肿，部分肺泡腔破裂萎陷。

15．简述诊断外伤性胰出血坏死的注意事项。

答：（1）胰腺急性病变存在。

（2）有外伤史及外伤的证据。

（3）外伤发生前无胰腺疾病征象。

（4）外伤后很快出现胰腺功能紊乱。

（王尚文）

第十章 交通损伤

目的要求

1．掌握交通损伤、交通事故损伤与交通意外损伤的概念；机动车交通事故所致损伤的基本类型、各类人员的损伤特征；机动车驾、乘人员的鉴别要点；摩托车驾驶员损伤的特征。

2．熟悉交通事故现象与交通损伤之间的关系，交通损伤尸体检验相关标准与特殊尸体解剖方法；交通损伤的事故重建路径与要点；机动车交通事故损伤的发生原因和损伤形成机制；铁路交通事故、航空事故、船舶事故的损伤形成机制及法医学鉴定。

3．了解交通事故损伤特点，交通事故痕迹检验方法；影响驾驶员行为的化学物质；机动车交通事故、铁路交通事故、航空事故、船舶事故的发生状况。

板书与教案

一、概念

交通损伤：各类交通运输工具和参与交通运输活动中的物体，在运行过程中导致人体组织器官结构的完整性破坏或功能障碍，甚至死亡。

交通事故损伤：各类交通工具的驾驶人、行人、乘坐人员以及其他在各种道路上进行与交通有关的活动的人员，因违反《中华人民共和国道路交通安全法》和其他有关交通法规、规章的行为，过失造成的人身伤亡。

交通意外损伤：是由难以预料和防范的原因及不可抗力因素导致的交通事件性损伤或死亡，如在道路运行过程中，驾驶员因突发疾病、交通运输工具突发故障、道路环境等原因所致。

挥鞭样损伤：车辆突然加速或减速时，导致人体头颈部、腰椎前后方向的剧烈过伸或过屈所造成的损伤。

二、交通损伤的分类

（一）按交通运输方式

1. 道路交通损伤。
2. 铁路交通损伤。
3. 航空交通损伤。
4. 船舶交通损伤。

（二）按损伤发生性质

1. 交通事故损伤。
2. 交通意外损伤。
3. 自杀性交通损伤。
4. 他杀性交通损伤。

三、交通损伤的特点

1. 损伤发生在交通运输过程中，交通工具必须处于运动状态下。
2. 损伤是由交通运输工具直接、间接或两者联合造成。
3. 交通损伤属钝性机械性损伤，其损伤程度、特点与交通工具的接触部位特点、运行状态有关。
4. 交通损伤常表现为多发性和复合性，形态复杂、类型多样、损伤严重、死亡率高，死亡多发在伤后近期内。
5. 部分交通损伤案件的发生与驾驶人的精神、生理和疾病等有关。
6. 交通损伤可见于自杀或他杀。

第一节　道路交通事故损伤

一、机动车交通事故损伤

交通事故损伤的发生原因：
1. 驾驶员因素：超速、超载，违反交通安全法定操作规程，酒驾，新手驾车。
2. 车辆因素：未按规定保养检修，车辆突发故障。
3. 道路因素：弯道、坡道，道路设计不科学及环境条件恶劣，道路设施不完善。
4. 行人与非机动车违章。
5. 交通管理。

（一）形成机制

1．交通事故损伤类型
- （1）碰撞伤。
- （2）碾压伤。
- （3）刮擦与拖擦伤。
- （4）抛掷或摔跌伤。
- （5）挤压伤。
- （6）砸压伤。
- （7）烧伤。
- （8）爆炸伤。

2．行人的致伤机制
- 碰撞三联伤
  - （1）首次碰撞伤或直撞伤。
  - （2）抛举性碰撞伤。
  - （3）滑动性碰撞伤。
- 碾压伤。

（1）首次碰撞伤或直撞伤：由车前保险杠撞击人体的腿部，或发动机罩的前端撞击腰部、髂臀部所造成的损伤。

（2）抛举性碰撞伤：因人体受撞击部位低于人体重心位置，加之车辆前行的部分能量传递给人体，导致人体以重心为轴发生翻腾，上半身向车身倾倒靠拢，臂和下肢上扬，躯体被抛举腾空后所形成的碰撞伤。

（3）滑动性碰撞伤：车辆向前行驶的动能与人体保持原有状态的作用，导致人体在发动机罩上滑动，使人体头部、肩部与车辆前挡风玻璃相撞，造成头、肩部的第三次碰撞损伤。

3．车内人员的致伤机制
- （1）挥鞭样损伤。
- （2）撞裂创与肢体离断。
- （3）分腿式损伤。
- （4）安全带损伤。

分腿式损伤：交通损伤中后排乘员的两膝通常贴近于前座位靠背，突然碰撞，身体前移，两膝抵在前排座位靠椅上，而臀部骨盆因惯性继续向前移动，导致大腿剧烈屈曲外展分腿，造成髋关节骨折、脱臼和关节损伤，可见于单侧或双侧，也发生股骨颈骨折、骨盆骨折。

（二）损伤特征

1．行人的损伤特征
- （1）撞击伤
  - ①保险杠损伤。
  - ②承重腿损伤。
  - ③机动车车头所致碰撞伤。
- （2）伸展创。
- （3）碾压伤。
- （4）摔跌伤。
- （5）拖擦伤。
- （6）砸压伤与挤压伤。

（1）撞击伤。

①保险杠损伤：车辆保险杠撞击人体时，在距离地面 50cm 左右高处的人体下肢形成横带状的表皮剥脱性撞痕、皮下出血和骨折。典型的保险杠损伤呈胫骨楔形骨折，楔形底边即为力的作用点，楔形的尖端指向车辆行驶方向。

②承重腿损伤：机动车前保险杠碰撞行人承重腿所造成的损伤，其特征是承重腿出现骨折，非承重腿则呈现软组织挫伤或裂创。

③机动车车头所致的碰撞伤：汽车发动机罩、冷却器格栅、车头灯和挡风玻璃等撞击人体造成的损伤。常造成人体躯干与下肢、肩背部及头部的损伤，表现为局部软组织挫伤出血、骨折和内脏器官的损伤。

（2）伸展创：也称为纹状浅表撕裂，是指皮肤组织受牵拉，牵拉力超过皮肤的抗拉极限时，皮肤沿皮纹裂开形成浅小的撕裂创。多出现在人体四肢与躯干相连部位，皮肤表面可见多数微小撕裂群，各个撕裂呈断断续续平行排列，走向与皮肤纹理一致。

（3）碾压伤：是人体被机动车轮胎碾压形成的损伤，分为不刹车碾压和刹车碾压。

①不刹车碾压：是指机动车碾压人体时未采取紧急制动措施，车轮从人体上碾压过去，造成人体伤亡，受害人体皮肤上一般留有轮胎凹面花纹印迹，有时可形成中空性皮下出血性轮胎花纹印迹。人体被碾压破裂时，轮胎胎面上沾有血迹或组织，并随车轮滚动沾染到车辆离去方向的路面上。

②刹车碾压：机动车在行驶中发现行人并紧急制动时将人体碾压致死的状态。其特征是在碾压中心前地面上有明显的刹车拖痕，人体倒卧在拖痕的终止处，皮肤在轮胎凸面的作用下形成与凸面花纹一致的表皮剥脱和皮下出血印痕。与地面接触的一侧，形成片状和条状皮肤擦伤，又称为对称性擦伤。擦伤方向与人体推压方向相反，并在人体一侧的突出部位，由中轴向外，内侧重外侧轻。

③碾压衬垫伤：人体被碾压的另一侧对应部分与地面接触的一侧，骨骼突起在皮下作为衬垫的区域，出现轻度的皮肤挫伤和皮下出血。

车轮对人体碾压的另外一个特征是在被害人衣服上和体表留下轮胎花纹印痕和花纹状表皮剥脱、皮下出血。

皮肤撕脱伤或剥皮创，当四肢被碾压时，车轮旋转产生的强大牵拉力，可造成皮肤组织与肌肉深筋膜之间撕脱分离，形成囊腔样改变或皮肤破裂撕脱，分为开放性和闭合性皮肤撕脱创，可呈环状撕脱创、半环状撕脱创、S 形撕脱创、不规则撕裂创等形态。

（4）摔跌伤：人体在机动车的作用下摔落于地面或地上物体形成的损伤。

①交通损伤所致摔跌伤特点：挫伤和擦痕并存，骨折和内脏损伤较为严重，损伤多分布在人体一侧或多处（发生滚动），以身体裸露部位和衣着较少部位为重，创表面可附着有相应的地面物质（异物），多处损伤可用一次性外力作用形成，且外力作用方向具有一致性。

②着地部位不同、形态不同。

（5）拖擦伤：人体被撞击后未彻底与车分离，被车的某一部件挂带，在路面上拖擦形成大面积的擦伤。拖擦伤具有良好的指向性，擦伤的初始端较重、尾端较轻并呈分叉刷状，擦伤的方向常与身体长轴平行，多分布于体表一侧。

（6）砸压伤与挤压伤。

砸压伤：是机动车在行驶过程中，因翻车、坠车等，被车辆或车上物体砸压造成的损伤。

挤压伤：是机动车车体、部件与周围环境在特定情况下对人体挤压造成的损伤。

2．车内人员的损伤特征
- （1）驾驶员的损伤
  - ①挡风玻璃或挡风玻璃框碰撞伤。
  - ②挥鞭样损伤。
  - ③方向盘损伤。
  - ④四肢反射性损伤。
  - ⑤安全带损伤。
- （2）乘员的损伤
  - ①副驾驶位乘员的损伤。
  - ②后排乘员的损伤。
- （3）车内人员的其他损伤
  - ①被抛出车外的损伤。
  - ②异物穿刺伤。
  - ③车门挤压伤。
  - ④烧伤。

（1）驾驶员的损伤。

①挡风玻璃或挡风玻璃框碰撞伤：机动车前方发生撞击时，驾驶以脚为轴心，在无安全带和安全气囊保护的情况下臀部抬起、身体前倾，头部碰撞挡风玻璃或玻璃框，造成驾驶员的前额和发际部位擦伤、挫伤和挫裂创，以及颅前窝和颅中窝的骨折，大脑额、颞部的挫裂伤。

②挥鞭样损伤：车辆突然加速或减速时，导致人体头颈部、腰椎前后方向剧烈过伸或过屈所造成的损伤。可见于车辆加速（被追尾）或减速（前面碰撞）。

③方向盘损伤：急刹车时方向盘对驾驶员胸腹部碰撞挤压的特征性损伤。见于未系安全带的驾驶员在车辆碰撞时，由于紧急刹车和制动，身体前倾，座位前移，驾驶员胸部或腹部撞击在方向盘上；车头碰撞变化，发动机和方向盘后移，将驾驶员挤压于方向盘和座位之间。

④四肢反射性损伤：驾驶员正常行驶时，双手握方向盘，当碰撞等事故发生的瞬间，两手本能地抓紧方向盘或用力撑住身体以避险的动作，常造成手腕和前臂尺桡骨骨折。同时欲紧急刹车的愿望使驾驶员右腿用力急踩刹车踏板，这时由于车辆碰撞而产生的冲击力较集中地传导至承重腿上，造成踝关节脱位或骨折，跟腱断裂。

⑤安全带损伤：车辆在剧烈碰撞时，束缚胸腹部的安全带猛然收紧挤压人体造成的损伤。表现为与安全带相对应的斜行跨越胸腹和环绕腹周的条带状皮肤擦挫伤。腹部可形成肠破裂、穿孔或肠系膜的撕裂，肝、脾等器官受压而破裂，第二或第三腰椎发生压缩性骨折。

（2）乘员的损伤。

①副驾驶位乘员的损伤：多与驾驶员的损伤类似，但不形成方向盘损伤和脚踏板损伤。

②后排乘员的损伤：以四肢损伤多见，且下肢多于上肢，其次是头面部、胸颈和躯干部。

后排乘员的损伤：

1. 前额的横形挫裂创，颅前窝或颅中窝骨折，大脑额、颞极挫伤。
2. 双下肢分腿外展式损伤，髋关节骨折、脱臼和关节损伤。
3. 撞裂创与肢体离断，呈现较大的条状裂创，创缘不光滑，有弯曲的突起，有组织撕裂现象，骨折多呈粉碎性骨折，骨折线不整齐。
4. 头部碰撞伤是站立位的乘员，头顶与车顶撞击造成的损伤，可见颅底骨折、脑出血。
5. 后排乘员的头颈部挥鞭样损伤多于副驾位乘员。
6. 乘员在撞击过程中被抛起跌落，造成腰椎脱位、骨折，甚至形成颅脑损伤。

（三）摩托车交通事故损伤

摩托车交通事故损伤是指摩托车驾驶员及被撞击行人的损伤。

1. 摩托车损伤的致伤机制：
   - （1）摩托车撞击行人。
   - （2）摩托车被汽车碰撞。
   - （3）摩托车撞击在固定物体上或与汽车相撞。

2. 摩托车损伤的特征：
   - （1）特异性损伤：
     - ①骑跨伤。
     - ②皮肤上的车把印痕或后视镜边缘印痕。
     - ③挡风罩玻璃切颈伤。
     - ④摩托车乘员由于有前方驾驶员的阻挡，通常不发生上述损伤。
     - ⑤安全带损伤。
   - （2）非特异性损伤：非特异性损伤中，摩托车驾驶员更多的是因向前抛出发生的撞击性损伤，摩托车乘员多发生摔跌伤和碾伤。

骑跨伤：油箱和车把造成驾驶员会阴部的损伤最为常见，会阴、阴茎、阴囊及大腿内侧严重的擦挫伤，撕裂出血明显，严重者可致耻骨支骨折，造成膀胱、尿道或阴道挫裂创。

二、非机动车交通事故损伤

自行车事故损伤
- 1．自行车撞击行人。
- 2．自行车被其他机动车碰撞。
- 3．自行车本身对人体的损伤。
- 4．自行车撞击静止物体。

三、道路交通损伤的法医学鉴定

1．鉴定任务
- （1）死亡原因。
- （2）死亡性质。
- （3）生前伤与死后伤。
- （4）事故经过的重建。
- （5）收集法医物证，提供肇事车辆特征。
- （6）区别驾驶员、乘员及行人。
- （7）未知名尸体身源确认。
- （8）驾驶员行为与事故的关系认定。

2．交通事故尸检注意事项
- （1）尸检应遵守的规范：GA268—2001、GA/T 147—1996 等。
- （2）法医勘验现场的必要性。
- （3）对死、伤者衣物的检验。
- （4）交通事故尸体检验的特殊解剖方法。

3．尸检中个体损伤特征认定
- （1）驾驶员的认定。
- （2）乘客的认定。
- （3）行人及其状态的认定。
- （4）多次碾压与生前死后碾压的认定。

多次碾压伤具有以下特点：人体损伤严重，肢体离断明显，组织损坏挫碎，存在用一次轮胎碾压难以解释的多处损伤；现场有车辆碾压尸体后在道路上行驶的血性轮胎滚印，方向不一致，不能用一次碾压解释，人体组织被带离尸体中心位置；尸体的衣着、皮肤留有两种以上的轮胎印痕，且不能由单一方向行驶形成（表 10-1）。

表 10-1 生前碾压与死后碾压的鉴别

生前碾压	死后碾压
骨折部位出血严重	骨折部位的出血现象不明显
皮肤裂创明显，创缘收缩	无组织收缩或收缩不明显
损伤由交通工具的部件所致	可见非交通工具部件造成的其他损伤

4. 交通事故鉴定新技术
- （1）虚拟解剖技术。
- （2）三维激光扫描技术。
- （3）现场还原与事故重建技术。

5. 死亡方式的判断
- （1）交通事故或意外致人死亡。
- （2）利用交通工具进行自杀。
- （3）利用交通工具进行他杀。
- （4）他杀后伪装交通事故。

6. 交通损伤的法医鉴定
- （1）认真进行现场勘验及案情调查。
- （2）系统全面的尸体解剖检验。
- （3）对肇事驾驶员进行酒精、毒药物检验。
- （4）会同多学科专家进行综合评价及事故经过重建。

四、酒精、药物滥用与交通事故

1. 酒精对驾驶安全的影响
- （1）视觉障碍。
- （2）平衡失调。
- （3）注意力障碍。
- （4）心理变化。
- （5）疲劳。
- （6）酒精具有扩血管作用，易发颅内出血。

2. 常见的药物滥用
- （1）麻醉药品，如吗啡、海洛因等。
- （2）催眠、镇静安定剂，如巴比妥类、安眠能、地西泮等。
- （3）兴奋剂，如苯丙胺、可卡因等。
- （4）致幻剂，如大麻、麦角酰二乙胺等。

我国车辆驾驶人员血酒精浓度检测标准：
酒后驾驶：血酒精浓度≥20mg/dl；
醉酒驾驶：血酒精浓度≥80mg/dl。

五、交通事故物证检验及应用

1. 交通事故物证的形成
- （1）物质结构形态的破坏，如车辆碰撞后结构破坏，附件、表面油漆的脱落。
- （2）物体交互转移。

2. 交通事故物证包括三类
- （1）痕迹物证。
- （2）法医物证。
- （3）微量物证。

第二节 铁路交通事故损伤

铁路事故损伤：是指发生在铁路沿线上与列车有关的各种事故造成的损伤。

一、铁路交通事故损伤的原因

1. 自然因素，如塌方、泥石流等。
2. 客观因素，如机械故障等。
3. 人为因素，如超速、忽视信号等。

二、铁路交通事故的损伤机制与特征

1. 车内人员的损伤
（1）撞击伤。
（2）摔跌伤。
（3）挤压伤。
（4）砸压伤。
2. 车外人员的损伤
（1）撞击伤。
（2）碾压伤（动态碾扎伤与静态人体碾压伤）。
（3）摔跌伤。

三、铁路交通事故损伤的法医学鉴定

铁路交通事故损伤的法医学鉴定主要解决车外人员伤亡性质的问题。

（1）卧轨自杀地点靠近人口居住区、弯道处；现场可见自杀者逗留或徘徊痕迹；尸体的上半部位于轨道内居多，躯干和四肢强直伸展状姿势，双脚对应的路基地面上出现蹬踏痕迹；损伤具有一次性暴力作用形成致命伤的特点。

（2）他杀后移尸于铁路上伪造卧轨自杀。现场多位于远离居住居的偏僻区；时间多为晚上；现场无被害人遗留的痕迹，多有移尸时的拖拉痕迹；尸体上的附着物与现场不符合，尸检见非火车造成的致命伤，火车碾压形成的损伤为死后伤，生活反应不明显，躯干和四肢不出现生前碾轧时肌肉痉挛形成的伸展状强直姿势，可见反常的尸体现象。

第三节 航空事故损伤

一、航空事故损伤

1. 机械性损伤
（1）撞击伤与挤压伤。
（2）高坠与弹射性损伤。

（3）爆炸伤。

2．烧伤。

3．低压与低温损伤。

二、航空事故损伤特征

1．损伤分布广泛并以复合伤为主。

2．损伤类型复杂。

第四节　船舶事故损伤

船舶事故损伤机制与特征
- 1．倾覆与沉船损伤。
- 2．碰撞伤。
- 3．烧伤与爆炸伤。
- 4．螺旋浆损伤
  - （1）表皮剥脱。
  - （2）创。
  - （3）骨折。
  - （4）衣服特征。

英汉名词对照

aviation accident injury	航空事故损伤
bumper injury	保险杠损伤
dragging injury	拖擦伤
driver injury in traffic accident	交通事故驾驶员损伤
extension wound	伸展创
passenger injury in traffic accident	交通事故乘客损伤
pedestrian injury in traffic accient	交通事故行人损伤
railway accident injury	铁路事故损伤
road traffic accident injury	道路交通事故损伤
run-over injury	碾压伤
seat belt injury	安全带损伤
shipwreck injury	船舶事故损伤
steering wheel injury	方向盘损伤
traffic accident injury	交通事故损伤
traffic accident reconstruction	交通事故重建

traffic injury	交通损伤
traffic medicine	交通医学
tumbling injury	摔跌伤
unforeseen injury in traffic	交通意外损伤
whiplash injuries	挥鞭样损伤

习题精选

一、填空题

1. ________________是道路交通损伤过程中的必要前提因素。

2. 行驶在道路上的车辆分为：________________、________________。

3. 交通损伤按交通运输方式分为：________________、________________、________________、________________。

4. 交通损伤按损伤发生性质分为：________________、________________、________________、________________。

5. 交通事故损伤中行人的致伤机制：________________、________________、________________。

6. 我国车辆驾驶人员血酒精浓度检测标准：酒后驾驶，血酒精浓度______________；醉酒驾驶，血酒精浓度________________。

7. 航空事故的损伤特征：________________、________________。

二、名词解释

1. traffic injury：2. traffic accident injury；3. unforeseen injury in traffic；4. bumper injury；5. extension wound；6. run-over injury；7. tumbling injury；8. dragging injury；9. whiplash injuries；10. steering wheel injury；11. seat belt injury；12. 四肢反射性损伤

三、简答题

1. 简述交通损伤的特点。
2. 简述交通事故的损伤类型。
3. 简述车内人员的致伤机制。
4. 简述交通事故中行人的损伤特征。
5. 如何鉴别交通事故中驾驶员、乘员？
6. 简述摩托车损伤的特异性损伤。
7. 简述酒精对驾驶安全的影响。
8. 常见影响交通安全的药物滥用有哪些？
9. 简述道路交通损伤的法医学鉴定。

10. 生前碾压死后碾压的鉴别。

习题参考答案

一、填空题

1. 车辆
2. 机动车；非机动车
3. 道路交通损伤；铁路交通损伤；航空交通损伤；船舶交通损伤
4. 交通事故损伤；交通意外损伤；自杀性交通损伤；他杀性交通损伤
5. 首次碰撞伤或直撞伤；抛举性碰撞伤；滑动性碰撞伤
6. ≥20mg/dl；≥80mg/dl
7. 损伤分布广泛并以复合伤为主；损伤类型复杂

二、名词解释

1. traffic injury：交通损伤，各类交通运输工具和参与交通运输活动中的物体，在运行过程中导致人体损伤，甚至死亡。

2. traffic accident injury：交通事故损伤，各类交通工具的驾驶人、行人、乘坐人员及其他在各种道路上进行与交通有关活动的人员，因违反《中国人民共和国道路交通安全法》和其他有关交通法规、规章的行为、过失造成的人身伤亡。

3. unforeseen injury in traffic：交通意外损伤，是由难以预料和防范的原因及不可抗力因素导致的交通事件性损伤或死亡，如在道路运行过程中，驾驶员因突发疾病、交通运输工具突发故障、道路环境等原因所致。

4. bumper injury：保险杠损伤，车辆保险杠撞击人体时，在距离地面 50cm 左右高处的人体下肢形成横带状的表皮剥脱性撞痕、皮下出血和骨折。典型的保险杠损伤是指小轿车碰撞人体下肢，在距地面约 50cm 左右高度，出现胫骨楔状骨折，楔形底边即为力的作用点，楔形的尖端指向车辆行驶方向。

5. extension wound：伸展创，也称为纹状浅表撕裂，是指皮肤组织受到牵拉，牵拉力超过皮肤的抗拉极限时，皮肤沿皮纹裂开形成浅小的撕裂创。表现在人体四肢与躯干相连部位，皮肤表面可见多数微小撕裂群，各个撕裂呈断断续续平行排列，走向与皮肤纹理一致。

6. run-over injury：碾压伤，是人体被机动车轮胎碾压形成的损伤，分为不刹车碾压和刹车碾压。

7. tumbling injury：摔跌伤，人体在机动车的作用下摔落于地面或地上物体形成的损伤。

8. dragging injury：拖擦伤，人体被撞击后未彻底与车分离，被车的某一部件挂带，在路面上拖擦形成大面积的擦伤。拖擦伤具有良好的指向性，擦伤的初始端较重，尾端较轻并呈分叉刷状，擦伤的方向常与身体长轴平行，多分布于体表一侧。

9．whiplash injuries：挥鞭样损伤，车辆突然加速或减速时，导致人体头颈部、腰椎前后方向剧烈过伸或过屈所造成的损伤，可见于车辆加速（被追尾）或减速（下面碰撞）。

10．steering wheel injury：方向盘损伤，急刹车时方向盘对驾驶员胸腹部碰撞挤压的特征性损伤。见于未系安全带的驾驶员在车辆碰撞时，由于紧急刹车和制动，身体前倾，座位前移，驾驶员胸部或腹部撞击在方向盘上；车头碰撞变化，发动机和方向盘后移，将驾驶员挤压于方向盘和座位之间。

11．seat belt injury：安全带损伤，车辆在剧烈碰撞时，束缚胸腹部的安全带猛然收紧挤压人体造成的损伤。表现为与安全带相对应的斜行跨越胸腹和环绕腹周的条带状皮肤擦挫伤。腹部可形成肠破裂、穿孔或肠系膜的撕裂，肝、脾等器官受压而破裂，第二或第三腰椎发生压缩性骨折。

12．四肢反射性损伤：驾驶员正常行驶时，双手握方向盘，当碰撞等事故发生的瞬间，两手本能地抓紧方向盘或用力撑住身体以避险的动作，常造成手腕和前臂尺桡骨的骨折。同时欲紧急刹车的愿望使驾驶员右腿用力急踩刹车踏板，这时由于车辆碰撞而产生的冲击力较集中地传导至承重腿上，造成踝关节脱位或骨折，跟腱断裂。

三、简答题

1．简述交通损伤的特点。

答：（1）损伤发生在交通运输过程中，交通工具必须处于运动状态下。

（2）损伤是由交通运输工具直接、间接或两者联合造成的。

（3）交通损伤属钝性机械性损伤，其损伤程度、特点与交通工具的接触部位特点、运行状态有关。

（4）交通损伤常表现为多发性和复合性，形态复杂、类型多样、损伤严重、死亡率高，死亡多发在伤后近期内。

（5）部分交通损伤案件的发生与驾驶人的精神、生理和疾病等有关。

（6）交通损伤可见于自杀或他杀。

2．简述交通事故的损伤类型。

答：（1）碰撞伤。

（2）碾压伤。

（3）刮擦与拖擦伤。

（4）抛掷或摔跌伤。

（5）挤压伤。

（6）砸压伤。

（7）烧伤。

（8）爆炸伤。

3．简述车内人员的致伤机制。

答：（1）挥鞭样损伤。

（2）撞裂创与肢体离断。

（3）分腿式损伤。

（4）安全带损伤。

4．简述交通事故中行人的损伤特征。

答：（1）撞击伤。

（2）伸展创。

（3）碾压伤。

（4）摔跌伤。

（5）拖擦伤。

（6）砸压伤与挤压伤。

5．如何鉴别交通事故中驾驶员、乘员？

答：驾驶员损伤包括：

（1）挡风玻璃或挡风玻璃框碰撞伤。

（2）挥鞭样损伤。

（3）方向盘损伤。

（4）四肢反射性损伤。

（5）安全带损伤。

副驾乘员损伤在很多方面与驾驶员损伤类似，但不形成方向盘损伤和脚踏板损伤。

后排乘员的损伤：

（1）前额的横形挫裂创，颅前窝或颅中窝骨折，大脑额、颞极挫伤。

（2）双下肢分腿外展式损伤，髋关节骨折、脱臼和关节损伤。

（3）撞裂创与肢体离断，呈现较大的条状裂创，创缘不光滑，有弯曲的突起，有组织撕裂现象，骨折多呈粉碎性骨折，骨折线不整齐。

（4）头部碰撞伤是站立位的乘员，头顶与车顶撞击造成的损伤，可见颅底骨折、脑出血。

（5）后排乘员的头颈部挥鞭样损伤多于副驾位乘员。

（6）乘员在撞击过程中被抛起跌落，造成腰椎脱位、骨折，甚至形成颅脑损伤。

6．简述摩托车损伤的特异性损伤。

答：（1）骑跨伤。

（2）皮肤上的车把印痕或后视镜边缘印痕。

（3）挡风罩玻璃切颈伤。

（4）摩托车乘员由于有前方驾驶的阻挡，通常不发生上述损伤。

7．简述酒精对驾驶安全的影响。

答：（1）视觉障碍。

（2）平衡失调。

（3）注意力障碍。
（4）心理变化。
（5）疲劳。
（6）酒精具有扩血管作用，易发颅内出血。
8．常见影响交通安全的药物滥用有哪些？
答：（1）麻醉药品，如吗啡、海洛因等。
（2）催眠、镇静安定剂，如巴比妥类、安眠能、地西泮等。
（3）兴奋剂，如苯丙胺、可卡因等。
（4）致幻剂，如大麻、麦角酰二乙胺等。
9．简述道路交通损伤的法医学鉴定。
答：（1）死亡原因。
（2）死亡性质。
（3）生前伤与死后伤。
（4）事故经过的重建。
（5）收集法医物证，提供肇事车辆特征。
（6）判断驾驶员、乘员及行人。
（7）未知名尸体身源确认。
10．生前碾压死后碾压的鉴别。
答：生前碾压死后碾压的鉴别见表 10-1。

（王尚文）

第十一章　机械性损伤的法医学鉴定

目的要求

1．掌握根据现场、衣着损伤、微量物证、损伤形态等综合推断和认定致伤物的方法；掌握机械性损伤的常见致死原因。

2．熟悉生前伤和死后伤的鉴别方法、损伤时间的推断方法；熟悉损伤、疾病与死亡的关系分析。

3．了解成伤机制推断新技术；了解医疗因素和死亡的关系；了解致命伤后行为能力。

板书与教案

第一节　致伤物的推断和认定

一、致伤物的推断

（一）根据损伤形态推断致伤物

- 说明：损伤的形态特征是推断致伤物的重要根据。
- 1．同一致伤物的某一部分打击所造成的多个损伤具有相类似的形态学特征，其可重现性是损伤的形态特征推断致伤物的理论基础。
- 2．同一致伤物的不同打击面（如斧刃与斧背等）打击，造成的损伤形态不同。
- 3．不同的两种致伤物，由于打击作用面有相似之处，有时也可形成形态极为相似的损伤。
- 4．一个致伤物重复打击同一部位还可破坏损伤特征，以致不能反映致伤物的形态。

（二）根据损伤形态推断致伤物

1．钝器伤的致伤物推断（表 11-1）

表 11-1　钝器伤的致伤物推断细目

项目	擦伤	挫伤	挫裂创
作用力方向	力的方向与人体呈近似平行	力的方向与人体呈近似垂直	损伤较挫伤重，力的方向与人体呈近似垂直或有一定夹角
作用在人体损伤程度	轻	中	重
损伤形态	有时可反映致伤物与人体接触面的特征	具有明显的钝器致伤接触面的特征	具有明显的钝器创口的形态，如创缘和创壁常不整齐、两侧创壁之间有组织间桥等
举例	女性乳房、颈部或股内侧形成的指端印痕	交通事故中汽车散热器撞击行人形成的特征性损伤，较易推断致伤物形态	交通事故挫伤的边缘形成的挫裂创

2．咬痕形态推断（表 11-2）

表 11-2　典型咬痕与不典型咬痕特点

项目	典型咬痕	不典型咬痕
牙弓形态	较完整	不典型、不规则（牙齿间的摩擦，或咬伤时人体的移动所致）
牙齿印痕	为两个相对的半弧形、锯齿状印痕和表皮剥脱及皮下出血，有时因相互汇合而呈有断续的圆形	不整齐，变型或咬断而至组织缺损
咬痕的注意事项	1．DNA 提取：可尝试从咬痕处提取嫌疑人 DNA 检材； 2．牙印提取：牙列模型与咬痕形态比对，做同一认定	

3．根据挫伤特征性形态推断致伤物

（1）体表平行条状挫伤——圆柱形棍棒、竹打中空。

（2）带状或线条状皮肤挫伤——方柱形棍棒。

（3）印痕样损伤——形成与物体接触面相似的印痕。

（4）圆弧或弧形挫伤——指端印痕、锤形边缘伤、棍棒头端伤等。

（5）长方形、正方形或类圆形损伤——可为四方形铁锤或斧背损伤。

（6）特殊印痕样损伤——具有特殊形态的钝性物体。

（7）大面积皮内出血和皮下出血——较大平面物体拍击所致，也可见于高坠。

（8）挫伤、出血广泛且不规则——具有大小不等、深浅不一、方向一致及一次形成的特点，可推断为山石伤。

（9）要注意一些特别的致伤物，如用玻璃瓶等打击头部时，当瓶未破前可以形成挫裂创，破后又能形成砍切创。

4．根据挫裂创形态推断致伤物

（1）有钝器创口形态：创缘和创壁不整齐，有组织间桥。

（2）创缘处可见挫伤带，根据挫伤带可推断力的方向。两侧等宽：垂直打击；两侧不等：多为偏击，着力侧常较宽；两侧都窄：金属质棍棒打击；两侧都宽：木质棍棒打击。

具体可分：①头皮条状挫裂创；②头皮椭圆形挫裂创；③头皮或颜面皮肤的弧形挫裂创；④角形挫裂创，带有棱角的致伤物造成 V、Y 形挫裂创；⑤带有方角的挫裂创，带有方形棱角的致伤物造成“∟、—、Π”形挫裂创；⑥十字形或星芒状挫裂创：不能反映致伤物形态，致伤物可为平面，也可为任何形状。

5．根据骨折形态推断致伤物

（1）单纯线状颅骨骨折——棍棒或较大面积钝性物。

（2）舟状凹陷颅骨骨折——圆柱形棍棒。

（3）圆形凹陷或穿孔性骨折——铁锤、哑铃、鹅卵石或柱形棍棒捅击。

（4）角形凹陷骨折——斧锤背直击或偏击。

（5）扇形凹陷骨折或穿孔骨折——方形棱角打击。

（6）粉碎性骨折或颅顶、颅底联合骨折——较重大物体打击或高坠、交通损伤。

6．锐器创致伤物的推断

（1）锐器切割所致损伤特点的致伤物推断

①伤口具备创缘光滑、创壁整齐、无组织间桥、创底较浅的特点。

②短小锐器可形成深而长的切创，但创底较浅、创口短小。

③重而长的锐器切创创口长，切创深。

（2）锐器挥砍所致损伤特点的致伤物推断

①长刃砍器（菜刀、马刀、柴刀）——创口长。

②短刃砍器（斧刃）——创口短。

③两创角呈钝角时——系锐器全刃砍入，可反映锐器长度。

④两创角呈锐角时——系锐器刃中部斜行砍入，不能反映锐器长度。

⑤两创角一钝一锐时——系锐器部分砍入，不能反映锐器长度。

注意：因软组织（皮下组织、肌肉组织等）收缩，伤口哆开，伤口的两创壁间距离不能反映刃器的宽度；如果砍在骨质上可以反映砍入部分的刃器宽度。

（3）锐器刺入所致损伤特点的常见致伤物推断

①根据创口创角推测刺器特点。
创角一钝一锐——单刃刺器；
创角均锐利——双刃刺器；
创角一钝一锐——单刃刺器；
两创角均钝，创缘有挫伤带——钝性致伤物，如螺丝刀捅击；
三角形刺创（或人字形刺创）——三棱刮刀；
类圆形刺创口——无刃金属杆（铁条刺入）；
鸭嘴形刺创口——常由螺丝刀刺入；
弧形或 S 形刺创口——多由弧形凿子或剪刀（双刃合拢）形成；
变异型刺创口——刺入时身体扭动或刺器转动形成。

②推测刺器的宽度及长度：有刺创柄压迹时可根据创管的深度推测。

③衣着检查：根据衣物纤维断裂方式（断裂缘的整齐与不整齐）、创角情况（断裂角钝、锐情况）可辅助推断。

④人体组织结构对损伤形态的影响：可造成创口的回缩、哆开、变异等，应仔细甄别和记录。

（4）剪创所致损伤特点的致伤物推断

①具有明显特征，如呈成双排列、瓜子形或梭形、无刃一侧较钝圆（可伴有擦挫伤）、有刃一侧较锐利、夹剪时中央常有皮肤尖瓣状皮瓣。

②特殊剪创：
V 形剪创——与皮肤呈夹角方向剪刺形成，伴有一尖端游离的皮瓣；
八字形剪创——剪刀的双刃未闭合刺入所致；
折叠皮肤部位剪创——夹剪折叠皮肤，如肘部部位形成的剪创，可有多个大小不等的创角。

（5）锯子所致损伤特点的致伤物推断

①常为用锯分尸造成的痕迹，无生活反应。

②重点是判断是否使用同一工具所致。

③软组织断面呈锯齿状、可有尖的皮瓣形成；骨骼断面呈阶梯状。

7．枪弹创的致伤物推断（详见枪弹损伤）

主要是根据枪弹损伤的特征性形态来判断，如创缘和创腔内有火药、炸药颗粒沉着或火药烟晕沉着，或弹头、弹片，这些仅见于枪弹作用。

二、致伤物的认定

（一）根据创内异物推断致伤物的性质

注意：早期检查创口及创口内的遗留物，医源性救治时，医生需将创口内异物保存。未检验的尸体不能清洗，要保持原状，进行勘验，勘验尸体要对创口内异物进行检查。

根据创内异物推断致伤物的性质：
1. 木质致伤物：创内常遗留树皮、木屑、油漆残片。
2. 砖石致伤物：创内常遗留砖头碎屑、碎石块。
3. 金属钝器致伤物：创内常遗留铁锈、油泥。
4. 金属锐器致伤物：创内有可能遗留断裂的锐器尖端（骨质嵌顿或扭曲性作用力所致）。
5. 交通损伤：创内常遗留泥沙、油垢、灯罩、保险杠及油漆碎片（残片）。

（二）死者受伤时的衣着痕迹对推断致伤物的价值

1. 意义：除人体暴露部分外，致伤物作用于人体时首先通过衣服。故在推断至伤物时，衣着的检查具有重要意义。

2. 把衣服损坏处与损伤处对比，可推断体位。

3. 应用：损伤部位的衣着整齐的破裂——一般是锐器所致；
根据断端尖锐整齐或撕裂起毛情况——可助于单刃、双刃或无刃锐器推断；
衣着损伤部位伴有火药成分，或/和高温痕迹——可帮助判断枪弹创；
损伤部位或附近衣着沿原缝线撕裂——一般为高坠或交通工具损伤所致；
衣服上的车轮印，黏附的油垢、碎石、泥沙——可为交通工具损伤。

（三）现场情况可推断致伤物的种类

1. 现场见大量喷溅状血迹——锐器、火器损伤。

2. 现场见爆炸破坏痕迹，炸药残留物——爆炸损伤。

3. 现场遗留有弹壳、现场物体上有弹着点痕迹——枪弹损伤。

4. 现场在交通线上或附近，遗留有交通工具作用的痕迹（如刹车痕、轮胎压迹等）或交通工具物品——多为交通工具损伤。

5. 现场遗留有带血或毛发的棍棒、砖石等——为对应的棍棒、砖石伤。

（四）损伤伤痕的提取方法

1. 石膏法：在伤痕表面及其周围涂抹少量甘油，用硬纸将伤痕围住，灌入调好的稀石膏浆，经约30分钟后石膏凝固，取出晾干。

2. 硅橡胶法：取适量硅橡胶置玻璃板上，滴加适量的触媒剂及交联剂，调匀，铺在伤痕上，待成型固定后，从边缘掀起。此法所得模型可显示细微结构，并可在扫描电子显微镜下观察伤痕特征。

3．直接提取法：将损伤处及其周围皮肤切下，固定在10%福尔马林中，待检（操作简单，但容易因挤压、脱水使形态破坏）。

（五）致伤物的认定原则

1．细致化：致伤物的认定就是确认某种嫌疑致伤物体是造成某一损伤的致伤物（要详细到哪一种枪、那件物品所致损伤，以及是否是该物品所致）。

2．综合判断：认定致伤物一般比较困难，必须认真勘验现场，检查损伤，仔细记录和绘图、拍照，以及将伤口与致伤物作对比，有时还要作模拟试验对比，除根据嫌疑致伤物的形状、结构特征与损伤形态进行比对外，还应采用物理学、化学或生物学检查方法，包括应用X线检查、光谱分析、化学分析、痕迹对比和血型检验等结果综合分析，才能下结论，确证送检的嫌疑致伤物就是造成该损伤的致伤物。

（六）致伤物认定方法的举例说明

1．枪弹损伤：要根据提取的弹头上的膛线比对嫌疑枪支射击出弹头的膛线来判断，要尽量从可疑致伤工具上提取的DNA、指纹来指定嫌疑人。

2．根据损伤的形态特征认定

根据损伤的形态特征与嫌疑致伤物的相关特征进行对比，包括种类、大小、形状、锐利程度、硬度、重量等，必要时使用致伤工具的嫌疑面制作损伤标本。

3．根据创口中异物认定

根据残留在创腔内的各种异物进行对比，包括木屑、漆片、砖石屑、刃口断片、铁锈、油泥、火药或炸药残留物等，从理化性质、化学组成上是否一致来判断，常用到光谱分析、中子活化分析、紫外或红外能谱仪、能谱扫描电子显微镜等。

4．根据嫌疑致伤物上的附着物检验认定

嫌疑物上有可能附有被害人的血液、毛发、体液斑或组织碎片等。可根据血型、DNA等遗传标记，以及指纹、掌纹、弹头膛线、衣物纤维等特征进行认定。

第二节　损伤时间推断

一、肉眼和光学显微镜下区分生前伤和死后伤

（一）肉眼区分生前伤和死后伤（具备生前伤的情况可诊断生前伤）（表11-3）

表11-3　肉眼区分生前伤和死后伤的特点

肉眼观	生前伤	死后伤
1．出血	血压引起，出血量大、速度快。①损伤越重，出血越多；②动脉损伤出血多，静脉血管次之；③均可见血凝块形成	损伤破口流出，重力作用，组织自容（胰腺）。①出血量一般不多；②常局限于损伤局部，很少向周围组织流注；③无血凝块形成
2．组织收缩、创口哆开	组织的紧张度强（生物学特征），伤口哆开，收缩程度大	生物学死亡前亦可以收缩或轻微收缩

续表

肉眼观	生前伤	死后伤
3．肿胀	炎性充血、渗出增加	无
4．痂皮形成（机制：渗出或流出体液中蛋白质和纤维蛋白形成）	渗出或流出体液中蛋白质和纤维蛋白形成	应与皮革样化相区分
5．创口感染（炎性反应）	组织变性坏死，机体炎性反应形成脓肿	无
6．异物移动	吸入或吞咽异物，液体进入肺组织深部	死后溺液只进入胃（但会因死后腐败、胃肠胀气而排出）

（二）光学显微镜下区分生前伤和死后伤（表 11-4）

表 11-4　光学显微镜下区分生前伤和死后伤的特点

光学显微镜下观	生前伤	死后伤
1．淋巴窦红细胞	有，因损伤处血液经淋巴液回流形成	无
2．血栓形成	生前血栓	死后凝血块
3．栓塞	有，可有空气栓塞、脂肪栓塞、羊水栓塞、血栓栓塞及其他	无
4．炎症反应	有，可有变质、渗出、增生	无
5．创口感染（炎性反应）	组织变性坏死，机体炎性反应形成脓肿	无
6．创伤愈合	组织再生、肉芽、瘢痕	无

（三）生前血栓和死后凝血块的鉴别（表 11-5）

表 11-5　生前血栓和死后血凝块的鉴别特点

项目	生前白血栓	生前红血栓	死后血凝块	死后鸡脂样血凝块
肉眼区别	干燥	干燥或湿润	含液体较多	含液体较多
	部分发脆	可有弹性	有弹性	有弹性
	表面不光滑	表面光滑	表面光滑，有折光	表面光滑，有折光
	部分黏附内膜	不直接黏附	不黏附	不黏附
	灰色、灰白色	深紫红色	深紫红色	灰色、灰黄色、带黄色（可有绿色）
光学显微镜下区别	血小板小梁、网络红细胞	主要是红细胞，少量纤维素、血小板	红细胞，大量纤维素、白细胞	疏松纤维素，网络少量红细胞，偶见血小板

（四）栓塞的种类和特点（但凡有栓塞就证明是生前损伤，且存活一段时间）

1．空气栓塞：一般迅速进入心脏的空气量在 60～100ml，可致心力衰竭。

2．脂肪栓塞：要注意肺小血管堵塞的量，达 40%以上才可诊断。

3．羊水栓塞：引起肺小动脉栓塞；致病机制包括羊水成分的机械性栓塞、羊水成分引起的变态反应和过敏反应等。

4．血栓栓塞：栓塞的后果取决于栓子的体积大小、数量和栓塞部位。

5．其他栓塞：挫碎的组织和外源性异物也可引起栓塞，在体内肺小血管内查见组织碎块或异物栓子即可证明为生前损伤。

二、伤后存活时间的估计

（一）擦伤的伤后存活时间推断

1．2 小时以内——局部有液体渗出，创面湿润。
2．3～6 小时——真皮毛细血管扩张，表面渗出的液体开始干燥。
3．12～24 小时——逐渐形成痂皮。
4．24 小时后——上皮细胞在痂皮下从周边逐渐向中央生长。
5．3 天左右——痂皮从边缘开始剥离。
6．5～7 天——如果伤口不大，痂皮可完全脱落。
注意：儿童，较小的擦伤，3 天即可被新生的上皮完全覆盖。

（二）根据酶组织化学和生物化学方法估计伤后存活时间（检测区域为外周带）

1．中央带：紧靠创缘附近，宽 200～500μm，该区内酶活性进行性降低。
2．外周带：在损伤中央带的周围，宽 100～200μm，该区内酶活性增高。
①伤后 1 小时——三磷酸腺苷酶和脂酶活性增高；
②2 小时——可见氨基肽酶活性增高；
③4 小时——可见酸性磷酸酶活性增高；
④8 小时——可见碱性磷酸酶活性增高，同时中性粒细胞浸润。

（三）炎性介质的生化方法估计伤后存活时间

1．存活 1 小时以内——损伤时间的推断仍较困难。
2．存活 1 小时以上——可根据酶活性及组织学改变估计损伤时间。
注意：单凭某一项指标即作出损伤时间的推断较困难，应同时使用几种不同的方法和指标综合评定。

（四）根据炎症反应及创伤愈合推断

1．早期血管渗出（红、肿、热、痛）。
2．6～8 小时后出现——中性粒细胞聚积。
3．48 小时后——以巨噬细胞浸润为主。
4．伤后 2～3 天——肉芽组织开始形成，伤口逐渐缩小。
5．直至 14 天左右——瘢痕组织。

三、几种常见损伤的伤后存活时间推断

（一）根据组织学改变估计伤后存活时间（一般规律）

1．4 小时以内——损伤局部的炎症反应尚不明显。
2．4～12 小时——可以明确观察到白细胞浸润，中性粒细胞与单核细胞之比约为

5∶1。

3．12～24 小时——白细胞形成聚集带，中性粒细胞与单核细胞之比约为 0.4∶1。

4．15 小时左右——成纤维细胞可见有丝分裂，表皮开始自创缘向中央移行。

5．24～48 小时——表皮自创口边缘逐渐向中央移行。

6．伤后 48 小时——白细胞浸润达高峰，可见到含铁血黄素细胞。

7．伤后 72 小时——纤维细胞开始大量出现以修复缺损组织。

8. 伤后存活 3～6 天——胶原纤维开始形成，在坏死物和异物周围可能出现巨细胞，皮肤表皮增生活跃。

9．伤后存活 10～15 天——形成瘢痕组织。

（二）挫伤的伤后色泽推断存活时间

1．伤后早期——局部皮肤立即出现红色。

2．2～3 天后——转变为青紫色。

3．4～5 天——呈绿色或紫绿色。

4．7～10 天——转为黄色。

5．约 2 周后——消失。

注意：深部组织的出血有时要经过一段时间，如 10 小时，甚至 1 天以上，才在体表显现出来。因此初次若未查见，12 小时和 24 小时仍须再次检查

（三）硬脑膜下血肿（硬脑膜与血凝块之间）的伤后存活时间推断

1．出血后 24 小时内——红细胞完整，周围逐渐形成纤维蛋白网。

2．约 36 小时后——有成纤维细胞出现。

3．第 4 天——有一个由 2～3 层细胞形成的新生膜，红细胞变模糊。

4．第 5～8 天——新生膜越来越明显。

5．第 5 天后——可见到有含铁血黄素的巨噬细胞。

6．第 8 天时——厚度达到 12～14 层成纤维细胞（肉眼可见），红细胞开始液化。

7．第 11 天——新生膜伸入的成纤维细胞条索分割血肿成小岛。

8．第 26 天——外侧新生膜可与硬脑膜一样厚，而内侧新生膜则仅有其一半厚度。

9．1～3 个月——红细胞几乎全部液化，新生膜变得像硬脑膜，新生的结缔组织内有一些腔大而壁薄的血窦样结构且逐渐减少。

（四）骨折的伤后存活时间推断

1．骨折早期——在骨膜撕裂和骨折处发生出血，形成血肿。

2．4 小时后——骨折端渗出物中逐渐出现中性粒细胞。

3．12 小时后——有单核细胞出现。

4．伤后 1～2 天——用常规组织 HE 切片染色，可见骨折线周围组织坏死。

5．伤后 4 天——可见成骨性肉芽组织生成。

6．4～7 天——可见大量发育良好的成纤维细胞。

7．第 10 天——形成一个细胞套，其中含有成骨细胞。

8．1 周内——在血管周围可见骨外膜细胞、骨内膜细胞及骨髓网状细胞交织；有大量类似于成纤维细胞的梭形细胞。

9．经 2～4 周后——新生骨片的骨小梁逐渐向骨板转化；形成一期骨痂。

（五）血栓栓塞的伤后存活时间推断

1．伤后 1～3 天——血管内皮与血栓间无反应。

2．伤后 3～8 天——成纤维细胞长入血栓内，毛细血管出芽，血栓的游离面为内皮细胞覆盖。

3．伤后 4～20 天——血栓内嗜银纤维和胶原纤维增生，出现多数毛细血管，在玻璃样变的血栓中可见白细胞核碎片的阴影。

4．第 8～17 天后——单核细胞肿胀消退。

5．伤后 2～4 月——在完全玻璃样变的血栓中，除结缔组织细胞成分外，可见新生血管成熟。

6．伤后 6～12 月——血栓中出现较大血管，完全再通。

第三节　机械性损伤的死亡原因

机械性损伤导致的死亡是最常见的死亡原因，与死亡方式联系紧密，可分为原发性和继发性两大类。

一、原发性外伤死因

（一）生命重要器官的严重损伤

脑、心、肺、肝、肾等生命重要器官的破裂或粉碎，可导致立即死亡。

（二）出血死亡

1．大出血：是指急性出血量大于全身血量的 30%。

2．心包填塞致死：心包内出血 200～250ml（缓慢出血 450ml）。

3．颅内出血死亡：颅内出血 100～150ml，甚至更少量，便可使颅内压增高而死亡；在延脑、桥脑等部位，少量出血也可导致死亡。

4．被膜下血肿：当肝、脾受损时，被膜可能完整，形成被膜下血肿死亡；也可能由于肝、脾实质损伤，逐渐出血，当超过一定量时，被膜破裂，流入腹腔。

（三）原发性外伤性休克死亡

刺激颈动脉窦、上腹部、外阴、精索等神经末梢引起反射性心脏骤停或疼痛性休克，或形成高钾血症等引起心脏骤停等。

二、外伤后继发死因

（一）窒息

血液或呕吐物被吸入气管、颈部软组织损伤引起喉头水肿、气管内出血导致气道闭塞，均可因通气受阻引起窒息。此外，血气胸、高压气胸时可引起限制性通气障碍而致窒息。

（二）栓塞

脂肪栓塞、空气栓塞、血栓栓塞、羊水栓塞，死亡相当迅速，致死率相对较高。

（三）继发性休克和继发性休克后的多器官衰竭

继发性休克有失血性休克、弥散性血管内凝血（DIC）、脊髓休克。因继发性休克导致的休克肺、休克肾、挤压综合征所致肾病（肌红蛋白、血红蛋白堵塞肾小管所致少尿、无尿）、颅内神经细胞缺氧致脑水肿、颅内高压、脑疝等。

（四）感染

感染是外伤后最常见的继发性损害：损伤直接引起感染；损伤致局部抵抗力降低，继发感染；损伤后全身抵抗力降低；伤口处理不当，发生感染。

三、损伤、疾病与死亡的关系

（一）死亡系损伤所致，与疾病无关

绝对致命伤（脑、心、肺等生命器官遭受致命性损伤。

（二）死亡系疾病引起，与损伤无关

对有明显致死性疾病，因病情较重的疾病死亡，一般不会引起争议。

（三）损伤与疾病并存，共同作用致死

①损伤为因，疾病为果：损伤属于条件致命伤，一般不至于直接致命，死亡是疾病可加重损伤的后果；②疾病为因，损伤为果：疾病程度较重，有潜在致死的可能；相关损伤程度较轻，单独不能直接引起死亡；③损伤对死亡的诱发或促进作用。

（四）死亡过程中损伤与疾病有因果关系

①损伤为因，疾病为果：外伤后可发生某些合并症，这些合并症逐渐发展而致死亡；②疾病为因，损伤为果（损伤是导致死亡的直接原因，但损伤是由疾病引起的，所以疾病是主要因素）。

（五）要注意的问题

在法医病理实践中，损伤与疾病、死亡之间的关系十分复杂，要注意：伤后存活时间和医疗行为是否规范，以及在死亡过程中，损伤与疾病有无相关？是否由二者联合构

成死因？还是以损伤为主，疾病为辅；或是以疾病为主，损伤为辅？

四、致命伤后行为能力

（一）颅脑损伤

绝大部分受到致命伤的人，伤后立即死亡，但极个别人受到致命伤（如颅骨粉碎性骨折）后，从受伤到死亡的中间阶段，由于脑组织还保留一定功能，有可能作出有意识的行为。

（二）心脏损伤

心脏的穿透性损伤，可在短期内死亡，但是心跳停止后虽血液循环迅速停止，组织细胞并不立即死亡，脑组织还可存活 5～6 分钟，还可能有一定有意识的活动。

（三）其他重要内脏器官的创伤

肝、脾、胰、肾、膀胱破裂、肋骨骨折伴双侧气胸等不一定立即死亡，在临终前还能进行一定有意识的行为活动。

（四）电击伤

法医实践中也曾见到某些被电击伤者，还能进行自救并向他人诉说被电击经过，经几分钟、十几分钟后死亡。

英汉名词对照

absolutely fatal trauma	绝对致命伤
antemortem injuries	生前伤
conditional fatal trauma	条件致命伤
dating of wound	损伤时间推断
estimation of the instrument causing the trauma	致伤物的推断
expertise of mechanical injury	机械性损伤的法医学鉴定
identification of the instrument causing the trauma	致伤物的认定
postmortem injuries	死后伤
vital reaction	生活反应

习题精选

一、名词解释

1．expertise of mechanical injury（机械性损伤的法医学鉴定）；2．estimation of the instrument causing the trauma（致伤物的推断）；3．identification of the instrument causing the trauma（致伤物的认定）；4．dating of wound（损伤时间推断）；5．antemortem injuries（生前伤）；6．vital reaction）生活反应；7．postmortem injuries）死后伤；8．absolutely fatal trauma（绝对致命伤）；9．conditional fatal trauma（条件致命伤）

二、论述题

1．原发性外伤死因包括哪些？

2．外伤继发性死因包括哪些？

习题参考答案

一、名词解释

1．expertise of mechanical injury（机械性损伤的法医学鉴定）：通过对各类机械性损伤的基本形态学特征、致伤物特征、致伤机制、人体器官组织结构特点及机体组织对各类机械性损伤刺激的反应性变化的研究，进行致伤物推断和认定、损伤时间推断、损伤的死因和死亡方式判断，为侦查和审判提供医学证据。

2．estimation of the instrument causing the trauma（致伤物的推断）：是指根据损伤的形态特征，结合现场情况，对致伤物的类型、大小、质地、重量及作用面形状等特点进行分析推断的过程。

3．identification of the instrument causing the trauma（致伤物的认定）：是指根据损伤的形态特点与嫌疑致伤物进行比较，从而对嫌疑致伤物是否即为该损伤的致伤物进行分析推断和认定的过程。

4．dating of wound（损伤时间推断）：是指用形态学或其他检测技术推测损伤形成的时间。

5．antemortem injuries（生前伤）：是活体受暴力作用所造成的损伤。

6．vital reaction）生活反应：是指当暴力作用于生活机体时，损伤局部及全身皆可出现一定的防卫反应，称为生活反应。

7．postmortem injuries）（死后伤）：死后受暴力作用所造成的损伤称为死后伤。

8．absolutely fatal trauma（绝对致命伤）：不论在任何条件下，也不论对任何人，都毫无例外足以致死的损伤。

9．conditional fatal trauma（条件致命伤）：只有在某种条件下才能致命的损伤称为条件致命伤。其中又分为：①个体致命伤。由于个体内在的条件，使损伤成为致命伤，如年龄特点（儿童或高龄老人）、疾病（严重冠心病、高血压、肝脾肿大、凝血障碍等）、畸形、酒精中毒、高度疲劳或全身虚弱等。②偶然致命伤。由于某些外在条件，使损害成为致命伤，如损伤后得不到及时的救治，或由于治疗措施不当带来感染或引起某些合并症等。

二、论述题

1．原发性外伤死因包括哪些？

答：（1）生命重要器官的严重损伤。脑、心、肺、肝、肾等生命重要器官的破裂或粉碎，可导致立即死亡（包括颅骨崩裂、大范围颅内出血等）。有时生命重要器官（如心脏）的震荡，可引起麻痹或血液循环紊乱，心跳骤停。

（2）出血。①大出血：是指急性出血量大于全身血量的30%。②心包内出血200～250ml（缓慢出血450ml）即可发生心包填塞，压迫心脏致死。③颅内出血100～150ml，甚至更少量，便可使颅内压增高而死亡；在延脑、桥脑等部位，少量出血也可导致死亡。④当肝、脾受损时，被膜可能完整，但被膜下形成血肿，这种血肿可能一开始就有较多的出血；也可能由于肝、脾实质损伤，逐渐出血，当超过一定量时，被膜破裂，流入腹腔。

（3）休克。原发性外伤性休克：刺激颈动脉窦、上腹部、外阴、精索等神经末梢引起反射性心脏骤停或疼痛性休克，或形成高钾血症等引起心脏骤停等。

2．外伤继发性死因包括哪些？

答：（1）窒息：如颅底骨折颈部切创时血液或呕吐物被吸入气管、颈部软组织广泛损伤引起喉头水肿、气管内出血导致气道闭塞，均可因通气受阻引起窒息。此外，肋骨骨折、胸部开放型损伤引起血气胸，特别是高压气胸时，可引起限制性通气障碍而致窒息。

（2）栓塞：脂肪栓塞、空气栓塞、血栓栓塞、羊水栓塞，死亡相当迅速，致死率相对较高。

（3）继发性休克和继发性休克后的多器官衰竭。继发性休克有失血性休克、弥散性血管内凝血（DIC）、脊髓休克，因继发性休克导致的休克肺、休克肾、挤压综合征所致肾病（肌红蛋白、血红蛋白堵塞肾小管所致少尿或无尿）、颅内神经细胞缺氧致脑水肿、颅内高压、脑疝。

（4）感染：感染是外伤后最常见的继发性损害。损伤直接引起感染；损伤致局部抵抗力降低，继发感染；损伤后全身抵抗力降低；伤口处理不当发生的感染。

（张　桓　雷普平）

第十二章　机械性损伤并发症

目的要求

1．掌握损伤并发症的概念、特征和原因；掌握常见损伤并发症的概念、特征。

2．熟悉各类常见损伤并发症的病理学改变；熟悉各类常见损伤并发症的法医学鉴定原则和要点。

3．了解常见损伤并发症的发病机制。

板书与教案

第一节　损伤并发症概述

一、损伤并发症概念及常见的损伤并发症

（一）概念

损伤并发症是指机体在原发性外伤的转归过程中或在损伤的医疗过程中发生了与原发性外伤之间存在直接因果关系的一种或者几种不良后果。

（二）常见的损伤并发症

1．休克。
2．呼吸窘迫综合征。
3．栓塞。
4．挤压综合征。
5．感染。
6．创伤性心功能不全。
7．多器官功能障碍综合征。

二、损伤并发症的特征及其影响因素

（一）特征

1．发生在损伤的转归或损伤的医疗过程中。
2．是与原发性外伤不同的另一种或几种不良后果。
3．与原发性外伤在病理学上有因果关系。
4．是原发性外伤的偶然结果。

（二）影响损伤并发症的因素
1. 原发性损伤因素：与损伤部位、损伤程度、损伤类型和损伤持续时间等相关。
2. 伤者自身因素：体质差异、心理素质、应激反应程度、基础疾病、是否配合治疗等。
3. 医疗因素：获得医疗时机、医疗措施是否得当等。
4. 社会因素。

三、损伤并发症的鉴定

（一）鉴定原则
1. 由损伤单一因素引起的并发症直接导致死亡的，即原发性外伤致死。
2. 经临床治疗，其并发症发生有其他因素参与，又死于并发症的，不能简单认定为原发性外伤致死，而应考虑其他因素的参与度。
3. 有损伤并发症的患者死于其他自然性疾病，其死亡发生受到多种因素影响，鉴定时应考虑原发性疾病的严重程度、损伤及其并发症与死亡之间的因果关系程度，判定损伤并发症是间接死因还是辅助死因。

（二）鉴定要点
1. 明确损伤并发症。
2. 评估原发性损伤。
3. 评估伤病关系。
4. 评估介入因素。

第二节　休　　克

一、概念及发生原因

（一）概念

休克是指机体遭受到失血、严重创伤、感染和某些疾病等刺激，通过“血管-神经”反射所引起的以微循环障碍为特征的急性循环功能不全，以及由此导致组织器官血流灌注不足、缺氧和内脏损害的综合征。在法医学实践中，机械性损伤引起的休克主要类型为创伤性休克和失血性休克。

（二）发生原因

常见引起休克的原因有失血、创伤、损伤感染、心脏疾病、过敏等。

二、休克的形成机制

创伤性休克多为失血性休克伴以不同程度的组织损伤，其有效血容量减少可为失血、疼痛应激、损伤后感染等多因素的综合效应。

三、休克的病理变化

1．原发性损伤。

2．器官组织损害：创伤性休克和失血性休克可导致心血管、脑、肺、肾、肝、胃肠道等多器官组织血管空虚缺血、组织水肿、透明血栓形成、漏出性出血、实质细胞变性甚至坏死等非特征性病变。

四、休克的法医学鉴定

1．查明原发性损伤

（1）明确创伤类型。

（2）判断创伤的严重程度。

（3）测算原发性损伤的面积、深度等。

（4）特殊部位的出血：即使面积较小，也极易引起休克。

（5）鉴定外伤并发休克死亡，必须排除致死性原发性损伤。

2．确证休克

（1）休克的病理变化。

（2）临床依据

1）皮肤：黏膜苍白、口唇发绀、四肢皮肤湿冷。

2）脉搏：虚细而数（shuò），脉率常超过 110 次/分，晚期出血心力衰竭时，脉搏变慢且微细。

3）血压：下降超过基础血压 30%，脉压又低于 4kPa。

4）症状：呼吸困难和发绀，尿量减少，不同程度的意识障碍。

5）辅助检验：血红蛋白及血细胞比容指标升高；尿比重增加，呈酸性；高钾低钠血症；血小板减少、凝血酶原时间延长和纤维蛋白含量增加等。

3．排除其他并发症死因。

4．伤病关系和介入因素评估。

第三节　栓　　塞

一、概念及分类

（一）概念

栓塞是指在循环血液中出现的不溶于血液的异常物质，随血流运行至远处阻塞血管腔的现象。阻塞血管的物质称为栓子。常见的栓子包括固体、液体及气体三类。

（二）栓塞分类
1．血栓栓塞。
2．脂肪栓塞。
3．气体栓塞。
4．肿瘤细胞栓塞。
5．寄生虫栓塞。
6．异物栓塞。
7．其他。

在法医学实践中，外伤后引起死亡的栓塞主要为肺动脉血栓栓塞、脂肪栓塞，偶见气体栓塞。

二、肺动脉血栓栓塞

（一）概念

肺动脉血栓栓塞是指血栓栓子堵塞肺动脉及其分支引起急性肺循环障碍的临床和病理生理综合征。具有起病急、进展快、死亡率高、死亡时间短暂等特点。栓子多来源于下肢深静脉和盆腔静脉。

（二）血栓形成及血栓栓塞的发生机制

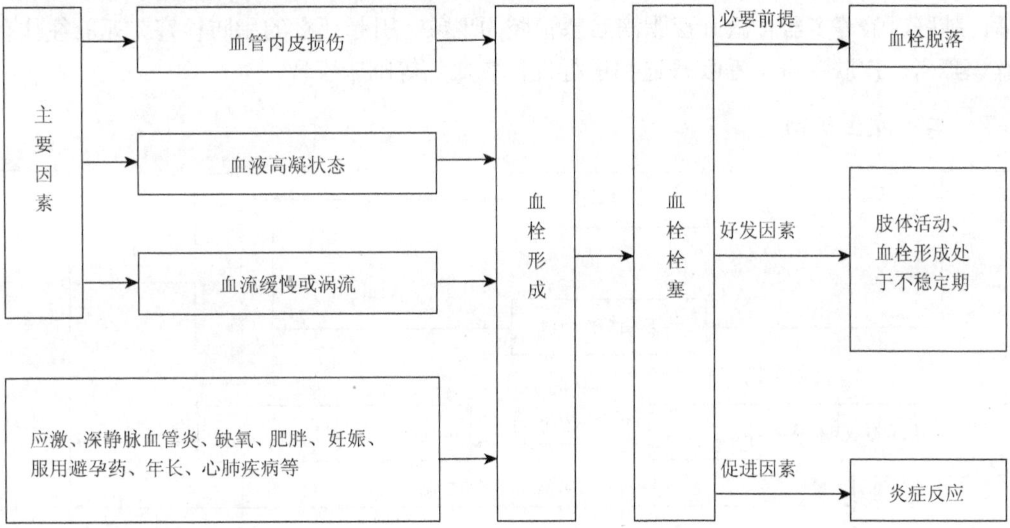

（三）肺动脉血栓栓塞的病理变化

1．栓塞位置

位置
1．肺动脉主干。
2．左侧和/或右侧肺动脉。
3．肺动脉分支。

2．病理变化

（1）血栓栓子的形态特点：长条的圆柱状，暗红色或间杂浅色；质地硬、易碎；与血管壁黏附不紧密，有的栓子卷曲、折叠并堵塞整个肺动脉管腔，有的栓子呈骑跨样堵塞左、右侧肺动脉。

（2）急性肺栓塞死亡，肺组织表现为急性缺血性改变，如果肺栓塞后存活时间较长可形成肺出血性梗死。

（四）肺动脉血栓栓塞的法医学鉴定

1．明确外伤史。

2．有典型死前临床症状：死亡迅速；突然呼吸困难、胸痛、咯血、濒死感、发绀、右心衰竭、低血压、肢端湿冷等。

3．肺动脉血栓栓塞：肺动脉或其主要分支存在血栓是明确肺动脉血栓栓塞的必要条件。

4．寻找到血栓形成的部位。

三、脂肪栓塞

（一）概念

脂肪栓塞是指发生于严重外伤特别是长管状骨骨折、脂肪组织丰富的软组织挫压伤后，肺脏、脑等多器官微血管脂滴堵塞管腔的现象。引起死亡的脂肪栓塞，死前往往有意识障碍、皮肤瘀斑、呼吸窘迫和进行性低氧血症等临床表现。

（二）发生机制

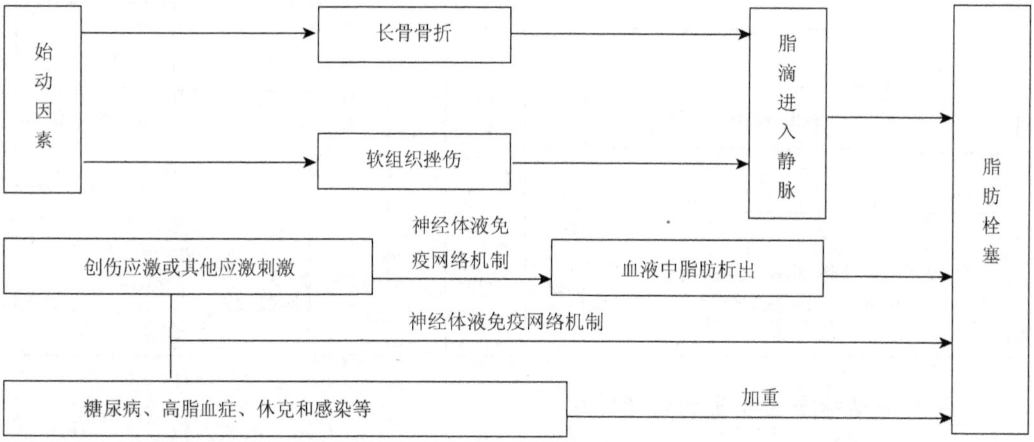

（三）脂肪栓塞的病理变化

1．发生部位：肺。

2．脂肪栓子的转归

（1）创伤后 24 小时内：明显的肺脂肪栓塞。

（2）1～2 天：栓子数量减少。

（3）5～7 天：栓子可从肺内消失。

3．病理变化

（1）肺细小血管，尤其是肺泡壁毛细血管内可见多量脂滴；呈圆形、卵圆形或椭圆形，透亮而轮廓分明的区域（HE 染色）；需经特殊染色方能确认，如苏丹Ⅲ染色脂肪栓子显现为亮橙黄色至红色小球，苏丹黑染色呈黑色小球。

（2）肺间质炎症反应。

（3）肺血管机械性梗阻引起肺梗死样病变、低氧血症和急性右心衰竭。

（四）脂肪栓塞的法医学鉴定

1．外伤史，如长骨骨折、大面积软组织挫伤。

2．临床表现，体温突然升高、呼吸系统症状、脑症状、抽搐或瘫痪等。

3．病理改变，除原发性损伤外，HE 染色切片呈毛细血管或小动脉腔内有空泡透亮影。常规进行冰冻切片、特殊染色确认。

四、空气栓塞

（一）概念

空气栓塞是指大量空气迅速进入血液循环或原溶于血液内的气体迅速游离形成气泡阻塞心血管血流的现象。外伤性空气栓塞引起的死亡往往发生于近心脏的大、中静脉破裂。

（二）发生机制

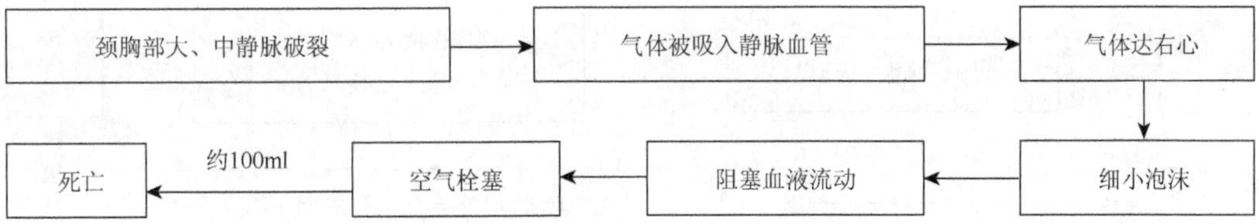

（三）病理变化

1．右心、肺动脉内可见泡沫状液体。

2．各器官栓塞。

3．气泡激活血小板释放的 5-HT 促进血管收缩，血小板第 3 因子又促成该血管血栓形成。

（四）法医学鉴定

1. 临床表现：胸部不适、呼吸困难、咳嗽、昏迷，严重时心搏骤停死亡。

2. 右心、肺动脉内存在血性泡沫。

3. 特殊空气栓塞实验证实。

第四节　挤压综合征

一、概念

（一）挤压综合征的概念

挤压综合征是指人体躯干、四肢等肌肉丰富的部位受到长时间严重挤压，致使局部受压组织缺血、挫伤、坏死，肌浆溶解、肌红蛋白释放，出现以肌红蛋白尿、代谢性酸中毒、高钾血症和氮质血症等急性肾衰竭为主的综合征。

（二）挤压综合征与挤压伤的联系与区别

联系：同一病理过程的两个不同阶段。挤压综合征是挤压伤的晚期阶段。

区别
- 1. 挤压伤：肌肉挤压伤。
- 2. 挤压综合征：肌肉挤压伤+肌红蛋白尿+急性肾衰竭。

二、形成原因和死亡机制

（一）形成原因

机械性外力导致肌肉丰富的部位受到挤压和/或挫伤。

（二）死亡机制

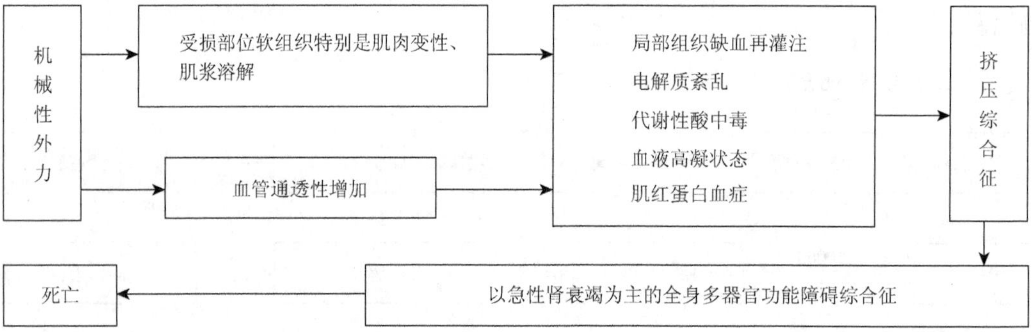

三、病理变化

（一）挤压伤局部病理变化

病理变化
- 1. 挤压伤局部病理变化。
- 2. 肾脏病理变化。
- 3. 其他器官病理变化。

- 局部
  - 1. 皮肤损害
    - （1）早期：无明显变化。
    - （2）4～5 天：受压区与非受压区皮肤间出现明显分界，皮肤张力显著增高，质硬、发亮，诱导出现红斑和水泡。
    - （3）远端血供减少，皮肤苍白，温度下降。
  - 2. 肌肉损伤
    - （1）大体：明显苍白、易碎或呈死鱼肉状，与周围肌组织分界明显。局部组织张力较高，切面膨隆外凸、苍白色。
    - （2）光学显微镜下：肌纤维束片状坏死。

（二）肾脏病理变化

- 肾脏
  - 1. 大体
    - （1）体积明显肿胀增大，皮质发白。
    - （2）切面：皮髓质界限不清，髓质淤血呈暗红色。
  - 2. 光学显微镜下
    - （1）肾脏大量肌红蛋白管型。
    - （2）近曲小管上皮坏死。

（三）其他器官病理变化

心、脑、肺、肝、肾上腺、胃肠道等均可出现变性、坏死，甚至出血。

四、法医学鉴定

- （一）法医学鉴定要点
  - 1. 外伤史：主要是肌肉丰富的区域遭受长时间的挤压或钝性暴力反复打击。
  - 2. 原发性皮肤和肌肉损伤。
  - 3. 特征性肾脏病理学变化。
- （二）注意事项
  - 1. 发生时限：严重挤压损伤 48 小时后甚至更长时间。
  - 2. 挤压伤与挤压综合征的区别。
  - 3. 广泛性软组织挫伤与挤压综合征：广泛性软组织挫伤并发大量肌肉坏死、肌红蛋白尿和典型肾小管上皮坏死、肌红蛋白管型及急性肾衰竭，可诊断为挤压综合征。

第五节　急性呼吸窘迫综合征

一、概念及特点

（一）概念

急性呼吸窘迫综合征（acute respiratory distress syndrome，ARDS）是指各种致伤因

素引起的以肺间质毛细血管通透性增强为基础，以肺水肿、透明膜形成和肺不张为主要病理变化，以进行性呼吸窘迫、难治性低氧血症和肺部 X 线呈云雾样变化为临床特征的急性呼吸功能衰竭综合征。

（二）特点
- 1．起病急骤。
- 2．发展迅猛。
- 3．治疗效果差。
- 4．预后极差。
- 5．病死率高。

二、发生原因及机制

（一）发生原因
- 1．原发性：机械性损伤及其继发性病理变化。
- 2．外伤性：大面积软组织挫压伤、多发性骨折等肺外器官和组织损伤。

（二）发生机制

核心是因创伤、感染、休克等因素并发免疫机制异常、全身炎症反应综合征，最终导致急性肺损伤，病理表现为肺水肿、透明膜形成和肺不张，临床表现为进行性呼吸窘迫、难治性低氧血症等。

三、ARDS 的法医学鉴定

法医学鉴定（表 12-1）
- 1．原因鉴定
  - （1）创伤。
  - （2）感染。
  - （3）休克。
- 2．ARDS 的确定
  - （1）进行性呼吸窘迫。
  - （2）难治性低氧血症。
- 3．介入因素评估

表 12-1　典型 ARDS 的临床分期

分期	时间	症状	肺部听诊	胸片
损伤期	损伤后 4～6 小时	以原发病表现为主，可出现轻微呼吸增块，无典型呼吸窘迫	无	无
相对稳定期	损伤后 6～48 小时	逐渐出现呼吸困难，呼吸频率加快、过度通气	不明显	肺纹理增多、模糊和网状浸润影
呼吸衰竭期	损伤后 24～48 小时	呼吸困难和发绀进行性加重，不能用常规的氧疗方法使之改善，呼吸频率加快	湿性啰音	两肺散在斑片状阴影呈毛玻璃样改变
终末期	—	极度呼吸困难和严重发绀，出现精神症状，如嗜睡、昏迷等	—	融合大片状浸润阴影，支气管充气征明显

第六节　创伤后心功能不全

一、概念

创伤后心功能不全是指严重外伤导致心输出量明显降低、不能适应机体代谢需要的病理生理过程。创伤后心功能不全是严重创伤，尤其是创伤性休克引起的继发性心脏功能障碍乃至衰竭的过程。

二、发生原因和发生机制

（一）发生原因
1．创伤引起血容量减少。
2．血管阻力增高。
3．静脉血流障碍。
4．心室舒张受限。
5．心率失常。
6．其他。

（二）发生机制
1．心肌收缩力受抑制。
2．心肌缺血缺氧性损害。
3．心肌缺血再灌注损伤。
4．心肌能量代谢障碍。
5．心肌兴奋-收缩偶联障碍。
6．心室舒张功能和顺应性异常。
7．心室各部位舒张与收缩活动不协调。

三、病理变化（表 12-2）

1．心内膜下散在出血：以左心室内膜为主。

2．弥漫性心肌纤维变性、坏死：为创伤后心功能不全的主要病变。

3．心肌炎症反应。

4．心肌原发性损伤及其继发性病理变化。

5．胸部冲击伤所致心肌病理变化：心肌闰盘解离、以闰盘为界的心肌出现不同步收缩现象，并可形成“过牵细胞”。

表 12-2　心肌挫伤与心肌梗死的区别

区别点	心肌挫伤	心肌梗死
早期病变	片状出血，可见心肌纤维撕裂和细胞碎片	心肌纤维嗜酸性变或断裂
受损心肌与正常心肌间分界	分明	存在过渡
损伤区域	含铁血黄素多见，周围可见明显心肌纤维损伤，冠状动脉病变不明显或无血栓形成	心肌梗死发生在病变冠状动脉支配区域，可见冠状动脉粥样硬化及血栓形成等
愈合后	片状瘢痕，间以正常心肌组织	瘢痕周围心肌有慢性缺血缺氧病变，两者之间呈狼牙交错样

四、法医学鉴定

1．死亡原因鉴定：心功能不全是一种死亡机制，不能作为独立的死亡原因，应以原发性损伤作为死因。

2．心功能不全的鉴定：心功能不全的病理学改变为全身脏器淤血、急性肺水肿、脑水肿等。

3．心脏原发性疾病参与度的评估：必须详细检验伤、病后分别评估，并结合案情进行综合分析。

第七节　多器官功能障碍综合征

一、概念及主要特点

（一）概念

多器官功能障碍综合征（multiple organ dysfunction syndrome，MODS）是指在严重创伤、感染、失血、大手术等应激状态下，机体短时间内出现两个或两个以上器官或系统功能进行性降低乃至衰竭的综合征。肺脏、胃肠道、肝脏和肾脏是 MODS 发生过程中最早受累的器官。

（二）主要特点

原发性因素启动 MODS 发生后，即使原发性因素消失，MODS 的发展进程仍在继续乃至引起死亡，死亡率高达 62.5%～85%。

二、发生原因及发病机制

（一）发生原因

法医学实践中，MODS 是机械性损伤常见的并发症。引起 MODS 的原因往往是综合性、多因素的。

（二）发病机制

外伤性 MODS 的早期发病环节可能有一定的特征性，之后与感染、休克等引起的 MODS 有共同的发生机制。失控的全身炎症反应综合征（SIRS）是 MODS 发生的共同前置通路，其发病机制如下。

发病机制
1．促炎-抗炎反应失衡：MODS 发病机制的基石。
2．肠道细菌移位、内毒素入血。
3．缺血再灌注损伤。
4．两次“打击”和双项预激假说。
5．应激基因假说。

三、病理学变化

1．始动原因：原发性损伤及伴随发生的各种感染、脓毒血症等。

2．潜在疾患（易发因素）的病变：各种营养不良病理改变。

3．发展成为 MODS 病变：表现为肺、肝、肾等多个器官衰竭的相应病变。

四、法医学鉴定

1．MODS 的鉴定

（1）MODS 的临床特点及诊断标准。

（2）病理学缺乏特征性，受累器官仅是急性炎症反应。

2．原因鉴定：原发性机械性损伤是主要原因。

3．易发因素的鉴定

（1）基础性疾病：常是高危易发因素。

（2）医疗因素。

4．MODS 的临床特点

（1）器官衰竭通常不直接来自原发性损伤，从原发性损伤到发生器官功能衰竭在时间上有一定的间隔。

（2）与休克和感染关系密切，但并非所有患者都有细菌学证据，30%以上患者临床及尸检中没有发现感染病灶。

（3）可累及完全健康的器官，且来势凶猛，病情发展迅速，死亡率高。

第八节　颅脑损伤的并发症及后遗症

一、外伤性脑脊液漏

（一）常见原因

外伤引起颅底骨折，同时伴有硬脑膜及蛛网膜的破裂，脑脊液经此破损处漏到硬膜外，从耳或鼻流出。

（二）分类

根据外伤性脑脊液漏发生时间，可以分为急性脑脊液漏（伤后立即发生）和延迟性脑脊液漏（伤后数周或数年发生）。

（三）延迟性脑脊液漏的发生原因

1．外伤后脑膜撕裂处为血块堵塞，血块吸收后才发生脑脊液漏。

2．外伤后脑水肿严重，脑组织堵塞破口，待水肿消退后发生脑脊液漏。

3．外伤时脑膜裂口较小，但后因咳嗽、用力，颅内压突然增高，使脑膜裂口扩大而发生。

（四）预后

脑脊液漏的最大危险是逆行性颅内感染引起脑膜炎，单纯外伤性脑脊液漏大多数可自行愈合。

二、外伤后颅骨骨髓炎

（一）头颅X线平片改变

局部钙化、死骨形成、骨质缺损或残缺不齐。

（二）常见原因
1．颅脑开放性损伤时颅骨直接被污染、伤后清创不及时或处理不当。
2．头皮损伤合并伤口感染经血管蔓延至颅骨，或外伤后头皮缺损使颅骨长期外露、坏死、感染。
3．颅底骨折累及鼻旁窦、中耳腔和乳突。

三、外伤后颅内脓肿

1．原因：多发生于开放性颅脑损伤或颅底骨折后。
2．分类：硬脑膜外脓肿、硬脑膜下脓肿、脑脓肿。
3．硬脑膜外脓肿。

原因
（1）开放性颅骨骨折或头皮缺损，颅骨外露。
（2）头皮、骨膜下血肿伴感染致使颅骨感染，再向内形成硬膜外脓肿。

病理改变
（1）脓腔内可见脓液。
（2）脓腔内有较多肉芽组织，脓肿多呈局限性。

4．硬脑膜下脓肿。

原因
（1）开放性颅骨骨折，感染未控制，向内扩展形成硬脑膜下脓肿。
（2）少数因头皮软组织感染经导血管蔓延至颅骨板障或硬脑膜下，也可形成硬脑膜下脓肿。

病理改变：由于硬脑膜下腔无阻力，脓液极易扩散，常可累及整个大脑半球或沿颅底蔓延，如患者长期卧床，脓液可沉积于颞部和枕颞部。

5．脑脓肿。开放性颅脑损伤、头皮软组织感染、头皮缺损颅骨外露均可因细菌侵入脑内形成化脓性脑炎，脑组织可发生液化，周围形成由纤维组织、网状内皮细胞及星形胶质细胞构成的脓肿壁。脑脓肿临床上可出现全身感染、颅内高压、脓肿发生部位脑功能缺失等症状。

四、化脓性脑膜炎

1．原因：颅底骨折伴脑脊液漏、颅脑穿透性开放伤等。

2．临床表现：脑水肿、颅内压增高、脑血流障碍等。

五、外伤性癫痫

（一）分类
1．早期：多出现于伤后1周内，常因脑挫伤、凹陷骨折、蛛网膜下腔出血、颅内血肿、急性脑水肿等引起。
2．晚期：多发生在伤后3个月以上，常因脑膜瘢痕形成、脑萎缩、脑室穿透畸形、脑脓肿等引起。

（二）特点
1．常发生于年轻成人，以20～40岁为多。
2．80%～90%发生于男性。
3．具有癫痫家族史的患者伤后更易发生癫痫。

（三）相关因素

与颅骨凹陷骨折、脑膜-脑皮质损害、伤后出现神经系统症状和体征、颅内血肿、外伤后遗忘等相关。

六、外伤性脑积水

（一）原因
1．颅脑损伤后，由于脑外伤直接造成导水管、第三脑室或第四脑室出口粘连或阻塞。
2．脑外伤后发生蛛网膜下腔出血引起纤维性粘连，使脑脊液循环受阻。
3．脑外伤引起脑缺血缺氧，出现脑水肿，压迫脑池和脑表面蛛网膜下腔。
4．外伤引起颅内大静脉窦阻塞、静脉回流受阻、脑脊液吸收障碍等。
5．颅脑外伤后发生广泛髓鞘变性，脑实质萎缩，致脑室代偿性扩大。

（二）临床表现

头部外伤的急性症状消失后，患者出现逐渐加重的精神症状，表现为淡漠、呆滞、易激惹、对外界刺激反应迟钝、步态不稳、震颤麻痹样综合征等。

七、去大脑皮质综合征和迁延性昏迷

（一）概念

颅脑外伤致原发性脑干损伤；或颅内血肿或脑水肿引起颅内压增高，脑疝形成，发生继发性脑干损伤；或广泛而严重的脑挫裂伤使大脑皮质、间脑和脑干受损，脑干网状结构上行激活系统破坏不能使觉醒刺激向上传导，使皮质处于抑制状态，称为去大脑皮质综合征。昏迷时间超过3个月者，称为迁延性昏迷。

（二）临床表现
1．意识和思维能力丧失。
2．对外界刺激反应消失或极差。
3．皮质下和脑干功能可逐渐恢复，能自动睁眼、转动眼球，偶尔有无意识动作。

八、颅脑损伤并发症及后遗症的法医学鉴定

（一）法医学鉴定

应结合外伤史、伤后症状及治疗经过、尸体检验等进行综合考虑。

（二）颅脑损伤与机体原有基础疾病的相互关系
1．颅脑损伤病程中，机体的病理生理状态加重原有基础病变。
2．原有基础疾病加重颅脑损伤。
3．颅脑损伤病程与基础疾病无关。

英汉名词对照

acute lung injury，ALI	急性肺损伤
acute respiratory distress syndrome，ARDS	急性呼吸窘迫综合征
air embolism	空气栓塞
compensatory anti-inflammatory response syndrome，CARS	代偿性抗炎反应综合征
crush syndrome	挤压综合征
embolism	栓塞
embolus	栓子
fatty embolism	脂肪栓塞
ischemia reperfusion injury，IRI	缺血再灌注损伤
multiple organ dysfunction syndrome，MODS	多器官功能障碍综合征
posttraumatic cardiac insufficiency，	创伤后心功能不全
pulmonary thrombo-embolism	肺动脉血栓栓塞
shock	休克
systemic inflammatory response syndrome，SIRS	全身炎症反应综合征
traumactic complication	损伤并发症

习题精选

一、填空题

1．常见的损伤并发症包括：①______________________、②______________________、③__________________、④__________________、⑤__________________、⑥__________________、⑦__________________。

2．休克发生原因主要有__________________、__________________、__________________和__________________。

3．机械性损伤引起的休克主要类型为__________________和__________________。

4．栓塞可分为①__________________、②__________________、③__________________、④__________________、⑤__________________和⑥__________________等。

5. 肺动脉血栓栓塞具有①________________、②________________、③________________、④______________等特点。引起肺动脉血栓栓塞的血栓栓子主要源自①________________、②______________血栓形成。

6．肺动脉血栓栓塞的必要前提是__________________，血栓脱落的好发因素包括__________________、__________________，炎症反应可能是血栓脱落的__________________。

7．脂肪栓塞主要发生于__________________。

8．对于缺乏临床依据的案例，需对肺中脂肪栓子进行定量，以每单位体积组织内的栓子数量表示：在 15μm 切片上，10 倍物镜计数 20～40 个视野，每个视野平均不到 1 个栓子为__________________，1～3 个为__________________，>3 个为__________________。

9．肺脂肪栓塞可以分为 5 级，0 级为__________________，1 级为__________________，2 级为__________________，3 级为__________________，4 级为__________________。

10．引起空气栓塞的主要原因是__________________，一般情况下迅速进入血液循环的空气量达__________________左右时，即可导致急性右心衰竭。

11．挤压综合征的特征性病理变化为__________________和__________________。

12．受损部位软组织特别是肌肉变性、肌浆溶解和血管通透性增加是挤压综合征的__________________。

13．急性呼吸窘迫综合征的临床特征为__________________和__________________。根据临床表现特有的发展规律，典型的临床经过可分为__________________、__________________、__________________和__________________四期。

14．创伤后心功能不全的常见原因有①__________________、②__________________、③__________________、④__________________、⑤__________________等。

15．颅脑损伤后并发症及后遗症包括：①__________________、②__________________、③__________________、④__________________、⑤__________________、⑥__________________及⑦__________________。

二、名词解释

1. traumatic complication；2. shock；3. embolism；4. embolus；5. pulmonary thrombo-embolism；6. fatty embolism；7. air embolism；8. crush syndrome；9. acute respiratory distress syndrome；10. posttraumatic cardiac insufficiency；11. multiple organ dysfunction syndrome；12. 去大脑皮质综合征；13. 迁延性昏迷

三、问答题

1. 损伤并发症的特点是什么？
2. 如何进行损伤并发症的鉴定？
3. 休克的形成机制是什么？
4. 如何进行休克的法医学鉴定？
5. 肺动脉血栓栓塞的发生机制是什么？
6. 如何进行肺动脉血栓栓塞的法医学鉴定？
7. 如何进行脂肪栓塞的法医学鉴定？
8. 挤压综合征的形成原因及死亡机制是什么？
9. 多器官功能障碍综合征的病理学改变是什么？

习题参考答案

一、填空题

1. ①休克；②呼吸窘迫综合征；③栓塞；④挤压综合征；⑤感染；⑥创伤性心功能不全；⑦多器官功能障碍综合征
2. 失血；创伤；损伤感染；心脏疾患；过敏
3. 创伤性休克；失血性休克
4. ①血栓栓塞；②脂肪栓塞；③气体栓塞；④肿瘤细胞栓塞；⑤寄生虫栓塞；⑥异物栓塞
5. ①起病急；②进展快；③死亡率高；④死亡时间短暂；①下肢深静脉；②盆腔静脉
6. 血栓脱落；肢体活动；血栓形成处于不稳定期；促进因素
7. 肺
8. 轻度；中度；重度
9. 无脂栓；寻找后才见到脂栓；较易见到脂栓；脂栓较多；致命性脂栓
10. 颈胸部大、中静脉破裂；100ml
11. 肾脏大量肌红蛋白管型；近曲小管上皮坏死
12. 始动环节

13．进行性呼吸窘迫；难治性低氧血症；损伤期；相对稳定期；呼吸衰竭期；终末期

14．①创伤引起血容量减少；②血管阻力增高；③静脉血流障碍；④心室舒张受限；⑤心率失常

15．①外伤性脑脊液漏；②外伤后颅骨骨髓炎；③外伤后颅内脓肿；④化脓性脑膜炎；⑤外伤性癫痫；⑥外伤性脑积水；⑦去大脑皮质综合征和迁延性昏迷

二、名词解释

1．traumatic complication：机械性损伤并发症，机体在原发性外伤的转归过程中或在损伤的医疗过程中发生了与原发性外伤之间存在直接因果关系的一种或几种不良后果。

2．shock：休克，是指机体遭受到失血、严重创伤、感染和某些疾病等的刺激，通过“血管-神经”反射所引起的以微循环障碍为特征的急性循环功能不全，以及由此导致组织器官血流灌注不足、缺氧和内脏损害的综合征。

3．embolism：栓塞，是指在循环血液中出现的不溶于血液的异常物质，随血流运行至远处阻塞血管腔的现象。

4．embolus：栓子，是指循环血液中出现的不溶于血液并阻塞血管的物质。栓子可以是固体、液体或气体。

5．pulmonary thrombo-embolism：肺动脉血栓栓塞，是血栓栓子堵塞肺动脉及其分支引起急性肺循环障碍的临床和病理生理综合征。

6．fatty embolism：脂肪栓塞，是指发生于严重外伤特别是长管状骨骨折、脂肪组织丰富的软组织挫压伤后，肺脏、脑等多器官微血管脂滴堵塞管腔的现象。

7．air embolism：空气栓塞，是指大量空气迅速进入血液循环或原溶于血液内的气体迅速游离形成气泡阻塞心血管血流的现象。

8．crush syndrome：挤压综合征，是指人体躯干、四肢等肌肉丰富的部位受到长时间严重挤压，致使局部受压组织缺血、挫伤、坏死，肌浆溶解、肌红蛋白释放，出现以肌红蛋白尿、代谢性酸中毒、高钾血症和氮质血症等急性肾衰竭为主的综合征。

9．acute respiratory distress syndrome：急性呼吸窘迫综合征，是指各种致伤因素引起的以肺间质毛细血管通透性增强为基础，以肺水肿、透明膜形成和肺不张为主要病理变化，以进行性呼吸窘迫、难治性低氧血症和肺部 X 线呈云雾样变化为临床特征的急性呼吸功能衰竭综合征。

10．posttraumatic cardiac insufficiency：创伤后心功能不全，是指严重外伤导致心输出量明显降低、不能适应机体代谢需要的病理生理过程。创伤后心功能不全是严重创伤尤其是创伤性休克引起的继发性心脏功能障碍乃至衰竭的过程。

11．multiple organ dysfunction syndrome：MODS，多器官功能障碍综合征，是指在严重创伤、感染、失血、大手术等应激状态时，机体短时间内出现两个或两个以上器官或系统功能进行性降低乃至衰竭的综合征。肺脏、胃肠道、肝脏和肾脏是 MODS 发生过程最早受累的器官。

12．去大脑皮质综合征：颅脑外伤致原发性脑干损伤；或颅内血肿或脑水肿引起颅内压增高，脑疝形成，发生继发性脑干损伤；或广泛而严重的脑挫裂伤使大脑皮质、间脑和脑干受损，脑干网状结构上行激活系统破坏不能使觉醒刺激向上传导，使皮质处于抑制状态，称为去大脑皮质综合征。

13．迁延性昏迷：颅脑损伤后出现去大脑皮质综合征导致昏迷时间超过 3 个月者，称为迁延性昏迷。

三、问答题

1．损伤并发症的特点是什么？

答：损伤并发症具有以下特征：①损伤并发症发生在损伤的转归或损伤的医疗过程中；②损伤并发症是与原发性外伤不同的另一种或几种不良后果；③损伤并发症与原发性外伤在病理学上有因果关系，但并发症不是原发性外伤的必然结果，只是偶然结果。

2．如何进行损伤并发症的鉴定？

答：（1）明确损伤并发症：系统全面地尸检是查明损伤并发症的关键步骤。有些损伤并发症的确定需进行特殊检验。此外，临床资料可为尸检提供重要参考，甚至成为某些并发症鉴定的重要依据。

（2）评估原发性损伤：原发性损伤决定着损伤并发症的发生及其种类。根据原发性损伤的性质和严重程度，可预示某些并发症引起死亡的概率。

（3）评估伤病关系：伤者原来患有某种疾病，可能对损伤并发症的发生、发展有影响。一般情况下，机体存在的基础对损伤并发症的发生起到促进作用。因此，对疾病的参与程度评估应遵循一般临床医学的原则和规范，从损伤并发症发生的原因、发生机制和疾病性质等多个方面来综合评定伤病关系。

（4）评估介入因素：从原发性损伤至损伤并发症的发生，除损伤本身外，其间可能有各种因素的参与。常见的介入因素为社会客观条件、加害者的主观因素、受伤者的主观因素（医疗失误）。

3．休克的形成机制是什么？

答：创伤失血是造成血流灌注不足引起休克的最常见原因。一般来说，突然失血量达到总血量的 1/3（约 1500ml）以上时，由于大量血液流失，有效循环血容量减少，微循环灌注不足，引起全身器官和组织缺血、缺氧，重要器官功能障碍和代谢紊乱，即发生失血性休克。创伤性休克多为失血性休克伴以不同程度的组织损伤，其有效血容量减少为多因素的综合效应。

4．如何进行休克的法医学鉴定？

答：（1）查明原发性损伤。明确创伤类型，判断创伤的严重程度，测算原发性损伤的面积、深度等，特殊部位的出血，排除致死性原发性损伤。

（2）确证创伤后发生休克。①病理依据。在原发性损伤病理变化的基础上还有休克的非特征性病理变化：全身尸表及黏膜苍白，尸斑浅淡；肝、肾等血液丰富的器官被膜苍白；大血管、心腔空虚；肺可表现为肿胀淤血；脾明显收缩；等等。②临床依据。皮肤、黏膜苍白，口唇发绀、四肢皮肤湿冷；脉搏：虚细而数，脉率常超过 110 次/分，晚期出血心力衰竭时，脉搏变慢且微细；血压：下降超过基础血压 30%，脉压又低于 4kPa；症状：呼吸困难和发绀，尿量减少，不同程度的意识障碍；辅助检验：血红蛋白及血细胞比容指标升高；尿比重增加，呈酸性；高钾低钠血症；血小板减少、凝血酶原时间延长和纤维蛋白含量增加；等等。

（3）排除其他并发症死因。休克是创伤早期常见的死因之一，多发生在外伤后 48 小时之内。鉴定外伤并发休克引起死亡，必须排除脂肪栓塞综合征、急性呼吸窘迫综合征等并发症的发生。

（4）伤病关系和介入因素评估。综合原发性损伤的严重程度、失血量、休克程度、疾病轻重等，正确评估伤病关系以及前述介入因素。

5．肺动脉血栓栓塞的发生机制是什么？

答：血栓形成是血栓栓塞的前提条件。血栓形成的主要因素为血管内皮损伤、血液高凝状态和血流缓慢或涡流。机械性损伤，特别是骨折、器官损伤发生后机体的凝血机制明显增强，血液处于高凝状态，伤者肢体制动导致血流缓慢，以及损伤引起局部的血管内皮损伤，从而为血栓形成创造了有利条件，尤其是下肢、骨盆骨折在下肢深静脉和盆腔静脉容易形成血栓。另外，应激、深静脉血管炎、缺氧、肥胖、妊娠、服用避孕药、年长、心肺疾病等因素也能促进血栓形成。血栓脱落是肺动脉血栓栓塞的必要前提。肢体活动、血栓形成处于不稳定期等是血栓脱落的好发因素，炎症反应可能是血栓脱落的促进因素。

6．如何进行肺动脉血栓栓塞的法医学鉴定？

答：①明确的外伤史。②死亡迅速；典型的死前临床表现：突然呼吸困难、胸痛、咯血、濒死感、发绀、右心衰竭、低血压、肢端湿冷等。③肺动脉血栓栓塞：肺动脉或其主要分支存在血栓是明确肺动脉血栓栓塞的必要条件。④合理评估其他因素：认真评估伤者的体质、临床治疗措施等因素在肺动脉血栓栓塞中的作用。

7．如何进行脂肪栓塞的法医学鉴定？

答：①外伤史，如长骨骨折、大面积软组织挫伤。②临床表现：伤后 12～24 小时清醒期后开始发热，体温突然升高，出现脉快、呼吸系统和脑症状及四肢乏力，症状迅速加重，可出现抽搐或瘫痪。呼吸中枢受累时可出现呼吸不规则、潮式呼吸、严重者可呼吸骤停等。③病理改变：除原发性损伤外，HE 染色切片呈毛细血管或小动脉腔内有空泡透亮影，应常规进行冷冻切片、特殊染色确认。

8．挤压综合征的形成原因及死亡机制是什么？

答：形成原因：①地震房屋倒塌、道路交通事故挤压等意外事故引起肌肉等软组织严重挤压、挫伤；②四肢、臀部和背部等肌肉丰富部位遭受反复打击、长时间四肢被绑固定等机械性暴力作用。

死亡机制：严重挤压、挫伤等机械性暴力作用引起局部血管内皮细胞缺血缺氧性损伤或血管壁破裂，血浆渗出、水肿，进一步增加局部组织张力，加重微循环障碍，骨骼肌变性、细胞膜通透性增高或骨骼肌纤维破坏，肌浆溶解、肌红蛋白及细胞内钾离子释放入血。因局部创伤性炎症反应，白细胞聚集、浸润，大量细胞因子和损伤相关分子分泌增多和酸中毒等，导致以急性肾衰竭为主要特征的全身性损伤反应。

9．多器官功能障碍综合征的病理学改变是什么？

答：一般情况下，多器官功能障碍综合征（MODS）的病理学包括始动原因、潜在疾患（易发因素）的病变和发展成为 MODS 病变。始动原因为原发性损伤及伴随发生的各种感染、脓毒血症等。潜在疾患（易发因素）的病变：各种营养不良病理改变。发展成为 MODS 病变：表现为肺、肝、肾等多个器官变性、坏死及炎症反应等器官衰竭的非特异性改变。MODS 不同时期主要器官的病理变化如下表所示。

脏器	改变
肺	急性肺损伤是 MODS 发生、发展过程中早期病理变化。 （1）早期（第 1 天）：不同范围、不同程度的充血、出血，肺血管白细胞聚集，肺间质水肿，可形成血管周围水肿套，可有微血栓形成。 （2）稍后（第 2 天）：发生肺泡水肿和透明膜，肺泡壁增厚，肺泡萎陷，Ⅱ型上皮细胞退变或反应性增生，常合并支气管肺炎。 （3）再后：肺炎扩大、融合，可发生肺脓肿，血供障碍和血管内皮细胞、肺泡上皮细胞退变为炎症。 （4）较晚时期：Ⅱ型上皮细胞显著增生、成纤维细胞增生甚至肺纤维化
肝	肝脏是 MODS 发生过程中最早受累的关键器官。 （1）临床检验：早期肝细胞损伤不能为临床所检出。伤后 3～4 天肝功能改变。 （2）MODS 发生早期：肝窦充血，肝细胞肿胀，库普弗细胞肿大，吞噬活跃。 （3）稍后：肝细胞变性加重，常发生嗜酸性变、脂肪性变、细胞坏死。 （4）第 4～5 天：肝细胞坏死灶，肝窦内也多见坏死细胞，坏死灶周围有淋巴细胞浸润。 （5）晚期：肝细胞再生
肾	（1）早期：肾小球充血或缺血，肾小管上皮细胞肿胀、透明样变，间质水肿；电子显微镜下肾小球毛细血管内皮细胞、肾小管上皮细胞水肿及细胞线粒体膜损伤。 （2）稍后：小球间质细胞增生，基底膜疏松，足细胞水肿，足突融合，肾小管上皮细胞空泡变性，并可坏死脱落。 （3）再后：肾小球系膜细胞增生，基质增多。病情加重者可见肾小球细胞病变和毛细血管缺血加重，肾小管上皮细胞变性坏死明显
肠	肠黏膜屏障受损可能是 MODS 发生的早期病理变化。 （1）早期：肠壁黏膜充血、水肿，炎症细胞浸润，上皮细胞微绒毛减少，线粒体肿胀。 （2）稍后：黏膜出血，上皮变性、坏死、脱落，形成糜烂、浅表溃疡，以后病情加重或趋向愈合
脑	（1）早期：脑膜和脑实质充血，脑组织水肿。 （2）随后：病变加重，可发生脑膜及脑实质出血，神经细胞水肿或萎缩，以至坏死，出现“噬神经元现象”。神经胶质细胞肿胀、增生

（李玉华　瞿鹏飞）

第十三章　机械性窒息

目的要求

一、掌握

窒息与机械性窒息的概念；机械性窒息死亡尸体体表和尸体内部征象；缢死、勒死、扼死的概念及其死亡机制；缢死、勒死、扼死的颈项部形态学特点及其鉴别；缢死、勒死、扼死的法医学鉴定；生前缢死和死后缢吊的鉴别；溺死尸体的形态学改变和法医学鉴定，水中尸体的法医学鉴定，硅藻的检测方法；性窒息的概念及现场特点。

二、熟悉

机械性窒息的分类；缢、勒绳套与绳结的物证意义；捂死、闷死及哽死的概念、方式、病理学改变及法医学鉴定；溺死的死亡机制，硅藻检查结果的评价；压迫胸腹部所致窒息、性窒息、体位性窒息的概念。

三、了解

机械性窒息的死亡过程；捂死、闷死、哽死、压迫胸腹部所致窒息、性窒息、体位性窒息的死亡机制；溺死的死亡过程；溺死的实验室检验方法。

窒息

- 1．定义：呼吸过程受阻或异常，导致全身各器官组织缺氧，二氧化碳潴留，引起细胞代谢障碍、功能紊乱和形态结构损害。
- 2．根据呼吸过程不同环节功能障碍
  - 外窒息。
  - 内窒息。
- 3．根据窒息发生的原因、机制和病理过程
  - 机械性窒息。
  - 电性窒息。
  - 中毒性窒息。
  - 空气中缺氧性窒息。
  - 病理性窒息。

第一节 机械性窒息概述

一、机械性窒息的定义及分类

1．定义：机械性暴力作用引起呼吸障碍所导致的窒息。

2．分类（根据暴力作用方式和部位的不同分）

（1）压迫颈部导致的窒息，包括缢颈、勒颈、扼颈。

（2）闭塞呼吸道引起的窒息，如捂死。

（3）异物阻塞呼吸道导致的窒息，如吸入性窒息。

（4）液体吸入呼吸道引起的窒息，如溺死。

（5）压迫胸腹部导致的窒息，如踩踏事件、煤矿坍塌等。

（6）异常体位引起的窒息，如意识不清、过度饮酒引起的异常体位等。

二、机械性窒息的病理生理变化

机械性窒息作用于人体，引起机体各器官组织变化，包括病理生理学和形态学变化。其变化的程度取决于机械性窒息的性质、作用方式，以及窒息发生的速度、程度、持续时间。主要包括以下 4 个方面的改变，其中以呼吸系统功能障碍最为明显。

（一）呼吸系统功能障碍

实际中呼吸障碍是一个连续的过程，为便于研究和表述，以及随着窒息的程度加深，表现不同，可分为 6 期（表 13-1）。

表 13-1 机械性窒息时呼吸功能障碍各时期比较

分期	呼吸情况	循环表现	其他表现	持续时间
窒息前期	体内尚有剩余氧气可供组织细胞代谢利用，此期可不表现出任何症状			一般持续 0.5 分钟，存在个体差异，受过训练者可持续 1.5 分钟
吸气性呼吸困难期	吸气强于呼气	心率增加，血压升高	颜面部、手指发绀，眼球突出	一般持续 1～1.5 分钟
呼气性呼吸困难期	呼气强于吸气	心率下降	骨骼肌从阵发性痉挛到强直，甚至角弓反张，意识逐渐丧失、瞳孔缩小，出现流涎、排便或者排精	持续不超过 1 分钟
呼吸暂停期	呼吸浅而慢	心搏微弱，血压下降	肌肉松弛，全身痉挛消失，易出现“假死”状况	持续 1～2 分钟
终末呼吸期	呼吸中枢几乎衰竭，出现潮式呼吸，间歇性张口呼吸，鼻翼扇动，有数次间歇性深呼吸		瞳孔散大，肌肉松弛	一般持续 1 至数分钟
呼吸停止期	呼吸停止	心跳停止，偶见心脏搏动		一般持续数分钟到十几分钟

（二）中枢神经系统功能障碍

脑部对氧气最为敏感，缺氧时间较长易出现判断力下降、运动不协调，严重时导致烦躁、惊厥，全身强直性痉挛。

（三）血液循环障碍

心肌缺氧可引起心率减慢、心律不齐。严重时，心肌细胞会出现不可逆转的缺氧性损害。整个过程中，舒张压一般降低，但收缩压则持续升高，直至机体死亡时才急剧下降。

（四）肌肉功能失常

窒息初期由于意识丧失，肌肉松弛。后期可出现呼吸肌收缩增强、惊厥等。

上述窒息表现，从开始至死亡一般经历 5～6 分钟，称为急性窒息死亡；但有时机械性外力并未使气道完全闭塞，从而使窒息死亡的时间延长，称为亚急性窒息死亡；若窒息后未立即死亡，而存活一段时间后又因其并发症死亡者称为迟发性窒息死亡。

三、机械性窒息死亡尸体的一般征象

（一）体表征象

1. 颜面部：淤血、发绀、肿胀（应与颜面部尸斑相鉴别）。
2. 瘀点性出血：大多数在球睑结膜双侧出现，部分可见于颈部受压处以上部位，或者口腔黏膜可见出血点。
3. 尸斑出现较早、分布显著、广泛：颜色多为暗红色，尸斑显著部位可伴有出血点。
4. 尸冷缓慢。
5. 牙齿浸染：出现玫瑰齿（窒息死亡尸体的牙齿在牙颈表面可出现玫瑰色或淡棕红色，经过乙醇浸泡后色泽更加鲜红，称为玫瑰齿），对推断腐败尸体的窒息有一定参考价值。
6. 其他改变：大小便失禁，排精，口涎、鼻涕流出，眼球突出，出现舌咬痕。

（二）内部征象

1. 内部器官淤血。
2. 器官被膜下、黏膜瘀点性出血：Tardieu 斑，由法国警察外科医师 A. A. Tardieu 首先发现描述，是指机械性窒息死亡者内脏器官的被膜、浆膜、外膜等处出现的出血点。该现象也可出现于猝死、败血症、酒精中毒等尸体。
3. 肺气肿、肺水肿：在溺死的尸体上可见“蕈样泡沫”。
4. 胰腺出血：无炎性细胞浸润，有别于出血坏死性胰腺炎。
5. 其他改变，如脾贫血。

（三）显微病理学改变

窒息死亡尸体内脏器官的组织细胞主要表现为缺氧性改变，其中以脑、心、肺的变化较为明显。

1. 脑：完全缺氧 5～8 分钟后，神经细胞出现不可逆转的退行性改变。以脑皮质及皮质下神经核团受累最为严重。表现为细胞肿胀变圆、尼氏小体消失、胞质液化、脂肪变性或空泡形成；核偏位、核仁消失，核破碎乃至消失；神经细胞嗜酸性染色，可见噬神经现象。
2. 心肌：缺氧 5～8 分钟后，心肌细胞水肿，颗粒样变性，核内和胞质内空泡形成；心肌间小血管周围结缔组织疏松肿胀，小血管扩张充血，毛细血管内皮细胞肿胀；心肌细胞出现均匀一致的嗜酸性（或嗜碱性）改变等。
3. 肺：呈肺气肿改变。肺间质小静脉及肺泡壁毛细血管扩张淤血，肺泡腔内有大量水肿液；间质可见出血灶。
4. 肝：胞质及核周出现空泡，散在性分布，为可逆性改变。
5. 肾：肾组织淤血、间质水肿，近曲小管上皮细胞空泡样变性。

四、机械性窒息的法医学鉴定原则及注意事项

（一）原则

1. 疑为机械性窒息死亡的，首先应检查有无机械性窒息死亡的一般征象。
2. 若发现有机械性窒息死亡的一般征象，应重点检查有无机械性窒息死亡的特征性改变（如缢沟、扼痕等）。
3. 死亡原因分析。
4. 死亡方式确定。

（二）注意事项

1. 注意检查口鼻处及其周围皮肤、口腔、牙龈黏膜、舌黏膜及舌体组织、下颌缘处皮肤及皮下组织等是否有损伤，牙齿是否新鲜松动或脱落，等等。
2. 对于可疑颈部受压迫导致的窒息死亡，要注意检查颈部皮肤表面、皮下组织、肌肉组织是否有损伤出血；咽喉部黏膜是否有出血；舌骨、甲状软骨是否有骨折，颈总动脉内膜是否有破裂；颈椎和脊椎是否有损伤；等等。
3. 颈部受压所致窒息的尸体检验中，一般应先将颅腔、胸腔器官取出后，尽量减少颈部血管中血液，以免解剖颈部时血管出血而污染周围组织。

第二节　缢　死

一、缢死概念及缢索、缢套和结扣

1．定义：缢死俗称吊死，是利用自身全部或部分体重，使套在颈部的绳索或其他类似物压迫颈部而引起的死亡。

2．缢索
- 软缢索。
- 硬缢索。
- 半坚硬缢索。
- 其他类型：野外藤条、树杈、汽车内的安全带等。

3．缢套
- 固定型索套（死套）。
- 滑动型索套。
- 其他类型：复杂或特殊索套。

4．绳结：缢索上的结扣种类较多，如活结、死结、领带结、外科结等。

二、缢死的体位

1．完全性缢颈：悬位，即双足离地；颈部承受体重100%的压力。

2．不完全性缢颈
- 立位和蹲位者，颈部承受体重70%～80%的压力。
- 坐位者，颈部承受体重15%～20%的压力。
- 卧位者，颈部承受体重15%～40%的压力。

三、缢型

1．典型缢型：缢索最大着力点在颈前部；一般位于舌骨与甲状软骨之间，头向前倾，又称为前位缢型。

2．非典型缢型
- （1）侧位缢型：缢索最大着力点在颈部左侧或右侧，头向颈部受力侧倾斜，又称为侧位缢型。
- （2）后位缢型：缢索由项部向两侧绕行，分别经两侧下颌角后悬吊，头向后倾，称为后位缢型。

四、缢死的机制

（一）呼吸道受压、闭塞影响气体交换（实验证明15kg的重力压迫可闭塞呼吸道）

1. 前位缢型
   - （1）缢索受力点位于舌骨与甲状软骨之间，舌根被推向后上方并紧贴咽后壁，闭塞咽腔。
   - （2）舌骨大角和甲状软骨上角被推向椎体，会厌盖住喉头，闭塞呼吸道。

2. 侧位缢型：直接压迫喉头或气管而闭塞呼吸道。

3. 后位缢型：压迫项部使椎体向前突出，间接压迫呼吸道。

（二）颈部血管受压致脑缺血（实验证明17kg的重力压迫可压闭颈部所有血管）

1. 完全性典型缢吊：颈部受压较大，颈部的静脉、动脉、椎动脉可被压闭，导致脑供血中断。

2. 非典型性缢吊：颈静脉受压闭塞，颈动脉不完全闭塞，导致脑组织淤血，引起严重脑水肿，导致脑功能障碍，意识丧失。

（三）颈部神经受压引起反射性心脏停搏

1. 缢索压迫迷走神经或颈动脉窦，引起反射性心搏变慢直到停止。

2. 缢索刺激迷走神经、喉上神经，引起反射性呼吸骤停。

3. 缢索压迫刺激颈部感觉神经纤维，反射性引起大脑皮质抑制。

（四）颈椎和颈髓的损伤

1. 多见于绞刑处死或身体突然坠落悬空缢吊情况，因颈部遭到突然剧烈的牵拉，导致寰枕关节脱位而挫压颈髓，造成颈髓挫碎。

2. 常可见颈髓完全横断，也可见第2～3颈椎或第3～4颈椎分离，导致缢吊者迅速意识丧失。

3. 缢索压迫刺激颈部感觉神经纤维，反射性引起大脑皮质抑制。

五、缢死的病理学变化

（一）颈部改变

1. 缢沟的性状

（1）缢沟是缢死者颈部皮肤上形成的缢索印痕。

（2）可反映缢索的性质、形态以及颈部受力的部位和缢型种类。

（3）最深处反映受力点，即受力最重的部位，其两侧斜向上走行而逐渐变浅，最后消失，一般两端不相交，无缢沟处称为“提空”。

（4）缢沟的位置和方向：前位缢型，缢沟在颈前部最深，位于甲状软骨与舌骨之间，在枕外隆凸两侧消失；侧位缢型，缢沟在颈的左侧或右侧最深，相当于甲状软骨水平，在对侧耳部下方或耳后形成提空；后位缢型，缢沟以项部最深，至颈前部形成提空。

（5）缢沟的数目：以一条缢沟常见。

（6）缢沟的宽度和深度：与缢索的软硬、粗细和缢型、体位、重量及缢吊的时间长短有关。一般缢索着力部位处缢沟最深，两侧渐变浅，到提空处消失。

（7）缢沟的颜色与皮肤损伤：与缢沟处皮肤损伤的程度有关。

（8）缢沟印痕与附着物：缢沟处皮肤常能留下缢索表面纹理的花纹样印痕、缢索上的附着物（如沙粒、漆片或纤维等）。

2．缢沟皮肤组织学改变

（1）HE 染色，缢沟处皮肤角化层缺损，皮肤全层致密变薄。

（2）扫描电子显微镜下，表皮和真皮内有散在或成团的红细胞，并附着有纤维蛋白和血小板残片，对判断生前缢沟较有价值。

（3）用弹力纤维染色或苦味酸靛胭脂红染色，有助于鉴别生前或死后缢沟。

3．颈深部组织和器官改变

（1）颈部肌肉的损伤：因颈部压迫于硬缢索上，可使胸锁乳突肌、胸骨舌骨肌、甲状舌骨肌和肩胛舌骨肌出现相应的压陷痕迹，也称为“内部缢沟”。

（2）颈部浅、深淋巴结出血：缢沟下方的淋巴结出血较明显，颈部软组织出血后，红细胞可沿毛细淋巴管流向附近的淋巴结，是生前缢沟的重要依据。

（3）颈动脉损伤：常见于老年缢死者，颈总动脉的颈内和颈外动脉分支处下方动脉内膜有 1 条或 2 条横向裂纹。

（4）舌骨大角、甲状软骨骨折：骨折与缢型无关，多见于 40 岁以上的缢颈者。

舌骨大角骨折
- 多发生于舌骨大角外 1/3 和内 2/3 交界处。
- 骨折可为单侧或双侧，并伴有出血。
- 分型
  - 内向骨折：舌骨大角外 1/3 处因受内向压力而骨折，外侧面骨膜撕裂，内侧面尚未撕裂。
  - 外向骨折：舌骨大角受由前向后的压力而骨折，内侧面骨膜撕裂，外侧面尚未撕裂。
  - 牵引性骨折：舌骨大角内 1/3 处因受周围软组织牵拉而骨折。

（二）缢死的其他改变

1．颜面部
- （1）面色：前位缢型面色苍白，俗称“白缢死”；侧位缢型颜面部肿胀、青紫色，俗称“青缢死”；后位缢型与此相似。
- （2）面部瘀点性出血：多见于面部、前额、眼结膜等处。
- （3）舌尖露于齿列外
  - 缢索压迫颈部喉结上方位置，舌不露出。
  - 缢索压迫颈部甲状软骨下方，舌尖可露于两齿之间。
  - 侧位缢型，舌尖向颈部受力的对侧斜向伸出。

2．体表及手足损伤：一般自缢者的躯干和四肢体表无损伤。

3．尸斑：多见于前臂、手足、小腿等部位；腰带压迫的上方区域。

4．内部器官：心、肺、肝、肾及胃肠淤血，浆膜下有瘀点性出血。

前位缢型：脑组织多呈贫血状。
后位或侧位缢型：脑膜、脑组织和腺垂体均有不同程度的淤血。

六、缢索的检验

1．搜集、保留现场的缢索。

2．检查缢索：包括检查其性状、索套的圈数与缢沟的性状、条数、印痕是否相互印证；检查缢索上的附着物与缢沟上的是否一致。

3．保留绳结：绳结可反映作案人的职业性质和日常生活习惯。

4．观察缢索上的人体组织：以认定缢死时使用的缢索。

七、缢死的法医学鉴定

1．缢死多为自杀，成年人较多，儿童少见（表 13-2）。

2．他杀者少见，偶见被害人处于无抵抗力的情况下被他人缢死。

3．意外缢死多见于儿童（表 13-3）。

表 13-2　缢死与死后缢尸的鉴别

项目	窒息征象	颜面部改变	缢沟的生活反应
缢死	全身血液呈暗红色流动性（死后不久）； 内脏器官淤血； 眼球睑结膜、口腔、气管和胃肠黏膜、器官浆膜下可见瘀点性出血	前位缢死者面色苍白； 非典型缢死者颜面肿胀发绀，前额有瘀点性出血	生前缢沟有表皮剥脱，缢沟间皮肤有出血点； 缢沟处的颈深部肌肉挫压性出血； 颈浅、深淋巴结出血； 舌骨大角骨折伴出血
死后缢尸	无窒息的一般尸体征象	皮肤无瘀点性出血等	无生活反应

表 13-3　自缢、他缢、意外性缢死的鉴别

鉴别要点	自缢	他缢	意外性缢死
年龄	多为成年人（偶见两人一起）	处于沉睡、醉酒、昏迷无抵抗力的成年人	多发生于幼儿，偶见成人醉酒跌倒，颈部遭卡顿导致缢死
案情	多为自杀	多为他杀	意外死亡
现场情况	平静，现场或死者衣兜内可留有遗书。室内缢死，门窗多闭锁，室外现场无搏斗迹象	常有搏斗痕迹，多留有凶手的脚印，甚至因搏斗可留有凶手的血迹	无特殊情况
体位	一般前位缢死多见	可悬尸造成自缢体位假象，死后悬尸多为完全性缢吊	因现场情况不同，如意外跌倒，颈部被绳索绊套缢死；钉子勾住衣领缢死；幼儿从床与墙的间隙中滑落，颈部卡在床沿；幼儿模仿失误造成缢死
缢索	多选用布绳、麻绳、尼龙绳等易得到的绳索	绳索或类似物均可，在野外也可就地取材，如藤条、树杈等	造成颈部压迫的物体均可
悬吊点	多选择在最方便之处，如房梁、门框、管道等	方便悬空尸体的地方均可	据现场情况而定

续表

鉴别要点	自缢	他缢	意外性缢死
尸体情况	除有缢死的改变外，并无其他致命伤	典型的他缢，可出现缢死的尸体改变；死后悬尸，则缢沟的位置、走向、深浅、印痕可与自缢相似，但无生活反应	缢死的改变
其他	尸检采心血及胃内容物常规毒检，结果阴性		性窒息者采用缢颈方式导致的死亡也属于该范畴

八、缢颈后非及时死亡

缢颈后非及时死亡又称为缢颈后迟发型死亡。绝大多数人在缢颈后即可出现意识丧失不能自救，但并不立即死亡，常于缢颈后5～20分钟才发生死亡。该情况如能及早发现、及时救治，尚有复苏甚至生存的可能。

第三节 勒 死

一、勒死的概念及勒索、勒颈的方式

1．定义：勒死俗称绞死，是由自身体重以外的力量作用使绳索类物勒紧并压迫颈项部而导致的死亡。勒索压迫颈部形成的沟状痕迹称为勒沟。

2．勒索：是指绞勒颈项部时所用的绳索类物，所有带状物均可被用作勒索。分软质或半坚硬绳索类物。

3．勒索的匝数和结扣
- 匝数：他杀案件，一匝或二匝者居多；自杀案件，匝数可能较多。
- 结扣：他杀，结扣多在项部或颈侧面；自杀，多在颈前或颈侧面。

4．勒勒颈的方式：最常见的是将勒索的两端交叉，以双手向两侧相反的方向用力拉紧勒索或打结。

二、勒死的机制

（一）呼吸道受压
1．位置：多位于甲状软骨以下，位置较低，全颈周受力均匀。
2．他勒案件中，被害人常挣扎抵抗，呼吸道部分或间断受阻，使窒息过程较长。

（二）颈部血管受压
1．一般只造成颈部静脉的完全闭塞，颈动脉部分受阻，椎动脉仍通畅。
2．勒颈时脑组织缺氧相对轻微，但静脉回流受阻，脑内淤血，仍会加重脑组织的损害。

（三）颈部神经受压
- 1. 迷走神经的分支喉返神经受压致反射性呼吸抑制死亡。
- 2. 颈动脉窦受压致反射性心搏骤停死亡，或血压下降引起休克死亡。

三、勒死的病理学变化

1. 勒沟
- （1）位置和方向：多位于喉头下方，水平环绕颈项部，闭锁状态；若有衬垫物，勒沟不连续。
- （2）数目：1 条或 2 条较多见，多条勒沟少见；数目反映直接压迫颈部的勒索圈数。
- （3）宽度和深度：宽度和深度与勒索粗细相关；宽勒索勒沟不明显，细硬勒索的勒沟较深。
- （4）颜色和损伤：细硬勒索的勒沟窄而深，伴有表皮剥脱，干燥后暗褐色皮革样化，暴力勒压，勒沟有明显擦伤，边缘不整齐。
- （5）印痕：颈部勒沟印痕可反映勒索的纹理。

2. 勒沟深部组织
- （1）皮下组织和肌层常有出血。
- （2）甲状腺、喉头黏膜、咽部黏膜、扁桃体及舌根有明显的淤血和灶状出血；甲状软骨骨折。
- （3）勒索位于甲状软骨以上，舌骨大角发生骨折和出血。
- （4）勒索在甲状软骨以下，可发生气管软骨骨折。
- （5）暴力较强时，颈椎棘突可出现骨折。

四、勒死的法医学鉴定

勒死者多为他杀，自勒少见，偶见意外性勒死（表 13-4、表 13-5）。

表 13-4　自勒和他勒的鉴别

鉴别点	自勒	他勒
现场	多在室内，现场安静，无搏斗抵抗痕迹，多有勒索	现场多混乱，有搏斗痕迹，勒索较少留在现场
勒沟	较浅，表皮剥脱轻微，边缘整齐，出血较少，如无衬垫物，常为完整的环形	较深，表皮剥脱严重，边缘不整齐，出血较多，常为间断的环形
衬垫物	有时在勒索与颈部之间垫有毛巾等物	有时死者的衣领或其他异物夹在颈部与勒索之间
勒索	留在颈部，环绕颈部，结扣较少，多位于颈前部，如重复打结，第二结扣较松	可不留在现场，如果留在颈部，结扣多位于项部或颈侧面，重复打结，越打越紧
尸体姿势	常为仰卧，两臂屈曲，两手上举，勒索端握在手中	体位不定
损伤	四肢无抵抗伤，甲状软骨及舌骨骨折少见，勒沟下组织出血轻微	四肢常有抵抗伤，甲状软骨及舌骨骨折多见，勒沟下软组织出血较重
其他	有时勒套内有棒状物用于绞勒颈部	口中可有异物填塞，手中抓有加害者的毛发、布片等

表 13-5　勒死与缢死鉴别

鉴别点	勒死	缢死
索沟形成	勒索压迫颈部形成的皮肤印痕	颈部压迫缢索形成的皮肤印痕
索沟位置	多在甲状软骨或其下方	多在舌骨与甲状软骨之间
索沟走向	基本上呈环形水平状	着力处水平，两侧斜行向上提空
索沟闭锁	一般闭锁状态	多不闭锁，有中断现象
索沟深度	深度基本均匀，结扣处有压痕	着力部位最深，向两侧逐渐变浅消失
索沟出血	勒沟多出血，颜色较深	缢沟处出血少见，上下缘和缢沟间隆起处有出血点
颈部软组织损伤	肌肉常有出血，颈动脉内膜多数无裂伤	肌肉多无出血，颈动脉分叉下内膜可有横向裂伤
颈部骨折	可有甲状软骨、环状软骨骨折	舌骨大角、甲状软骨上角可骨折
颅脑淤血	脑组织及脑膜淤血明显，伴点状出血	典型缢死者脑组织、脑膜淤血不明显，非典型缢死者较明显
舌尖外露	舌尖多数外露	舌尖可外露
颜面部征象	颜面青紫、肿胀，勒沟以上颈部、面部皮肤及眼结膜常可见出血点	典型缢死者颜面苍白，非典型缢死者颜面淤血肿胀，眼结膜可有出血点

第四节　扼　死

一、扼死的概念及扼颈的方式

1．定义：扼死又叫掐死，是用单手或双手、上肢等扼压颈部引起的窒息死亡。

2．扼颈的方式：
- 1．单手扼颈。
- 2．双手同时扼颈。
- 3．以肘部或前臂扼颈。
- 4．用器械扼颈。
- 5．其他。

二、扼死的机制

（一）呼吸道受压

（二）颈部血管受压

（三）颈部神经受压

以上共同发挥作用导致死亡，决定死亡速度的重要因素是扼颈力量的大小及扼颈的部位。

三、扼颈的病理学变化

（一）颈部改变

1．扼痕

（1）定义：扼压颈部时，凶手的手指、指甲、虎口、手掌、肘部及前臂压迫被害人颈部所形成的具有一定特征性的损伤。

（2）形态：①指压痕：颈部圆形或椭圆形皮肤擦伤和挫伤。
②指甲痕：指甲形成的新月形或短线状擦伤。
③单手扼颈在颈正中部位可形成皮下出血。
④肘背或脚压迫颈部可形成圆形不规则皮下出血。
⑤前臂桡侧压迫颈部形成长圆形或梭形不规则的皮下出血。

（3）分布：①多分布于喉头两侧或颈侧部位，少见于项部。
②右手扼颈，左侧颈部皮肤有 3 个或 4 个扼痕，右侧 1 个；左手扼痕则相反。
③双手扼颈时，颈部两侧可各有 3 个或 4 个扼痕。
④颈部若衬垫衣领、围巾或其他衣物，扼痕不明显，甚至缺失。

（4）颜色变化：
单纯表皮剥脱呈淡黄褐色。
如伴有皮下出血，多为深红色，切开皮肤可见皮下软组织内血浸染。
表皮剥脱部位经 12～24 小时后发生皮革样变，呈干燥较硬的暗红色。

2．颈内部改变

（1）皮下软组织出血.
（2）骨折：甲状软骨上角骨折多见；舌骨大角多为内向性骨折，且多见于拇指扼压一侧。

（二）颜面部改变

1．颜面部窒息征象明显，发绀肿胀，呈青紫色。
2．眼结膜、口腔黏膜散在点状出血。
3．舌尖咬伤。
4．若伴有捂嘴，口唇周围软组织损伤、出血及口腔黏膜损伤，面颊部也可检见损伤。

（三）手足及体表损伤

1．胸部、背部、四肢等处见表皮剥脱或皮下出血。
2．若涉及强奸，可造成被害人会阴部、大腿内侧损伤。
3．可伴有其他机械性损伤。
4．受害人手中常可抓有凶手的毛发、衣片、纽扣等，指甲内有皮肉或血痕。

（四）内脏器官改变

以淤血为主。

四、扼死的法医学鉴定

- （一）现场勘验
  - 1．现场常有搏斗痕迹。
  - 2．尸体多处于异常体位、姿态，手呈挣扎抵抗姿态。
  - 3．手足、头面部常有暴力所致抵抗伤。
  - 4．受害者衣服不整、散乱破碎，口中常有毛巾、衣物或异物填塞，如系女性，应注意是否有强奸迹象。
  - 5．现场留有的指纹、足印、血痕及死者手中的抓取物应做物证检查。
  - 6．注意鉴别扼死后伪造自缢、溺死等情况。
- （二）尸体检验
  - 1．扼痕检验
    - （1）部位、大小、性状、排列、方向，并以此确定犯罪嫌疑人是用右手还是用左手。
    - （2）确定嫌疑人作案时所处的位置：是单手还是双手扼颈，是用肘部还是用前臂桡侧扼颈。
    - （3）扼痕不明显或不典型时，要考虑颈部是否有衬垫物。
  - 2．抵抗伤检验
    - （1）多见于四肢；尤其是双手和前臂。
    - （2）老年或婴幼儿常没有抵抗伤存在。
    - （3）若被害人熟睡或被下药后，抵抗伤也可能不存在。
  - 3．其他损伤
    - （1）受害人若反抗、挣扎，损伤多分布于四肢、肩部。
    - （2）胸部肋骨骨折、肺损伤。
    - （3）颅脑损伤、胸腹部损伤。

（三）毒物检验

（四）案情调查

（五）嫌疑人的检查

因凶手可能受伤，所以对嫌疑人应尽早排查和检查。

五、扼颈后遗症

扼颈后未发生死亡，可出现逆行性遗忘、失音、吞咽障碍、神经过敏、恐怖性精神病等后遗症。

第五节 压迫胸腹部所致窒息

一、概念

胸部或腹部受到强烈的挤压，严重阻碍了胸廓和膈肌的呼吸运动导致的窒息，称为压迫胸腹部所致的窒息（或称为创伤性窒息、挤压性窒息）。

二、压迫方式

意外和灾害事故较常见。

三、死亡机制

胸廓和膈肌呼吸运动受阻，窒息死亡。

四、病理学变化

1．尸表改变：颜面部及颈部淤血、肿胀、发绀等。

2．内部改变：主要为各器官淤血。

五、法医学鉴定

注意鉴别意外灾害事故与他杀：注意损伤特征、抵抗伤、窒息征象、伪装现象以及生前伤和死后伤的鉴别。

第六节 捂死和闷死

一、概念

1．捂死：用手或其他柔软物体同时压闭口、鼻孔，阻碍呼吸运动，影响气体交换而引起的窒息性死亡（是他杀的一种方式）。

2．闷死：是由于局部环境缺氧所发生的窒息性死亡。

二、方式

1．捂死的方式
- （1）用手捂压口鼻孔。
- （2）用柔软物品捂压口鼻孔；粘胶带封闭口鼻孔。
- （3）塑料袋套住头颈部。
- （4）口鼻部压迫在软物体上。
- （5）其他方式。

2．闷死的方式
- （1）意外地被关闭在缺氧环境中。
- （2）被强制关闭在狭窄密闭的空间内。

三、死亡机制

主要为阻断气体交换的过程。

四、病理学改变

1．捂死
（1）口鼻部改变：受压部位局部表皮剥脱、皮下出血；指甲抓痕或口鼻歪斜或压扁；口唇及口腔黏膜、牙龈挫伤出血，严重者伴牙松动或脱落；若用其他物品压迫口鼻可留有相应的遗留物。
（2）体表及内脏器官窒息征象。

2．闷死
（1）多为意外事故，死亡较快，无抵抗伤等。
（2）若由于坑道坍塌，尸体上常可见机械性损伤痕迹。

五、法医学鉴定

1．捂死
（1）多见于他杀，婴幼儿、年老体弱或昏迷状态者。
（2）若被害人为成年人，未昏迷，可见搏斗痕迹，或双手被捆绑。
（3）偶见意外情况。

2．闷死：多为意外事故，死亡较快，无抵抗伤。

第七节　哽　　死

一、概念及方式

1．概念：由于异物从内部堵塞呼吸道，阻碍气体交换所引起的窒息性死亡。

2．方式
（1）外源性异物阻塞呼吸道。
（2）内源性异物阻塞呼吸道：阻塞性气管纤维蛋白假膜：气管插管时缺血性损伤引起的假膜形成，拔管后假膜可随呼吸像活瓣样运动而阻塞气管，引起呼吸衰竭死亡。

二、死亡机制

由于异物完全阻塞或部分阻塞呼吸道，阻断气体交换，引起急剧缺氧窒息死亡。

三、病理学改变

1．体表改变：主要为一般机械性窒息死亡的改变。

2．内部改变：主要在咽喉部、气管、左右支气管，甚至肺叶细支气管中可见有异物，或气管、支气管中伴有血性液体。组织学检查可见肺淤血、水肿、出血。

四、法医学鉴定

1．主要依据在咽喉部、气管、支气管等部位发现异物。

2．必须进行系统尸体解剖，排除其他死因，结合案情综合分析。

第八节　性　窒　息

一、概念

是性心理和性行为变态者独自在极为隐蔽的场所用某种非常异常的窒息方式，引起一定程度缺氧以刺激其性欲，增强其性快感而进行的一种性行为活动。

二、现场

多为寂静、隐蔽、无他人出入的场所（大多数为独居者）；常穿着打扮奇特，梳妆打扮似女性。

三、性窒息者的特点

男性为主，女性少见；年龄多在 15～25 岁；具有一定文化；性格内向、平时少言寡语、见人腼腆、不善于接触异性；大多数有不同程度的怪癖嗜好等变态性行为。

四、性窒息方式和死亡机制

多数采用缢颈、勒颈方式，故病理学改变和死亡机制与缢死、勒死基本相同。

五、法医学鉴定

结合现场、尸体检验、案情等综合考虑。

第九节　体位性窒息

一、概念

因身体长时间限制在某种异常体位，使呼吸运动和静脉回流受阻而引起的窒息死亡。常见于捆绑状态、昏迷状态。

二、死亡机制

（1）呼吸功能障碍。

（2）心功能障碍。

（3）中枢神经系统功能障碍。

三、症状和体征

由于死亡时间较长，死前可有头晕、烦躁、腹痛、四肢不能上举，有些可见流涎、尿失禁等。

四、病理学变化

主要表现为一般窒息征象，内脏器官淤血水肿，黏膜、浆膜瘀点性出血；若肢体被捆绑，对应部位可见印痕、表皮剥脱、皮下出血等。

五、法医学鉴定

（1）案发场所：可能是审讯所、居室或肇事车辆内。

（2）尸体检验为机械性窒息的死亡征象。

（3）结合详细案情（被长时间固定在某一特定体位）、现场勘验，排除中毒、自身疾病等。

第十节　溺　死

一、溺死的概念及病理生理过程

1．定义：溺死俗称淹死，是溺液阻塞呼吸道及肺泡，阻碍气体交换，造成体内缺氧及二氧化碳潴留导致的窒息死亡。

2．溺液
- （1）概念：造成溺死的液体统称溺液。
- （2）种类：水、油、羊水、血液等。
- （3）溺液量：只要将头面部或者口、鼻孔完全浸没的溺液量，即可造成溺死。

3．病理生理过程
- （1）前驱期（窒息前期）。
- （2）呼吸困难期（二氧化碳蓄积期）。
- （3）失神期（意识丧失期）。
- （4）呼吸暂停期。
- （5）终末呼吸期。
- （6）呼吸停止期。

二、溺死的机制

1．缺氧；是溺死的主要死亡机制。

2．心力衰竭、心搏骤停
- （1）血容量增加：淡水溺液（低渗性）通过肺泡壁毛细血管进入血循环，血容量急剧增加，心脏负荷加重，室性心率加快。
- （2）血钾浓度增高：低渗性溶血，导致外周血钾浓度升高，引起电解质紊乱、心室纤颤，心搏骤停。

3．呼吸功能衰竭：海水溺液（高渗性），进入肺泡引起渗透压增高，导致大量液体从血液循环中迅速进入肺泡内，诱发严重的肺水肿，最终导致呼吸衰竭。

4．迷走神经兴奋：溺液进入体内或刺激皮肤、喉头黏膜等引起迷走神经兴奋，反射性引起心搏骤停和原发性休克。

5．其他：迟发性溺死，是指溺水者经过抢救复苏后存活一段时间后再死亡。

三、病理学变化

（一）水中早期尸体的检验

1．尸表征象

- （1）尸表温度较低、皮肤苍白。
- （2）尸斑浅淡、出现慢，呈淡红色或粉红色。
- （3）尸僵出现早。
- （4）口、鼻部蕈样泡沫（对认定生前溺死具有重要意义）
  - ①概念：溺液进入呼吸道后，伴随剧烈的呼吸运动，刺激呼吸道黏膜分泌大量的黏液，溺液、黏液和空气相互混合搅拌，产生的大量细小、均匀白色泡沫，又称为蟹样泡沫，附着于口、鼻孔周围。
  - ②性质稳定，不易消失，抹去后可再次溢出。
  - ③夏季可保持1～2天；春秋季可保持2～3天；冬季可保持3～5天。
  - ④干燥后可留下褐色痂皮样残留物。
- （5）皮肤鸡皮样变
  - ①由于皮肤受冷水刺激，立毛肌收缩，毛囊隆起，毛根竖立，皮肤呈现鸡皮样改变或称为鹅毛样改变。
  - ②两臂、两腿外侧较为明显（死后抛尸入水也可出现）。
- （6）手及指甲内异物：溺死时，因在水中挣扎，往往手中会抓有水草、树枝、泥沙或其他异物，指甲内也会留有。
- （7）洗衣妇手
  - ①尸体浸泡在水中，水分进入皮肤，表皮角质层浸软、变白、膨胀、皱褶，以手和足的变化最为明显，称为洗衣妇手，又称为皮肤浸软或袜套样改变。
  - ②浸泡数小时或半天即可出现，若浸泡时间加长，改变会蔓延到手足全部皮肤。
  - ③非溺死者特有，任何尸体长时间浸泡后均可出现。
- （8）其他：水中尸体因漂流可造成损伤（注意生前伤与死后伤的鉴别）。

2．内部器官征象

（1）上呼吸道内有溺液、泡沫和异物。

（2）水性肺气肿（是一种生活反应）。

肉眼：肺体积增大、重量增加；触摸指压凹陷，表面光滑，颜色浅淡；有出血斑块（溺死斑），多见于肺叶之间及肺下叶，切开流出大量泡沫状带血色液体。

光学显微镜下：肺泡腔淡伊红着色的絮状溺液；串珠状排列或梅花瓣状排列大小不等的气泡；肺泡及细支气管局灶性片状出血；小支气管黏膜充血，管壁黏膜上皮变性脱落堵塞于管腔内；支气管腺体分泌亢进；肺泡和支气管腔内可见异物颗粒（如泥沙、水草、浮游生物等），是判别生前溺死的重要证据之一。

（3）胃及十二指肠内有溺液与异物：胃肠溺液应与现场液体分别进行化验比对，确定是否为同一液体。

（4）内脏器官中检见浮游生物：法医学实践中常检验硅藻（以肺、肝、肾、心血中多见，脾、骨髓、牙齿次之）。

（5）左、右心腔内血液成分的差异（主要是淡水和海水的区别，且非腐败尸体）：淡水中溺死者，左心腔的血液成分较右心腔稀释，海水中则左心血浓缩；淡水中溺死者，左心血红蛋白量较右心低，左心血比重比右心低，海水中反之；淡水溺死造成的溶血，使左心内膜及主动脉内膜红染。

（6）颞骨椎体内出血。

（7）颅脑、颜面部淤血：脑膜及脑组织淤血明显。

（8）呼吸辅助肌群出血。

（9）脾脏贫血。

（二）水中晚期尸体的检验

1．尸表征象

（1）手足皮肤呈套样脱落：尸体长期浸泡于水中出现的手足皮肤表皮与真皮脱落（夏季 1 周，冬季 2～3 周），称为“溺死手套”“溺死足套”。

（2）尸体的沉浮：浮尸（水中尸体产生大量腐败气体，从而浮于水面，俗称浮尸）。

（3）尸体腐败：一般夏天 2 天可出现巨人观，冬季 1 周以上可见。

2．内部器官征象

（1）实质器官：呈泡沫器官，如泡沫肝、泡沫脾。

（2）中空性器官：多塌陷、萎缩，如支气管、胃肠道等。

（3）尸蜡形成：形成尸蜡前，尸体常有一定程度的腐败；多见于皮下脂肪及其他脂肪含量较多的器官，如脂肪肝。

四、溺死的实验室检验

（一）硅藻检验

1．硅藻的形态和结构。种类繁多，有 15 000 多种；共同特征是细胞壁由无结晶的不易破坏的含水硅酸盐构成，细胞壁的强弱根据其含硅量的多少而异。

2．检材的采取。必须严防污染；先腹腔后胸腔；肺脏应取肺叶边缘；无名尸体应注明发现尸体的时间、地点。

3．检验方法。

（1）化学消化法：最常用的定量方法，多用于耐酸硅藻的检验及定量。

（2）浸渍法：简单易行，但是硅藻检测出率不高。

（3）硅胶梯度离心法：避免了强酸的消化。

（4）焚灼法：各器官组织中硅藻含量从高到低依次为肺、肝、脾、骨髓。

（5）酶消化法：检出率大于强酸消化法、操作简单安全、所需设备少，对人体和环境造成的危害较小。

4．结果评价。

（1）阳性结果的评价：原则为取被膜下肺组织检测出来的硅藻为阳性，且种类与实地水样一致，可认定为溺死。

（2）阴性结果的评价：未检出时，不可轻易排除溺水死亡。

（二）叶绿素 a 的检验

（三）花粉检验

（四）血液化学的检验

五、水中尸体的法医学鉴定

（1）死因鉴定：鉴别溺死还是抛尸入水；排除其他死因，可考虑干性溺死（表 13-6）。

（2）鉴别生前损伤与濒死期、死后损伤。

（3）个人识别。

（4）水中尸体的沉浮及死亡时间推断。

（5）落水地点的勘查与判断。

（6）溺死性质的鉴定。

表 13-6　溺死与死后抛尸入水尸体鉴别

鉴别点	溺死	抛尸入水
手	可能抓有异物	无
口腔、鼻孔	口、鼻部蕈样泡沫	无
呼吸道	各级支气管和肺泡内可有溺液、泡沫和异物	仅上呼吸道有少量液体、异物，水压较大时可到达下呼吸道，但无泡沫

续表

鉴别点	溺死	抛尸入水
肺	水性肺气肿，肺表面有肋骨压痕、溺死斑，切面溺液流出	无
心	左心血比右心稀薄，各成分减少（海水溺死者与之相反）	左、右心血浓度、成分相同
胃肠	可有溺液、水草、泥沙等异物	仅胃内可能有少量溺液，一般不进入小肠
内脏器官	脑、肝、肾等器官淤血，脾贫血且收缩	不一定有淤血等改变
硅藻检验	肺、脑、肝、肾等器官及骨骼、牙齿中可检出相当数量的硅藻	内脏器官、骨髓、牙齿中硅藻检验阴性，有时可在肺中检出少量

英汉名词对照

aqueous emphysema	水性肺气肿
asphyxia due to ambient hypoxia	空气中缺氧性窒息
asphyxia due to overlay	压迫胸腹部所致的窒息
asphyxia	窒息
asphyxial death	窒息死
choking	哽死
death from hanging	缢死（吊死）
delayed death after hanging	缢颈后迟发性死亡
drowning	溺死
electrical asphyxia	电性窒息
goose skin	鹅皮样改变
hanging groove，furrow	缢沟
knot	绳结
ligature strangulation	勒死（绞死）
loop with a fixed knot	死套（固定型索套）
loop with a slip knot	活套（滑动型索套）
manual strangulation	扼死［俗称掐死（throttling）］
mechanical asphyxia	机械性窒息
obstructive fibrinous tracheal pseudo-membrane，OFTP	阻塞性气管纤维蛋白假膜
paltauf spot	溺死斑
pathological asphyxia	病理性窒息
positional asphyxia	体位性窒息
pulmonary encephalopathy	肺性脑病

sexual asphyxia 性窒息
smothering 捂死
suffocation 闷死
throttling marks 扼痕
toxic asphyxia 中毒性窒息
traumatic asphyxia 创伤性窒息
washerwoman's hands 洗衣妇手

习题精选

一、填空题

1．根据窒息发生原因、机制和病例过程，可将窒息分为：________、________、________、________、________。

2．根据暴力作用方式和部位不同，机械性损伤分为：________、________、________、________、________、________。

3．溺死尸体早期尸表征象：①________、②________、③________、④________、⑤________、⑥________、⑦________。

4．根据缢索的性质分为：________、________、________。

5．根据缢型不同，缢死由哪几种因素协同作用所致：________、________、________、________。

6．勒死的法医学鉴定，根据________、________检验，结合________并排除其他死因等，鉴定勒死并不困难。但主要问题是________。勒死者多为________，________少见，偶见________。

二、名词解释

1．mechanical asphyxia；2．death from hanging；3．ligature strangulation；4．压迫胸腹部所致的窒息；5．smothering；6. suffocation；7. choking；8. 阻塞性气管纤维蛋白假膜；9. sexual asphyxia；10. 体位性窒息；11. drowning；12. 鹅皮样改变；13. 洗衣妇手；14. paltauf spots

三、问答题

1．简述机械性窒息死亡尸体一般征象。

2．简述溺死尸体病理学变化。

3．如何鉴别自勒与他勒？

4．鉴别生前溺死与死后抛尸入水？

5．缢死的缢型有哪些？机制是什么？如何鉴别缢死与死后缢尸？

6. 扼死的尸体检验应注意哪些问题？

习题参考答案

一、填空题

1．机械性窒息；电性窒息；中毒性窒息；空气中缺氧性窒息；病理性窒息

2．压迫颈部所致的窒息；闭呼吸道口所致的窒息；异物阻塞呼吸道内部所致的窒息；液体吸入呼吸道所致的窒息；压迫胸腹部所致的窒息；异常体位所致的窒息

3．①尸表温度较低、皮肤苍白；②尸斑浅淡、出现慢；③尸僵出现早；④口、鼻部蕈样泡沫；⑤皮肤鸡皮样改变；⑥手及指甲内异物；⑦洗衣妇手

4．软缢索；硬缢索；半坚硬缢索

5．呼吸道受压、闭塞影响气体交换；颈部血管受压致脑缺血；颈部神经受压引起反射性心脏停搏；颈椎和颈髓的损伤

6．现场勘查；系统尸体解剖；案情调查；鉴别他勒和自勒；他杀；自勒；意外性勒死

二、名词解释

1．mechanical asphyxia：机械性窒息，指机械性暴力作用引起呼吸障碍所导致的窒息。

2．death from hanging：缢死，俗称吊死，是利用自身全部或部分体重，使套在颈部的绳索或其他类似物压迫颈部而引起的死亡。

3．ligature strangulation：勒死，俗称绞死，是由自身体重以外的力量作用使绳索类物勒紧并压迫颈项部而导致的死亡。

4．压迫胸腹部所致的窒息：胸部或腹部受到强烈的挤压，严重阻碍了胸廓和膈肌的呼吸运动导致的窒息，称为压迫胸腹部所致的窒息（或称创伤性窒息、挤压性窒息）

5．smothering：捂死，指用手或其他柔软物体同时压闭口、鼻孔，阻碍呼吸运动，影响气体交换而引起的窒息性死亡。

6．suffocation：闷死，是指由于局部环境缺氧所发生的窒息性死亡。

7．choking：哽死，指由于异物从内部堵塞呼吸道，阻碍气体交换所引起的窒息性死亡。

8．阻塞性气管纤维蛋白假膜：气管插管时缺血性损伤引起的假膜形成，拔管后假膜可随呼吸像活瓣样运动而阻塞气管，引起呼吸衰竭死亡

9．sexual asphyxia：性窒息，是性心理和性行为变态者独自在极为隐蔽的场所用某种非常异常的窒息方式，引起一定程度缺氧以刺激其性欲，增强其性快感而进行的一种性行为活动。

10．体位性窒息：因身体长时间限制在某种异常体位，使呼吸运动和静脉回流受阻

而引起的窒息死亡。常见于捆绑状态、昏迷状态。

11. drowning：溺死，俗称淹死，是溺液阻塞呼吸道及肺泡，阻碍气体交换，造成体内缺氧及二氧化碳潴留导致的窒息死亡。

12. 鹅皮样改变：由于皮肤受冷水刺激，立毛肌收缩，毛囊隆起，毛根竖立，皮肤呈现鸡皮样改变或称鹅毛样改变。

13. 洗衣妇手：尸体浸泡在水中，水分进入皮肤，表皮角质层浸软、变白、膨胀、皱褶，以手和足的变化最为明显，称为洗衣妇手，又称皮肤浸软或袜套样改变。

14. paltauf spot：溺死斑，指溺死时肺内压急剧增加，肺泡壁破裂、出血并溶血而形成的淡红色出血斑块。溺死斑常夹杂在浅灰色肺泡缺血区中，多见于肺叶之间及肺下叶，肺组织切开流出大量泡沫状带血色液体。

三、问答题

1. 简述机械性窒息死亡尸体一般征象。

答：体表征象：①颜面部淤血发绀、肿胀；②瘀点性出血：大多数在球睑结膜双侧出现，部分可见于颈部受压处以上部位，或者口腔黏膜可见出血点；③尸斑出现较早、分布显著、广泛：颜色多为暗红色，石斑显著部位可伴有出血点；④尸冷缓慢；⑤牙齿浸染，出现玫瑰齿，对推断腐败尸体有无窒息可能有一定参考价值；⑥其他改变：大小便失禁，排精现象，口涎、鼻涕流出，眼球突出，出现舌咬痕。

内部征象：①内部器官淤血；②器官被膜下、黏膜瘀点性出血；③肺气肿、肺水肿，在溺死的尸体上可见“蕈样泡沫”；④胰腺出血，但无炎性细胞浸润；⑤脾贫血呈皱缩状。

显微病理学改变：窒息死亡尸体内脏器官的组织细胞主要表现为缺氧性改变，其中以脑、心、肺的变化较为明显。

2. 简述溺死尸体的病理学改变。

答：溺死尸体除可呈现出窒息死亡的一般征象外，还具有以下特有征象。

水中早期尸体的检验包括尸体表面、内部器官征象。

尸体表面征象：①尸表温度较低、皮肤苍白；②尸斑浅淡、出现慢，尸斑淡红色或粉红色；③尸僵出现早；④口、鼻部蕈样泡沫；⑤皮肤鸡皮样变；⑥手及指甲内异物，溺死时，因在水中挣扎，往往手中会抓有水草、树枝、泥沙或其他异物，指甲内也会留有；⑦洗衣妇手。

内部器官征象：①上呼吸道内有溺液、泡沫和异物，是判别生前溺死的重要证据之一。②水性肺气肿（是一种生活反应，是判别生前溺死的重要证据之一），肉眼可见：肺体积增大、重量增加；触摸指压凹陷，表面光滑，颜色浅淡；有出血斑块（溺死斑），多见于肺叶之间及肺下叶，切开流出大量泡沫状带血色液体；光学显微镜下，肺泡和支气管腔内可见异物颗粒（如泥沙、水草、浮游生物等），是判别生前溺死的重要证据之一。③胃及十二指肠内有溺液与异物，是判别生前溺死的重要证据之一。④内脏器官中检见浮游生物，法医学实践中常常检验的浮游生物为硅藻；其中以肺、肝、肾、心血多见，脾、骨髓、牙齿次之，是判别生前溺死的重要证据之一。⑤左、右心腔内血液成分的差异（主要是淡水和海水中的区别，且非腐败尸体），淡水中溺死者，左心腔的血液成分较右心腔稀释；海水中则左心血浓缩；淡水中溺死者，左心血红蛋白量较右心低，左心血比重比右心低；海水中反之；淡水溺死造成的溶血，使左心内膜及主动脉内膜红染。⑥颞骨椎体内出血。⑦颅脑、颜面部淤血：脑膜及脑组织淤血明显。⑧呼吸辅助肌群出血。⑨脾脏贫血。

3．如何鉴别自勒与他勒？

答：见表 13-4。

4．如何鉴别生前溺死与死后抛尸入水？

答：见表 13-6。

5．缢死的缢型有哪些？机制是什么？如何鉴别缢死与死后缢尸？

答：缢死的缢型有典型缢型和非典型缢型，非典型缢型又分为侧位缢型、后位缢型。

缢死的机制：根据缢型的不同，缢死由以下 4 种因素协同作用所致：①呼吸道受压、闭塞影响气体交换（实验证明 15kg 的压力可闭塞呼吸道）；②颈部血管受压致脑缺血（实验证明 17kg 的压力可完全压闭颈部所有动脉）；③颈部神经受压引起反射性心脏停搏；④颈椎和颈髓的损伤。

缢死与死后缢尸的鉴别见下表 13-2。

6．扼死的尸体检验应注意哪些问题？

答：（1）扼痕检验：①部位、大小、性状、排列、方向，并以此确定犯罪嫌

疑人是用右手还是左手；②确定嫌疑人作案时所处的位置，是单手作案还是双手扼颈，是利用肘部还是用前臂桡侧扼颈；③扼痕不明显或不典型时，要考虑颈部是否有衬垫物的可能。

（2）抵抗伤检验：①多见于四肢，尤其是双手和前臂；②老年人或以幼儿常没有抵抗伤存在；③若被害人熟睡或被下药后，抵抗伤也可能不存在。

（3）其他损伤：①受害人若反抗、挣扎，损伤多分布于四肢、肩部；②胸部肋骨骨折甚至肺损伤；③颅脑损伤、胸腹部损伤可以是钝器或锐器。

（4）毒物检验：提取血液或胃内容物做常规毒物检验，以排除中毒可能。

（5）案情调查：对整个案件做全面了解，做出合理法医学鉴定。

（6）嫌疑人的检查：因凶手可能受伤，所以对嫌疑人应尽早排查和检查。

（贺　睿　雷普平）

第十四章　高温与低温损伤

目的要求

1．掌握烧伤、烧死、热作用呼吸道综合征及硬脑膜外热血肿的概念；掌握烧死的形态学改变、生前烧死与死后焚尸的鉴别、火场中尸体的法医学鉴定；掌握冻伤与冻死的概念、冻死的形态学改变、冻死尸体的法医学鉴定。

2．熟悉烧伤的严重程度估计；熟悉硬脑膜外热血肿与外伤性硬脑膜外血肿的鉴别。

3．了解中暑死的概念及法医学鉴定。

板书与教案

第一节　烧伤与烧死

一、基本概念

广义的烧伤：又称为热损伤，是指因炽热的流体（水、油、汤）、火焰、蒸汽和高温气体而引起的组织损伤；引起的损害主要在皮肤或黏膜，严重者可伤及皮下或黏膜下组织，如肌肉、骨、关节甚至内脏。

烫伤：因热液、蒸汽所引起的组织损伤，称为烫伤，或称为汤泼伤。

二、烧伤的形态学改变及严重程度的估计

烧伤严重程度的参与因素有烧伤原因、烧伤部位、复合伤或复合中毒，但一般可靠烧伤深度和烧伤面积进行估算烧伤严重程度。

（一）烧伤深度的估计（参照临床烧伤内容计算深度）

1．Ⅰ度烧伤（红斑性烧伤）：皮肤棘细胞层及其之外的损伤。

2．Ⅱ度烧伤（水疱性烧伤），可分为：

浅Ⅱ度烧伤：损伤包括表皮全层和部分真皮乳头层。

深Ⅱ度烧伤：损伤伤及真皮网状层。

3．Ⅲ度烧伤（焦痂性烧伤）：烧伤局部皮肤全层（包括附件）全部坏死，有的伤及皮下脂肪、肌肉和骨骼。

（一）烧伤深度的估计（参照临床烧伤内容计算深度）

4．Ⅳ度烧伤（炭化，是法医学特有而临床上没有的分级）：火焰长时间烧灼使组织中水分丧失，蛋白质凝固，组织收缩，变硬、变脆，外观呈黑色。若继续被火焰燃烧，可由炭化转为灰化。炭化完全破坏了皮肤及其深层组织，可达骨质。

（二）烧伤严重程度的分类

1．轻度：烧伤面积10%以下。
2．中度：烧伤面积11%～30% 或Ⅲ度烧伤面积10%以下。
3．重度：烧伤面积 31%～50%或Ⅲ度烧伤面积11%～20%。
4．特重：烧伤面积大于50%或Ⅲ度烧伤面积大于20%。

三、烧死尸体的形态学改变

不论尸表烧损程度如何，火场中尸体仍有检验的意义，常因内脏保留较好，尸体解剖时还应采取组织和血液，检验一氧化碳、酒精或其他毒物。

（一）烧死的体表改变

1．衣物残片：有助于判断烧死者的体位，在死后焚尸也可形成。
2．尸斑鲜红、尸表油腻：在死后焚尸也可形成。
3．皮肤烧伤（见上述烧伤深度）：是生前烧死的征象。
4．眼部改变（眼角皱褶、睫毛征候）：是生前烧死的征象。
5．尸体重量减轻、身长缩短：死后焚尸也可形成。
6．拳斗姿势：在死后焚尸也可形成。
7．假裂创：在死后焚尸也可形成。
8．骨破裂：在死后焚尸也可形成。
9．内脏破裂：在死后焚尸也可形成。

（二）烧死者内部器官改变

1．呼吸系统
（1）热作用呼吸道综合征：是生前烧死的确证，但急死者可不出现。
（2）肺：普遍充血、出血及水肿。

2．心脏及血液：心血多呈鲜红色流动状，心外膜下可见点状出血。
3．消化道：食道、胃内有时可见碳末，说明死者在火场中有吞咽行为，比呼吸道的碳末沉积更有价值，常有Curling溃疡的形成。
4．颅脑：硬脑膜外热血肿在死后焚尸也有可能形成。
5．其他内脏征象：肾小管上皮变性坏死、肝脏淤血、浊肿、脑水肿、胃肠道黏膜糜烂出血等。

（三）硬脑膜外热血肿与外伤性硬脑膜外血肿的鉴别要点（表 14-1）

表 14-1 硬脑膜外热血肿与外伤性硬脑膜外血肿的鉴别要点

项目	硬脑膜外热血肿	外伤性硬脑膜外血肿
形成原因	高温作用，为死后形成	外力作用，均为生前形成
血肿部位	多在颅顶部	不一定，双颞部多见
范围	较大，重量可达 100g 以上	血肿常局限
质地	脆	软，有弹性
形态	新月形，边缘锐利	多为纺锤形
血肿颜色	砖红色或暗红色	均为暗红色
血肿结构	松软，内含脂肪及气泡，蜂窝状	血肿致密而坚硬
与颅骨关系	与颅骨相贴，与硬脑膜粘连不紧密	血肿挤压颅骨，与硬脑膜紧密粘连
血肿 HbCO 含量	升高	无
伴发情况	头部无外伤，颅骨有烧焦，炭化，颅骨骨折为外凸或星芒状	头部相应部位有外伤痕迹，常伴有颅骨骨折

四、火场中尸体的法医学鉴定

（一）现场勘查

火灾现场勘查的重点是收集引火物、寻找火源及寻找带有纵火痕迹的物证。

（二）死亡原因

1. 烧死（死亡机制有顺序）：①体表广泛烧伤，剧烈疼痛，反射性中枢神经系统功能障碍，导致原发性休克；②大面积烧伤者，由于血管通透性增高，大量血浆、组织液丢失，导致低血容性休克；③红细胞破坏释出钾，高钾血症导致急性心功能不全或心跳骤停；④内脏的并发症和继发感染。
2. 窒息：火场中由于吸入热的空气、火焰、烟雾或刺激性气体，引起急性喉头水肿、支气管痉挛，分泌物阻塞呼吸道，急性肺水肿。
3. 中毒：（不同火场燃烧不同的物质释放）一氧化碳、二氧化碳、氰化氢、氯、磷等有毒气体中毒。
4. 机械性损伤（倒塌砸压、跳楼死）：倒塌砸压，火场中房梁、屋柱、墙壁等重物因烧毁而倒塌砸压可导致严重机械性损伤而死亡；错误逃生方式，如跳楼死等。

（三）生前烧死与死后焚尸的鉴别（表 14-2）

表 14-2　生前烧死与死后焚尸的鉴别要点

项目	生前烧死	死后焚尸
皮肤	皮肤烧伤伴有生活反应	皮肤烧伤一般无生活反应
眼睛	眼睛有“睫毛征候”与“鹅爪状改变”	无此改变
呼吸道	气管、大支气管内可见烟灰、炭末沉着，呼吸道表现为“热作用呼吸道综合征”	烟灰、碳末仅在口、鼻部，呼吸道无高温作用的表现
胃	胃内可查见炭末	胃内无炭末
HbCO	心血及深部大血管内查出大量的 HbCO	无或含量极低
死亡原因	烧死、窒息或压砸等	机械性损伤、中毒或机械性窒息

（四）烧死时形成的裂创与切创和砍创的区别（表 14-3）

表 14-3　烧死时形成的裂创与切创和砍创的鉴别要点

项目	切创和砍创	烧伤形成的裂创
创	常较深	较浅
创的长轴方向	方向与皮纹不一，与锐器的方向一致	创的长轴与皮纹方向一致
肌肉、骨骼损伤	常有	较少见
创腔	创腔内可见凝血块	一般无凝血块
深部组织	可有出血	无出血
创壁	光滑	不光滑、不平整

第二节　中　暑　死

当今社会随着环境温度升高以及车辆的广泛普及，因家长的粗心，车内遗留幼儿或老年人发生中暑死的案例呈增长趋势。

一、中暑发生的条件

1．环境因素：夏季日光直射/高温环境、通风不良（如窑洞）、湿度较大。

2．机体条件：体质、年龄、胖瘦、孕产妇、疲劳、其他疾病。

3．人为因素：强制性、禁水性、暴露性（暴露于高温环境）。

二、中暑发生机制与临床表现

1．发生机制：高温、散热受阻、热量蓄积、体温上升，以及中枢神经系统、内分泌功能障碍。

2．临床表现：过高热、皮肤干燥无汗及中枢神经系统症状。

三、中暑尸体的形态学改变

1．尸体现象：尸冷缓慢、尸斑早而显著、腐败快。

2．皮肤：红、热、干燥，汗腺周围水肿、淋巴细胞浸润。

3．内脏器官（休克改变）：全身各器官广泛的细胞变性坏死、血液呈黏稠态；致命性热射病最突出的变化在脑，尤其是小脑病变（小脑浦肯野氏细胞肿胀）明显、发生快；脏器淤血水肿、淤血性出血，蛛网膜下腔偶见出血，肝小叶中心可见坏死，骨骼肌坏死、肌浆嗜酸性变。

四、中暑死亡的法医学鉴定

1．环境因素特定季节，高温、高湿、通风不良、强热辐射等。

2．机体因素：抵抗力下降、疲劳、疾病史（心脑血管病）。

3．临床表现：三大特征，即过度高热、皮肤干热无汗及中枢神经系统症状。快速起病、死亡迅速。

4．尸检：无特异性发现、尸冷缓慢、尸斑显著、骨骼肌坏死出血。

5．其他因素：排除其他死因，综合分析。

第三节　冻伤与冻死

低温所致体表局部损伤称为冻伤。人体长时间处于寒冷环境中，个体保暖不足，散热量远超过产热量，超过人体体温调节的生理限度，物质代谢和生理功能发生障碍所引起的死亡，称为冻死。

一、冻伤的程度及面积

（一）冻伤的程度

受冻后血管的改变：先收缩，后麻痹扩张，内膜通透性升高，液体渗入组织，组织缺氧，引起组织坏死结痂。冻伤的程度采用三度四分法：Ⅰ度冻伤（红斑）；Ⅱ度冻伤（水疱）；Ⅲ度冻伤（坏死），重度冻伤、特重度冻伤。

（二）冻伤的面积

（参考烧伤面积计算）。

二、冻伤的发生条件

（一）外部因素

环境温度、风速、潮湿度。

（二）机体因素

年龄、饥饿和疲劳、外伤或疾病、酒精或药物、其他（个体对寒冷的耐受性差异，精神状态的差别）。

三、低温所致的病理生理改变及临床表现

在低温环境中，人体中心体温降至 35℃，称为体温过低。体温约低于 32℃时，机体体温迅速下降，血液循环和细胞代谢出现障碍，对全身各器官系统起损害作用，如下所述。

1．神经系统：脑是对低温最敏感的器官。体温降至 32℃时，大脑功能障碍，表现为痛觉消失、意识模糊、反射迟钝、可产生幻觉。

2．心血管系统：脉搏缓慢、血压下降。

3．呼吸系统：呼吸减慢。

4．泌尿系统：初期多尿。

5．内分泌系统：功能增强。

四、冻死的死亡过程及死亡机制

1．兴奋增强期：进行性寒颤。

2．兴奋减弱期：血液循环、呼吸功能、意识障碍、出现幻觉，运动能力低下。

3．抑制期：对外界刺激反应迟钝，可出现反常热感，发生反常脱衣现象。

4．完全麻痹期：体温降至 25℃以下，体温中枢功能衰竭，陷入昏迷，反射消失，心跳、呼吸抑制，很少有恢复的可能。

五、冻死的形态学改变

（一）体表改变

1．衣着情况：衣着单薄或伴有反常脱衣现象。

2．面容与皮肤：面容麻木或伴有苦笑面容。

3．尸僵发生迟，消失慢，强硬。

（二）内部器官改变

1．颅脑：可发生颅骨骨缝裂开（脑组织因冰冻，体积增大）。

2．心：心外膜下点状出血；左心室血液呈鲜红色、右心室血液呈暗红色是特征性的改变。

3．消化道：食管黏膜糜烂或坏死脱落，可有维希涅夫斯基斑。

4．其他：肝细胞变性、胰腺可发生急性胰腺炎、肾小管上皮变性坏死、肾上腺皮质细胞类脂质减少以至消失、髂腰肌出血为冻死者特异的生活反应、有时可发生颅骨骨缝裂开。

六、冻死的法医学鉴定

1．冻死的环境条件，如户外、冰水中、冷库中等。

2．死亡方式：冻死大多数是自然灾害事件，他杀少见。

3．尸体征象符合冻死。

4. 实验室检查：排除损伤、窒息、中毒和致死性疾病。

5. 冻死现场和尸检注意事项：①冻死者表现出的苦笑面容、红色尸斑、冻伤、胃黏膜出血斑及髂腰肌出血均有一定的参考价值；②解剖时，应提取毒物分析所用的检材，排除中毒死的可能性，揭露隐藏的犯罪；③不要将反常脱衣现象误认为是性犯罪或性变态；④解剖冻僵尸体，需先将尸体放在18℃的室温中化冻，切勿将尸体放在火炉旁化冻。化冻尸体，容易发生溶血、浸染组织，注意与生前出血区别。

英汉名词对照

burn	烧伤
charring	炭化
death from cold	冻死
extradural heat hematoma	硬脑膜外热血肿
false split	假裂创
frostbite	冻伤
paradoxical undressing	反常的脱衣现象
pugilistic attitude	拳斗姿势
respiratory complex caused by heat	热作用呼吸道综合征
scalding	烫伤

习题精选

一、名词解释

1. 广义的烧伤(burn)；2. 烫伤(scalding)；3. 炭化(charring)；4. 拳斗姿势(pugilistic attitude)；5. 热作用呼吸道综合征；6. Curling 溃疡；7. 假裂创（false split)；8. 硬脑膜外热血肿（extradural heat hematoma)；9. 冻死（death from cold)；10. 反常的脱衣现象(paradoxical undressing)；11. 外眼角皱褶；12. 睫毛征候；13. 高温致骨破裂；14. 高温致内脏破裂；15. 中暑（heat illness）和中暑死；16. 维希涅夫斯基斑

二、问答题

1. 简述硬脑膜外热血肿与外伤性硬脑膜外血肿的鉴别要点。
2. 简述烧死的死亡机制。

习题参考答案

一、名词解释

1．广义的烧伤（burn）：又称为热损伤，是指因炽热的流体（水、油、汤）、火焰、蒸汽和高温气体而引起的组织损伤。所引起的损害主要在皮肤或黏膜，严重者可伤及皮下或黏膜下组织，如肌肉、骨、关节甚至内脏。

2．烫伤（scalding）：因热液、蒸汽所引起的组织损伤，称为烫伤，或称为汤泼伤。

3．炭化（charring）：系法医学特有而临床上没有的分级，火焰长时间烧灼使组织中水分丧失，蛋白质凝固，组织收缩，变硬、变脆，外观呈黑色。若继续被火焰燃烧，可由炭化转为灰化。

4．拳斗姿势（pugilistic attitude）：全身被烧时，肌肉遇高热而凝固收缩，由于屈肌较伸肌发达，屈肌收缩较伸肌强，所以四肢常呈屈曲状，类似拳击手在比赛中的防守状态，故称为“拳斗姿势”。拳斗姿势在死后焚尸也可形成。

5．热作用呼吸道综合征：当火烧时，吸入热的气体、火焰、刺激性气体及烟雾，常引起呼吸道烧伤与肺的病变。烟灰与碳末吸入后常沉积于呼吸道黏膜表面。可见喉头水肿、咽喉、气管及支气管黏膜充血、出血、坏死，也可发生水疱，有时形成白喉样假膜，易剥离。光学显微镜下：显示黏膜上皮肿胀及表面凝固性坏死，上皮细胞核变细长，栅栏状排列。浅层黏膜腺体分泌亢进，黏膜血管的红细胞碎裂和（或）红细胞积聚成团，黏膜下层水肿，原纵行排列的弹力纤维变成不规则或网状。

6．Curling 溃疡：多数烧死者均有不同程度的消化道改变，如充血、出血、水肿、黏膜糜烂或溃疡。其中迟发性死亡者较多见的改变是胃、十二指肠溃疡，即 Curling 溃疡，Curling 溃疡一般较浅，偶尔可深达肌层或穿孔，直径多小于 0.5cm；常为多发性，一般呈圆形或卵圆形，也有些为不规则、星形或蜿蜒状；多见于胃窦、胃小弯、胃底或十二指肠后壁；溃疡底部及边缘缺乏或仅有轻微炎症反应。

7．假裂创（false split）：高温使皮肤组织中水分蒸发，干燥变脆，皮肤凝固收缩，发生顺皮纹的开裂，形成梭形创口，酷似切创，称为假裂创。创的长轴与皮纹方向一致。假裂创伤口常较浅，仅伤及皮肤，若肌层也裂开，皮下组织可从创口翻出。同时由于皮肤与肌肉收缩程度不同，创壁常不在同一片面上。假裂创多见于四肢伸侧及肘、膝关节和头部。

8．硬脑膜外热血肿（extradural heat hematoma）：头部受火焰高温作用，脑及脑膜受热、凝固、收缩，与颅骨内板分离，形成间隙，由于硬脑膜血管及颅骨板障的血管破裂，流出的血液凝集于该间隙中形成血肿。

9．冻死（death from cold）：人体长时间处于寒冷环境中，个体保暖不足，散热量远超过产热量，超过人体体温调节的生理限度，物质代谢和生理功能发生障碍所引起的死亡，称为冻死。

10．反常的脱衣现象（paradoxical undressing）：冻死者经常衣着单薄，尸体呈卷曲状。但有时冻死者在冻死前反而脱去衣服，全身裸露，或将衣服翻起，暴露胸部，或仅穿内衣裤，称为反常的脱衣现象。

11．外眼角皱褶：受害人往往反射性紧闭双目，死后可在外眼角形成未被烟雾炭末熏黑的“鹅爪状”改变，称为外眼角皱褶，是生前烧死的征象。

12．睫毛征候：角膜表面和睑结膜囊内无烟灰和炭末沉积，由于双目紧闭，睫毛仅尖端被烧焦，称为睫毛征候，是生前烧死的征象。

13．高温致骨破裂：因高温破坏骨的有机质而使其松脆，可使颅骨及长骨髓腔内产生气泡，造成骨破裂，易发生于上肢的腕部及下肢的踝部，极易被误认为生前的机械性损伤。

14．高温致内脏破裂：胸、腹受热，胸、腹腔内产生的气体可使胸、腹壁破裂，内脏脱出。

15．中暑（heat illness）和中暑死：环境高温（或伴有高湿）达到一定程度时，机体散热功能衰竭，热量大量蓄积体内引起的全身性损伤称为中暑，当损伤严重时可引起中暑死。

16．维希涅夫斯基斑：冻死者的胃黏膜糜烂，胃黏膜下有弥漫性斑点状出血，沿血管排列，颜色暗红、红褐或深褐，称为维希涅夫斯基斑，在冻死者中的发生率为85%～90%，是生前冻死尸体较有价值的征象。

二、问答题

1．简述硬脑膜外热血肿与外伤性硬脑膜外血肿的鉴别要点。

答：见下表。

项目	硬脑膜外热血肿	外伤性硬脑膜外血肿
形成原因	高温作用，为死后形成	外力作用，均为生前形成
血肿部位	多在颅顶部	不一定，双颞部多见
范围	较大，重量可达100g以上	血肿常局限
质地	脆	软，有弹性
形态	新月形，边缘锐利	多为纺锤形
血肿颜色	砖红色或暗红色	均为暗红色
血肿结构	松软，内含脂肪及气泡，蜂窝状	血肿致密而坚硬
与颅骨关系	与颅骨相贴，与硬脑膜粘连不紧密	血肿挤压颅骨，与硬脑膜紧密粘连
血肿HbCO含量	升高	无
伴发情况	头部无外伤，颅骨有烧焦，炭化，颅骨骨折为外凸或星芒状	头部相应部位有外伤痕迹，常伴有颅骨骨折

2．简述烧死的死亡机制。

答：（1）烧死：①体表广泛烧伤，剧烈疼痛，反射性中枢神经系统功能障碍，导致原发性休克；②大面积烧伤者，由于血管通透性增高，大量血浆、组织液丢失，导致低血容性休克；③红细胞破坏释出钾，高钾血症导致急性心功能不全或心跳骤停；④内脏的并发症和继发感染。

（2）窒息：火场中由于吸入热的空气、火焰、烟雾或刺激性气体，引起急性喉头水肿、支气管痉挛，分泌物阻塞呼吸道，急性肺水肿。

（3）中毒：（不同火场燃烧不同的物质释放）一氧化碳、二氧化碳、氰化氢、氯、磷等有毒气体中毒。

（4）机械性损伤（倒塌砸压、跳楼死）：倒塌砸压，火场中房梁、屋柱、墙壁等重物因烧毁而倒塌砸压可导致严重机械性损伤而死亡；错误逃生方式，如跳楼死等。

（张　桓）

第十五章 电流损伤和其他物理因素损伤

目的要求

1．掌握：电流损伤的概念、电流损伤死者病理学变化、电流斑概念及特点、电流损伤致死的法医学鉴定；高原性肺水肿及高原性心脏病的病理学特点及其诊断依据和法医学意义。

2．熟悉：电流对人体的作用、电流损伤致死的机制；雷电对人体的作用、雷击死者的病理学变化、雷击死的法医学鉴定；放射损伤对人体各脏器损伤的病理学改变。

3．了解：常见的触电方式和触电原因有哪些、影响电流对人体作用的因素；激光、微波等对人体损伤的临床表现及病理学改变。

板书与教案

第一节 电流损伤

一、电流损伤的基本知识

（一）电流损伤的概念

电流通过人体引起可感知的物理效应，称为电击。电流通过人体引起皮肤及其他组织器官的损伤及功能障碍，称为电损伤或电击伤。

（二）电流引起人体损伤的相关因素

1．人体必须成为电流通路的一个组成部分。
2．电流的强度和效应。
3．触电的时间。
4．电流通过人体的部位。
5．有无自身疾病或人体的状态。

二、电流对人体的作用

（一）组织的电生理效应

强电场可使细胞膜通透性增加，大分子蛋白质漏出、细胞膜破裂，导致无选择性的细胞内成分漏出。

（二）电流对人体的损伤

1．电烧伤：人体有电阻，电流通过人体要产热。

2．致死性电流损伤：电流通过脑、脑干、颈段脊髓或心脏，导致呼吸麻痹或呼吸、心跳停止。

3．血栓形成：血管电阻低，电流通过量大，可损害血管壁全层，使血管痉挛、血液凝滞、血栓形成、栓塞。

三、影响电流对人体作用的因素

1．电流类型和强度：人体对交流电更敏感。

2．电压：电压越高，对人体的危险性越大。

3．皮肤电阻：随环境和机体状态而改变。

4．电流作用时间：时间越长越危险。

5．电流通过机体的途径：电流通过人体脑、心、肺是最危险的路径。

6．机体接触电源的状况：导电面积与电阻成反比。

7．机体状况：受热、受冷、劳累、创伤、体弱、过敏体质可使机体对电刺激敏感性增高。

8．环境状况：潮湿环境中易发生触电事故。

四、电击死的死亡机制

1．心室纤颤与心搏骤停：电流通过心脏，引起心肌兴奋性增高，心室纤颤与心力衰竭。

2．呼吸停止与窒息（中枢性呼吸麻痹、呼吸肌强直性痉挛）。

3．其他：因电烧伤，所致低血容量性休克、感染性休克等死亡。

五、电击伤与电击死的形态学改变

（一）体表改变

1．电流斑。

2．皮肤金属化。

3．电烧伤。

4．电流出口。

5．电击纹/树枝状花纹。

（二）内部器官改变

1. 水肿、出血及缺氧性改变：主要表现为脑、心、肺、肝、胰腺、消化道、肾、肌肉组织的水肿、出血和组织缺氧的改变，类似于窒息死亡的一般征象。

2. 肌肉组织凝固性坏死。

3. 骨珍珠形成。

六、电击死的法医学鉴定

原则：有电流斑，且排除了其他死因，结合触电现场，一般不难鉴定死因。

（一）电击死的确认
1. 触电案情调查和现场勘验：有明确的触电环境。
2. 确认电流斑：但在部分电击死案件中，如 220V 或更低电压的电击死者，仅 1/3 出现电流斑；水中电击死案件很少有典型电流斑。
3. 其他电击征象：皮肤金属化、电烧伤、电击纹、骨珍珠及窒息征象等均有可作为电击死的依据。
4. 全面尸检、综合分析。

（二）电击死亡方式的确定
1. 意外电击死：多见。
2. 自杀电击死：现场多在室内，保持原始现场或特殊设计的线路，尸体呈原始被电击姿势；电击损伤多为一次作用痕迹；电击死的征象明显。
3. 他杀电击死：多是趁被害人无防备或睡眠时实施电击；现场常被破坏；多次反复电击。伪造现场；洗浴时扔入插有电源的电器，常没有电灼伤。

（三）电击死鉴定的注意事项
1. 体表检查时尽量寻找电流斑，并取材。
2. 水中电击死：很难形成典型电流斑，需综合分析。
3. 低压电击多无典型电流斑：无典型电流斑不能排除电击死。
4. 烧伤、挫压、皮肤病变也可出现极化现象，应鉴别。
5. 死后电击也可形成电流斑。
6. 现场勘验一定要切断电源，防止发生电击伤亡事故。
7. 应有相关电气专业相关人员进行检查有无漏电和电流种类。
8. 必须对尸体进行全面检查，以排除其他死因。

第二节 雷 击 死

一、雷击死相关知识点

（一）雷电性质

雷电是高压直流电，电压可达 10^9V。

（二）雷击死的机制

与电击死相似。

（三）雷电进入人体的途径
1. 闪电直接通过人体（必然死亡）。
2. 闪电分散在出事范围内间接损伤机体（可致死亡）。
3. 闪电通过附近的金属物体感应电损伤（多数存活）。
4. 机体处于空中放电形成的电弧内（多数存活）。
5. 人处于分散的电场中，电流由一足到另一足（多不严重）。

（四）容易发生雷击的场所
1. 大树下，特别是身着湿衣。
2. 露天人群拥挤时。
3. 高处或高大建筑物旁。
4. 户外携带金属物品行走。
5. 室内近烟囱或接触电器，如听收音机、看电视、打电话等。
6. 江河海上航行或游泳时。

二、雷击死的特征及法医学鉴定

（一）雷击死的特征
1. 衣着与皮肤的烧灼伤。
2. 雷电击纹，但死后可很快消失。
3. 雷电烧伤。
4. 装饰或携带的金属物品被溶化。

（二）雷击死的法医学鉴定
1. 闪电打雷的气候条件。
2. 发生在旷野、农田或大树下；室内多在室内电器旁。
3. 受害人与金属物靠近。
4. 雷击电纹等征象。
5. 目击证人等。

第三节　其他物理因素损伤

一、气压损伤

（一）气压损伤特征及法医学鉴定
1. 定义：是与气压变化密切相关的机体损伤状态。
2. 影响气压损伤的因素
   （1）人体对气压变化的适应能力。
   （2）气压改变的速度。
   （3）气压变化维持的时间。

- （一）气压损伤特征及法医学鉴定
  - 3．法医学鉴定要点
    - （1）进行案情调查，了解发病情况和主要症状。
    - （2）尽早进行尸检，尸检中要注意检查右心室、大静脉、肠系膜血管及冠状动脉内的气泡，同时注意检查脑底动脉中有无气泡。
    - （3）请对设备有专门知识的专家到场，检查各项设备。
- （二）气压损伤的应用及机制
  - 1．最常见的为减压病
    - 形成机制：气压变化所致溶于血液的气体析出，形成空气栓塞引起的损伤；小血管内可见气泡栓塞。
    - 临床症状：亚急性或慢性过程（肢体运动障碍、行动障碍、无菌性骨坏死、眩晕、头痛、恶心、呕吐、瘫痪、失语自主神经紊乱等）。
  - 2．高山病：高山或高空空气稀薄，气压降低
    - 形成机制：①迅速发生周围血管收缩，大量血液集中于肺，形成肺动脉高压。②由于缺氧，肺泡上皮细胞及毛细血管内皮细胞因缺氧损害渗透性增高而造成急性高原性肺水肿；可有高原脑水肿。③由于呼吸过度和干燥，中等强度运动可失水较多，造成低钾性碱中毒。
    - 临床症状：出现头痛、恶心、心悸、软弱、食欲不振、失眠及肺水肿的表现。
  - 3．气压急剧变化（爆炸气压冲击伤）：爆炸时人体周围压力剧增，引起人体震荡伤和气体冲击入口鼻引起肺组织的损伤。

二、放射性损伤

（一）放射性损伤机制及法医学鉴定要点

1. 定义：机体在一定剂量的高能电离辐射作用下造成的损伤。
2. 作用机制
   - ①电离和激发作用：损害细胞结构和功能，包括大分子损伤效应（DNA 损伤）、细胞损伤效应（染色体畸变、突变，巨型细胞，细胞肿胀）等。
   - ②与电离辐射的物理性质、电磁波辐射、粒子辐射强度有关。
3. 影响放射性损伤的因素：射线的剂量、射线的性质、照射机体的方式和机体因素、照射的时间等。
4. 临床表现
   - ①急性放射综合征［一过性前驱症状、无症状期（假愈期）］、疾病期；也可按照其临床表现不同，将急性放射病分为四型：造血型、胃肠型、心血管型和脑型。
   - ②迟发性放射性损伤：辐射致癌、生长发育异常。
5. 放射损伤法医学鉴定要点
   - ①详细调查案情，查明放射性损伤的来源。
   - ②尸检中要注意有无放射性损伤。
   - ③尸体解剖中应注意防护自己。
   - ④必须查明放射源，一般属职业性损伤或灾害性事故。

（二）放射性损伤特征性改变（基本病变为实质细胞病变和血管病变）

1. 实质细胞：受照射组织的实质细胞发生各种变性甚至崩解坏死、组织器官萎缩，有关功能障碍或丧失。
2. 血管病变：受照射组织中的血管扩张，内皮细胞肿胀，空泡形成，小血管壁发生坏死、出血及渗出；后期内皮增生，胶原增多，小血管壁发生玻璃样变。
3. 出血：在血管丰富、代谢活跃的部位更易发生，如头面部、上胸部、上肢内侧、齿龈黏膜、眼结膜等处。
4. 感染：包括各种内外致病菌和条件致病菌。
5. 各器官间质胶原纤维增生。

（二）放射性损伤特征性改变（基本病变为实质细胞病变和血管病变）

6．各系统病变：皮肤，红斑、肿胀、皮炎；心血管系统，纤维素性心包炎、积液；肺，充血、水肿；坏死、出血；消化道，炎症表现、溃疡；肝，淤血、变性、坏死；骨髓，坏死、白血病；泌尿生殖系统，内皮C肿胀；坏死；软骨和骨，软骨变性坏死；内分泌系统，萎缩、变性；中枢神经系统，发育障碍、坏死；眼，白内障等。

三、超声波损伤的特点及法医学鉴定

（一）超声波损伤定义

因超声波使用不当、保管不妥或声强超过人体的耐受限度时，引起人体损伤，甚至死亡。

（二）超声波的损伤机制

1．机械效应，波峰、波谷引起组织间强大的压力差，破坏组织。

2．热效应，不同组织有不同的吸收系数，吸收声能后可转变为热能，致组织损伤。

3．空化效应，声波作用下产生的微小气泡运动所致损伤。

（三）超声波损伤的病理变化

脑和脊髓充血、水肿，神经细胞变性，胶质细胞增生；软组织出血、骨膜分离；肺出血；胎盘和胚胎细胞的核碎裂等。

（四）超声波损伤的法医学鉴定

多为意外事故；调查事故原因、接触史、临床表现及病理组织学病变，排除其他死因，确定超声波损伤的原因和程度等。

四、激光损伤的特点及法医学鉴定

1．激光产生的原理（电磁波）。

2．激光的生物学效应：热效应、压强效应（光压）、光化效应（黑色素的吸光效应最强）、电磁场效应（干扰生物组织固有电磁场）。

3．激光损伤的病理变化：眼损伤（角膜：凝固、水肿、坏死和溃疡形成；晶状体：蛋白质凝固而混浊；眼底视网膜：视网膜出血、爆裂）、皮肤（灼伤皮肤，水泡、红斑、烧焦、气化、褪色、溃疡、结疤等病变）。

4．激光损伤的法医学鉴定：多为意外事故；调查事故原因、光束强度、原光束。眼损伤及损伤程度。未来激光损伤可能在战争中见到。

五、微波、高频损伤（自学）

1．微波、高频损伤的生物学效应：热效应、非热效应。
2．病理变化。
3．临床表现。
4．病理变化。
5．法医学鉴定。

英汉名词对照

current outlet	电流出口
electric burns	电烧伤
electric edema	电流性水肿
electric mark	电流斑
electric metallization of skin	皮肤金属化
high-altitude celebrate edema	高原性脑水肿
high-altitude pulmonary edema	高原性肺水肿
lighting mark	雷电击纹
lighting syndrome	雷击综合征
muscle tissue coagulation necrosis	肌肉组织凝固性坏死
osseous pearls	骨珍珠
radiation injury	放射性损伤
streaming of nuclei	核流

习题精选

一、名词解释

1．电流斑（electric mark）；2．核流（streaming of nuclei）；3．皮肤金属化（electric metallization of skin）；4．电烧伤（electric burns）；5．电流出口（current outlet）；6．雷电击纹（lighting mark）；7．骨珍珠（osseous pearls）；8．高原性脑水肿（high-altitude celebrate edema）；9．高原性肺水肿（high-altitude pulmonary edema）；10．放射性损伤（radiation injury）；11．雷击综合征（lighting syndrome）；12．电流性昏睡（electric lethargy）

二、简答题

1. 如何进行电击死的确认？
2. 电击死的体表和内脏器官改变可能会有什么特征性改变？
3. 气压损伤特征及法医学鉴定要点是什么？
4. 皮肤电阻是否可随环境和机体状态而改变，大致的变化情况是如何的？
5. 自杀电击死的现场特点是什么？
6. 水中电击死的尸体一般情况下有无电流斑？为什么？

习题参考答案

一、名词解释

1. 电流斑（electric mark）：又称为电流印记，系电流入口，电流通过机体组织形成的损伤。典型电流斑一般呈圆形或椭圆形，直径 5～10mm，色灰白或灰黄，质坚硬、干燥，中央凹陷，周围稍隆起，边缘钝圆，形似火山口，外周可有充血出血环，与周围组织分界清晰，电流斑形态多样，它常能反映导体与人体接触部分的形状。光学显微镜观察：电流斑处表皮细胞融合变薄，细胞界限不清，表皮角质层、细胞层及表皮下见大小不等的空泡形成，也称为电流性水肿（electric edema）；细胞极性化，以基底细胞层最明显，纵向伸长，呈栅栏状或伸长似钉样插入真皮中，皮肤附件也呈极性化改变；真皮胶原纤维肿胀、融合或凝固性坏死。

2. 核流（streaming of nuclei）：电击伤处特别是损伤中心基底层细胞及细胞核纵向伸长，或扭曲变性，染色较深，排列紧密，呈栅栏状、漩涡状或圆圈状，或伸长似钉样插入真皮中，有人喻之为核流或流水样结构，此种结构在皮肤烧伤边缘、皮肤钝器伤等处也可形成。

3. 皮肤金属化（electric metallization of skin）：或称为金属异物沉积，是因电极金属在高温下溶化或挥发而成，金属颗粒在电场的作用下沉积于皮肤表面及深部。直流电电击时，金属颗粒只沉积在阴极接触部位，是证明电击伤和电流入口较特殊的征象。

4. 电烧伤（electric burns）：多发生在接触高压电时，由于局部皮肤与高压电源之间可形成电弧、电火花或高温，加上衣服燃烧的火焰同时起作用。电烧伤病变区与周围正常组织间的界限较分明，常见不到一般烧伤所具有的过渡区，如无白细胞浸润等炎症反应。

5. 电流出口（current outlet）：电流出口因电流的轻度爆炸作用，使组织发生破裂，或由于电火花穿凿而发生小炭化孔。出口形态多样。电流出口较电流入口组织损坏更严重，常因轻度爆炸作用而呈裂隙状，也具有隆起的边缘，边缘上可见裂口。但无金属化现象。

6. 雷电击纹（lighting mark）：高压电或雷电电击时，由于皮下血管扩张、麻痹、充血或出血，皮肤表面可出现树枝状花纹，称为雷电击纹。若无出血，雷电击纹存在的时间甚短。

7．骨珍珠（osseous pearls）：骨骼电阻大（约 900 000Ω），电流使骨骼发生融化呈珍珠样结构，称为骨珍珠。

8．高原性脑水肿（high-altitude celebrate edema）：急性低气压性缺氧引起脑补小血管痉挛和通透性增加所致的中枢神经系统功能严重障碍，又称为高原性脑病或高原性昏迷。

9．高原性肺水肿（high-altitude pulmonary edema）：急性低气压性缺氧硬气的非心源性肺水肿。

10．放射性损伤（radiation injury）：机体在接受超过其所能耐受剂量的高能磁辐射及粒子作用下所发生的损伤。

11．雷击综合征（lighting syndrome）：遭受雷击后，如果受害人不死于雷击时刻，可能产生雷击综合征，包括意识丧失、外周或脑神经功能暂时障碍、骨膜破裂、传导性耳聋、前庭功能紊乱、视神经受损、视网膜脱离及皮肤烧伤等，后期可能出现血尿、蛋白尿、管型尿等

12．电流性昏睡（electric lethargy）：电流通过人体，引起呼吸麻痹后可呈现假死状态，即所谓电流性昏睡；此时心脏仍保持微弱不易觉察的跳动，及时进行人工呼吸，触电者可望复苏。

二、简答题

1．如何进行电击死的确认？

答：（1）触电案情调查和现场勘验。原则：有明确的触电现场。判定死者是否在死前确为电流环路的一部分；现场勘查时要检验接通电路的部位是否有防护设施，查明信号系统是否正常、环境干燥度等。

（2）确认电流斑及判断无电流斑的电击死。220V 或更低电压的电击者，仅 1/3 出现电流斑；而 600V 以上电压电击时，几乎所有案例均可发现电流斑。

（3）其他电击征象。皮肤金属化、电烧伤、电击纹、骨珍珠及窒息征象等均有可作为电击死的依据。

（4）生前与死后电流斑的鉴别。全面尸检，寻找其他死因和综合分析。

2．电击死的体表和内脏器官改变可能会有什么特征性改变？

答：体表改变：电流斑、皮肤金属化、电烧伤、电流出口、电击纹/树枝状花纹；内部器官改变：主要表现为脑、心、肺、肝、胰腺、消化道、肾、肌肉组织的水肿、出血和组织缺氧的改变，类似于窒息死亡的一般征象；肌肉组织凝固性坏死；骨珍珠（osseous pearl）形成：骨及关节因电流热作用融化和凝结所致。

3．气压损伤特征及法医学鉴定要点是什么？

答：气压性损伤是指与气压变化密切相关的机体损伤状态。

气压性损伤包括：①减压病（decompression disease）又称为潜水病、沉箱病，由环

境气压降低造成的人体损害，统称为减压病。既可累及全身，也可在局部造成损害。可见小血管内气泡栓塞；临床症状：亚急性或慢性过程 （肢体运动障碍、行动障碍、无菌性骨坏死、眩晕、头痛、恶心、呕吐、瘫痪、失语自主神经紊乱等）。②高山病：高山或高空空气稀薄，气压降低。可有：迅速发生周围血管收缩，大量血液集中于肺，形成肺动脉高压；由于缺氧，肺泡上皮细胞及毛细血管内皮细胞因缺氧损害渗透性增高而造成急性高原性肺水肿，有的可发生高原脑水肿；由于呼吸过度和干燥，中等强度运动可失水较多，造成低钾性碱中毒。临床症状：出现头痛、恶心、心悸、软弱、食欲不振、失眠及肺水肿的表现。③气压急剧变化（爆炸气压冲击伤）：爆炸时人体周围压力剧增，引起人体震荡伤和气体冲击入口鼻引起肺组织的损伤。

法医学鉴定要点：

（1）进行案情调查，了解发病情况和主要症状。

（2）尽早进行尸检，尸检中要注意检查右心室、大静脉、肠系膜血管及冠状动脉内的气泡，同时注意检查脑底动脉中有无气泡。

（3）请对设备有专门知识的专家到场，检查各项设备。

4．皮肤电阻是否可随环境和机体状态而改变，大致的变化情况是如何的？

答：皮肤电阻可以随环境和机体状态而改变。

干燥的皮肤电阻达 1 000 000～2 000 000Ω；出汗使电阻减小，可减为 25 000～30 000Ω；水或盐水浸湿的皮肤，电阻更可减至 1200～1500Ω。

举例：当皮肤电阻力为 1200Ω时，110V 的交流电可以引起死亡。

5．自杀电击死的现场特点是什么？

答：现场多在室内，保持原始现场或特殊设计的线路，尸体呈原始被电击姿势。电击损伤与电源电压、电流强度一致。电击伤的部位多发生在四肢裸露处。导体多为电线双手紧握或缠绕其上通电自杀，电击损伤多为一次作用痕迹，电击征象明显。

6．水中电击死的尸体一般情况下有无电流斑？为什么？

答：水中电击死的尸体一般情况下很难形成电流斑。

因电流在水中扩散，其接触面积较一般导体大得多，电流密度大大降低；加之水的导热系数远高于空气，以及浸渍于水中的皮肤电阻显著降低，均使电流通过体表皮肤时所产生的热能大为减少，不足以形成典型电流斑，或仅形成单纯性表皮剥脱和皮下出血伴皮下组织质地变硬。

水中电击死的死亡原因与引起心室纤颤或电性肌肉麻痹后溺水有关。

（张　桓）

第十六章　家庭暴力与杀婴

目的要求

1．掌握家庭暴力及虐待死亡的概念、特点及法医病理学检验要点；掌握婴儿存活时间的判定；掌握新生儿死亡原因的鉴定。

2．熟悉肺浮扬试验及胃肠浮扬试验的概念及其结果评价方法；熟悉新生儿存活时间及存活能力的确定方法。

3．了解性虐待的法医学检查要点。

板书与教案

第一节　家庭暴力

一、概念

家庭暴力：是指行为人以殴打、捆绑、残害、强行限制人身自由或其他手段，给家庭成员的身体、精神等方面造成一定伤害后果的行为。妇女、儿童和老人是家庭暴力的主要受害者。家庭暴力也包括长期反复的暴力伤害行为，故与虐待存在部分重叠。

二、特点

特点：

1．暴力手段多样：殴打、捆绑、凌辱、性虐待、经济管制等。
2．隐蔽性：暴力行为多发生于家中，且受害者常不愿公开。
3．多发性：家庭暴力发生较普遍，同一家庭中的暴力行为往往是多次、长期施暴。
4．后果严重：因长期、多次暴力行为，常致受害者精神和身体的伤害较为严重。
5．举证困难：受害者寻求法律解决时多已时过境迁，致使举证困难。

第二节 虐待死亡

一、虐待的概念和特点

（一）概念

是指对共同生活的家庭成员经常以打骂、捆绑、冻饿、限制自由、凌辱人格、不给治病或者强迫作过度劳动等方法，从肉体上和精神上进行摧残迫害的行为。

（二）特点

1. 发生在家庭成员之间。
2. 被害人肉体及精神受损。
3. 行为经常性。
4. 行为故意性。

二、虐待儿童死亡

（一）虐待儿童的概念和一般特点

- 概念：是指对尚未自立的儿童所应有的权利的剥夺或侵犯，包括躯体虐待、忽视（躯体忽视、教育忽视、情绪忽视等）和性虐待等主要形式。受虐待的儿童所表现的症状和体征，称为虐待儿童综合征。
- 特点
  1. 犯罪嫌疑人多为法定义务主体。
  2. 受害人年龄小。
  3. 受害人的损伤具有多发性和多样性的特点：常新旧不等，或多种暴力因素共存（如机械性暴力、高低温、电流、营养不良等）；以软组织损伤和骨折较为常见。
  4. 受害人身心多发生障碍。

（二）法医病理学检验

1. 尸表检验：检查死者衣着是否单薄、褴褛、肮脏；详查身高、体重、发育、营养状态，是否干瘦或水肿；体表各部位损伤、瘢痕或肢体变形、骨关节脱位及骨折等。
2. 影像学检查：尸检前可行 X 线、CT 检查。
3. 解剖检验：注意检查皮肤、黏膜、皮下软组织损伤，骨折、颅脑损伤及胸腹腔器官损伤等；尤其注意脊椎、肋骨、四肢骨的骨折及愈合情况。
4. 特殊检查：如病理组织学检查、毒物分析及牙痕鉴定。
5. 性虐待的检查：主要为生殖器、肛门及其周围皮肤不同程度的损伤和不同的愈合阶段，可表现为行动困难、阴唇皮肤增厚或色素沉着、青春期前女孩阴道开口水平直径超过 4mm、撕裂伤、反复尿道感染、肛周或会阴的撞击伤、肛门的反射性扩张和括约肌松弛等。

（三）虐待儿童的法医学鉴定

对虐待致死案例的鉴定，应详细调查案情，全面检查各种伤痕，分清损伤的次数、时间、种类和程度，判断虐待手段，综合分析死亡原因。

三、虐待老人死亡

（一）概念

对老人采取一次或多次不恰当的行为，或者不采取适当行动，致使老年人受到伤害或处境困难，称为虐待老人，包括身体虐待、精神虐待、心理虐待、经济虐待、疏于照料等。

（二）鉴定

1．暴力损伤检验：应注意分清损伤类型、损伤时间、伤病关系等。

2．营养状况检验：全身水肿、消瘦、胸腔积液、腹水、贫血、舟状腹等提示营养不良，应判断长期饥饿、营养不良与死亡原因的关系。

四、虐待女性死亡

虐待女性主要分为躯体虐待、性虐待和精神虐待三种方式。躯体虐待鉴定时应注意损伤类型、损伤时间及伤病关系分析；性虐待鉴定时应注意收集生物检材及性虐待时的损伤证据；精神虐待鉴定较为困难，主要依据案情调查。

第三节　杀　　婴

一、概念及分类

杀婴是指非法使用暴力手段剥夺分娩过程中或娩出后不久的已具有生活能力的新生儿生命的行为，分为积极杀婴（多为机械性窒息、机械性损伤致死）和消极杀婴（如弃婴）。

法医学鉴定任务包括判断是活产还是死产；检查婴儿的发育、成熟程度；推断婴儿死亡时间及死后经过时间；死亡原因分析。

二、活产与死产的鉴别

活产与死产的鉴别主要依据胎儿出生后是否进行过呼吸，最常见方法是肺浮扬试验和胃肠浮扬试验。未呼吸肺的特征：肺体积小，位于脊柱两侧呈萎缩状，边缘锐薄，质实如肝，无捻发感，光学显微镜下可见肺泡未扩张。

1．肺浮扬试验

- 概念：未呼吸的肺，因肺内不含空气，呈实体状，相对密度为1.045～1.056，投入清水中即下沉；已呼吸的肺含有空气，肺的体积增大，相对密度小于1，投入清水中不下沉。应用这一原理判定新生儿有无呼吸，称为肺浮扬试验。
- 检查方法：常规剖开颈胸腹，在食管下端和气管上端分别结扎。将舌、颈部器官连同心肺一起取出，投入水中。若下沉，切除心脏，在气管结扎线上方切断，将肺连同气管一起投入水中。若下沉，切除支气管，将左、右肺及其各叶切取的肺小块分别投入水中。若下沉，将肺小块用干纱布挤压后再投入水中。
- 结果判定
  - （1）全部阳性反应——活产。
  - （2）部分阳性反应——活产（肺膨胀不全）、死产（人工呼吸或死产）。
  - （3）全部阴性反应——死产。

2．胃肠浮扬试验

- 概念：新生儿呼吸运动时可将气体咽入胃内，随时间推移，空气逐渐由胃进入十二指肠和小肠，因此，胃肠内有无空气可辅助判断是活产还是死产，空气分布的部位可以推测新生儿生存的时间。胃肠浮扬试验是肺浮扬试验的辅助试验。如果尸体已腐败则胃肠浮扬试验无参考价值。
- 检查方法：依次结扎胃及各段肠管，去除肠系膜后将胃肠整体放入水中，再将下沉部分的各段分离，观察胃肠各段的浮沉情况。
- 结果判定（新鲜尸体）
  - （1）肺和胃肠浮扬试验均为阳性——活产。
  - （2）肺和胃肠浮扬试验均为阴性——死产。
  - （3）肺浮扬试验阳性，胃肠浮扬试验阴性——呼吸过的活产，但生活时间很短。
  - （4）肺浮扬试验阴性，胃肠浮扬试验阳性——可能异物堵塞呼吸道致肺膨胀不全，原吸入的少量空气被吸收；空气已经咽入胃肠，提示曾经呼吸过。

三、新生儿存活时间的推断

1．皮肤
- （1）新生儿的特征：皮肤黏附羊水、血液、胎脂，肛周胎便。
- （2）时序性变化
  - 5～6 小时，新生儿皮肤红斑。
  - 1～2 日后，红斑消退、脱皮。
  - 2～3 日，轻度新生儿黄疸。
  - 4～5 日，中度新生儿黄疸，皮肤呈棕黄色。
  - 7～10 日，黄疸消退，部分未成熟儿黄疸可持续至半个月，甚至 1 个月。

2．脐带
- （1）新生儿的特征：脐带柔软、湿润，灰白色、蜡样。
- （2）时序性变化
  - 6～12 小时，脐带根部炎症反应。
  - 24～36 小时，脐带根部出现红色炎症环。
  - 2～3 日，脐带干燥皱缩呈黑色。
  - 5～8 日，脐带干燥、脱落。
  - 12～15 日，脐窝形成。

3．产瘤：在分娩过程中，胎儿先露部的部分软组织受到强力压迫，使不受压的先露部发生淋巴液及血液淤积，形成局限性皮下组织水肿，呈瘤样突起，切开状似胶冻，称为产瘤，亦称为胎头水肿。多见于颅顶部或顶枕部，触之如黏土样感。无血液循环的死产儿不发生产瘤。

4．胎头血肿：当胎头通过产道受到强力压迫，或因胎头负压吸引和产钳手术等，致使颅骨外的软组织与骨膜剥离，骨膜下的小血管破裂，血液淤积在骨膜下形成的血肿，称为胎头血肿。胎头水肿与胎头血肿的鉴别详见表 16-1。

5．胎便：位于小肠下段及大肠，呈黄褐色、暗绿色，黏稠如泥。一般 4 天才能排完。光学显微镜下可见特征性胎便小体，呈圆形或卵圆形的褐绿色小体，直径约为 30μm，无明显结构。

表 16-1　胎头水肿与胎头血肿的鉴别

项目	胎头水肿	胎头血肿
部位	先露部皮下组织	骨膜下
范围	不受骨缝限制	不越过骨缝
出现时间	娩出时即存在	产后 2～3 天最大
消失时间	产后 2～3 天	产后 3～8 周
局部特点	凹陷性水肿	波动感
切开形态	胶冻状	暗红色血肿

四、新生儿存活能力判定

胎儿出生后能够继续维持生命的能力，称为生活能力或生存能力。胎儿发育程度通常用妊娠月数、周数或体重来表示，10 个月（40 周）——成熟儿；28～36 周——早产儿；体重在 2500g 以下——未成熟儿。

1. 新生儿发育程度判定
   - （1）成熟儿体表及皮肤特征：身体圆润，皮肤紧张，面部皱纹消失，头发长 2～3cm，后囟闭合，指甲超越指端。男性睾丸降至阴囊，女性大阴唇彼此接触并掩盖小阴唇。胎粪便位于大肠下端。
   - （2）身长、体重及胎头径线：测量身长较体重更能准确推断胎龄，尤其是测量坐高、胎头双顶径。26～36 周双顶径平均每周增加 0.22cm，双顶径值 9.3cm 是胎儿成熟的标志之一。
   - （3）化骨核形成：化骨核，又称为骨化中心或骨化点，是指骨内开始化骨之处。股骨化骨核的出现是新生儿成熟的标志之一。
   - （4）胎儿不同的发育程度（身长、体重等）对应不同胎龄。
   - （5）肺的组织学改变。

2. 影响成熟儿生存的因素
   - （1）各种暴力因素导致堕胎和杀婴。
   - （2）致死性畸形。
   - （3）严重疾病。
   - （4）重度分娩障碍。

五、新生儿死亡原因鉴定

新生儿死亡
- 自然死亡
  - 分娩前死胎：多与母体、胎盘及胎儿疾病有关；宫内窘迫及胎儿畸形是围生期的主要死因。
  - 分娩中死胎：与胎盘、脐带、产道、产程异常或病变有关。
  - 分娩后新生儿死亡：多为发育不成熟或自身疾病致死。
- 非自然死亡
  - 杀婴
    - 积极杀婴：较多见。
    - 消极杀婴：故意不护理，任其冻、饿。
  - 意外灾害：疏忽大意或其他事件造成的死亡，坠落产与非坠落产鉴别详见表 16-2。

表 16-2　坠落产与非坠落产的鉴别

坠落产	非坠落产
骨盆宽，未成熟儿	骨盆窄，头围正常的成熟儿
经产妇	初产妇

续表

坠落产	非坠落产
常见会阴裂创	会阴裂创少
无产瘤	可有产瘤
婴头变形少	婴头变形明显
脐带断端撕裂	脐带断端平齐

英汉名词对照

abuse	虐待
caput succedaneum	产瘤
cephalohaematoma	胎头血肿
domestic violence	家庭暴力
hydrostatic test of the lungs	肺浮扬实验
hydrostatic test of the stomach and bowel	胃肠浮扬实验
infanticide	杀婴
meconium corpuscle	胎便小体
ossification center	化骨核
premature	未成熟儿

习题精选

一、填空题

1. 家庭暴力的特点：①____________；②____________；③____________；④____________；⑤____________。

2. 杀婴有____________、____________两种类型。

3. 确定新生儿是否呼吸最常用的方法是____________、____________。

二、名词解释

1. 杀婴；2. 胃肠浮扬试验；3. 肺浮扬试验；4. caput succedaneum；5. cephalohaematoma

三、问答题

1. 简述如何区别胎头水肿和胎头血肿。
2. 简述坠落产与非坠落产的鉴别要点。
3. 受虐待儿童的临床表现有哪些？

4．对受虐待儿童尸体的法医病理学检查包括哪些？

习题参考答案

一、填空题

1．①手段多样化；②隐蔽性；③多发性；④后果严重；⑤举证困难
2．积极；消极
3．肺浮扬试验；胃肠浮扬试验

二、名词解释

1．杀婴：是指非法使用暴力手段，加害分娩过程中或娩出后不久的已具有生活能力的新生儿生命的犯罪。

2．胃肠浮扬试验：这是肺浮扬试验的辅助试验。由于新生儿呼吸运动时也将部分气体咽入胃内。随着时间的推移，空气逐渐由胃进入十二指肠和小肠，也可以检出。根据胃肠内有无空气，可辅助判断是活产还是死产。同时，根据空气分布的部位可以推测新生儿生存的时间。但是，如尸体已腐败则胃肠浮扬试验完全无价值。

3. 肺浮扬试验：未呼吸的肺，因肺内不含空气，呈实体状，相对密度为 1.045～1.056，投入冷水中即下沉；已呼吸的肺含有空气，肺的体积增大，相对密度小于 1，投入冷水中不下沉。应用这一原理判定有无呼吸，称为肺浮扬试验。

4．caput succedaneum，即产瘤，亦称为胎头水肿，在分娩过程中，胎儿先露部的部分软组织受到强力压迫，使不受压的先露部发生淋巴液及血液淤积，形成局限性皮下组织水肿，出现瘤样的突起。产瘤多见于颅顶部或顶枕部，也可发生于臀部，触之如黏土样感。分娩后数小时开始缩小，1～2 日或 2～3 日内消失。无血液循环的死产儿也不发生产瘤。尸检时，切开产瘤部分，可见疏松的皮下组织充满液体，状似胶冻，周围界限不清，有波动感。产瘤不局限于一块颅骨，可越过骨缝或囟门而波及其他颅骨，其骨膜下常伴有点状出血。

5．cephalohaematoma，即胎头血肿，当胎头通过产道受到强力压迫，或因胎头负压吸引和产钳手术等，致颅骨外的软组织与骨膜剥离，骨膜下的小血管破裂，血液淤积在骨膜下形成的血肿。血肿在刚分娩后不明显，产后数小时到二三天内逐渐增大，数周后消失。血肿的中心部有波动感，周围有堤状质硬的隆起，无移动性，并常以一块颅骨的边缘为界限，而不越过骨缝或囟门波及另一块颅骨。

三、问答题

1．简述如何区别胎头水肿和胎头血肿。
答：胎头水肿与胎头血肿的鉴别见下表。

项目	胎头水肿	胎头血肿
部位	先露部皮下组织	骨膜下
范围	不受骨缝限制	不越过骨缝
出现时间	娩出时即存在	产后2～3天最大
消失时间	产后2～3天	产后3～8周
局部特点	凹陷性水肿	波动感

2．简述坠落产与非坠落产的鉴别要点。

答：坠落产与非坠落产的区别见下表。

坠落产	非坠落产
骨盆宽，未成熟儿	骨盆窄，头围正常的成熟儿
经产妇	初产妇
常见会阴裂创	会阴裂创少
无产瘤	可有产瘤
婴头变形少	婴头变形明显
脐带断端撕裂	脐带断端平齐

3．受虐待儿童的临床表现有哪些？

答：受虐待儿童的临床表现有：

（1）受虐待儿童以3岁以下的婴幼儿为多见，因生活不能自理，必须由他人哺育照顾。

（2）伤害属多次发生或重复的他伤而非自伤或偶然事故。

（3）他伤，具有显著的故意性。

（4）致伤者是身边的父母或其他保护人、看护人，致伤条件方便，手段多种多样，具有反复性和经常性伤害的特点。

（5）致伤因素有机械性暴力、高温、低温、电流等物理因素，还有断食所致营养不良或饥饿。上述因素既可单独致伤或致死，也可合并致伤或致死，以合并者为多见。

（6）长期受虐待的儿童，身体瘦小，精神萎靡，营养不良，发育障碍，疾病丛生，应予及时诊治并加以保护，严防再遭虐待。

4．对受虐待儿童尸体的法医病理学检查包括哪些？

答：对受虐待儿童尸体的法医病理学检查包括：

（1）一般情况，检查衣着是否单薄、褴褛、肮脏。

详查身高、体重、发育、营养状态，是否干瘦或浮肿以及体表各部位皮肤、黏膜和软组织损伤的程度、数目、部位、形状，大小、颜色、性状、深度等；有无瘢痕挛缩或肢体变形、骨关节脱位及骨折变形等。

（2）影像学检查。尸体剖验前应拍摄全身各部位X线正、侧位片，尤其可疑的部位要重点拍摄。需要时还需做CT等检查。

（3）尸体解剖。尸体剖验要系统、全面，进行四腔（颅腔、脊髓腔、胸腔、腹腔）

解剖；在剖开胸腔前，应先作气胸试验。由浅及深地详细检查皮肤、黏膜、皮下软组织损伤、骨折、体腔内出血尤其颅内出血、脏器破裂、胸腹腔器官破裂等。检查颅骨、脊椎骨、肋骨、四肢骨等骨折及其愈合阶段。

（4）特殊检查。对特殊的案例除尸体剖验、X 线检查外，还须提取检材作组织学检查、毒物分析及牙痕鉴定等。

（赵永和　雷普平）

第十七章 猝 死

目的要求

1．掌握猝死的概念。掌握冠心病、冠状动脉开口狭窄、主动脉瘤、主动脉夹层动脉瘤、病毒性心肌炎、心肌病、肺动脉栓塞的病理形态及法医学鉴定。掌握蛛网膜下腔出血、脑出血、脑梗死的鉴定要点。掌握病毒性脑炎、流行性脑（脊髓）膜炎的法医学鉴定。掌握病理性与外伤性蛛网膜下腔出血的法医学鉴定。掌握急性喉阻塞、支气管哮喘、肺炎的主要病理变化及法医学鉴定要点。掌握急性出血性坏死性胰腺炎的诊断要点及其与死后自溶的鉴别。

2．熟悉猝死的特点及原因，熟悉猝死的诱因及法医学鉴定步骤。熟悉主动脉窦瘤、克山病、结核性心肌炎、Marfan 综合征、高心病的法医学鉴定要点。熟悉脑出血的好发部位、出血原因。熟悉急性消化道出血、急性腹膜炎所致猝死的法医学鉴定。熟悉异位妊娠、羊水栓塞症、糖尿病、过敏性所致猝死的法医学鉴定。熟悉青壮年猝死综合征、婴幼儿猝死综合征、抑制死的概念及法医学鉴定。

3．了解常见心脏传导系统病变。了解心肌早期缺血的形态及其法医学鉴定研究进展。了解癫痫、颅内肿瘤、肺气肿、急性胃扩张、低血糖症、肾上腺嗜铬细胞瘤、原发性慢性肾上腺功能减退症所致猝死的法医学鉴定。

板书与教案

第一节 猝 死 总 论

定义：由于机体潜在的疾病或重要器官急性功能障碍导致的意外的突然的自然性死亡，称为猝死。

一、猝死的特征

1. 死亡的急骤性：20 世纪 70 年代世界卫生组织规定猝死发生经过时间为 24 小时，1976 年改为 6 小时，至今限定为小于 1 小时。

2．死亡的意外性：是指死者生前并未感知将有生命危险，客观体征也未显现出危重症状。

3．疾病的潜在性（非暴力性）：疾病或生命器官功能障碍是潜在性的。

二、猝死发生的内外条件因素

（一）内在条件因素

1．各种疾病：心血管疾病＞中枢神经系统疾病＞呼吸系统疾病＞消化、泌尿生殖系统疾病及其他。

2．性别：男性多于女性，男女之比约为 4∶1。

3．年龄：年龄高峰在 30～50 岁及小于 6 个月的婴儿。

4．种族与特异体质：东南亚的人种猝死发生数最多，其中最多的是华裔。

（二）外在条件因素

1．职业：工人、农民＞干部和文教人员＞军人、学生。

2．季节：北方寒冷的冬季、南方炎热的夏季。1 月、5 月、7 月、11 月是心源性猝死的高发月份。

3．地区与场所：集中在中国、越南、泰国等地区，我国猝死发生率为 8～12/10 万人。场所以医院最为少见。

三、猝死的诱因

1．精神、心理因素，如喜、怒、忧、思、悲、恐、惊等。

2．过度疲劳或剧烈的体力活动：可突然增加心脏负荷，引发猝死。

3．冷热刺激：气压高、气温高、湿度低、干燥，血黏度和血细胞比容会增高，心血管负荷增加，易诱发心血管疾病；气温骤冷、冷水浴可引起末梢小动脉收缩、血压升高、心脏负荷增大，引发猝死。

4．其他，如暴饮、暴食、饮酒可诱发急性坏死性胰腺炎，过度吸烟可诱发冠心病。

5．轻微外力作用，如轻击神经敏感区（上腹部、心前区、颈动脉窦、会阴部等）可引起反射性心跳骤停而猝死。

四、猝死的病因

几乎所有系统的疾病均可引起猝死。

引起猝死较常见的十大疾病：

1．心血管疾病：冠心病、心肌炎、心肌病、高血压病、肺源性心脏病、栓塞。

2．脑血管疾病：脑出血、蛛网膜下腔出血。

3．其他：急性出血性坏死性胰腺炎、过敏性休克。

五、猝死的法医学鉴定意义

1．查明死因。

2．明确猝死与损伤、中毒的关系。

3．揭露犯罪行为。

4．积累科研材料。

六、猝死的法医学鉴定要点

1．深入调查案情。

2．认真勘验现场。

3．尸体解剖及辅助检查。

4．死因分析与鉴定结论。

（1）死因明确的猝死：有明确的致死性病变。

（2）无器质性病变的猝死：青壮年猝死综合征、婴幼儿猝死综合征、抑制死等。

（3）自然性疾病与中毒并存：明确中毒的种类和中毒的量，如中毒量足以导致死亡，不能认定为猝死。

（4）自然性疾病与损伤并存：明确损伤和疾病的类别、部位及程度，然后进行综合分析。

第二节　心血管疾病猝死

心血管系统疾病引起的猝死在成人猝死的死因中占首位（50%～60%）。

一、冠状动脉粥样硬化性心脏病

冠状动脉粥样硬化性心脏病，简称为冠心病。大约有20%的冠心病猝死者，平时可无任何征兆或无明显异常感觉而突发死亡。

（一）病理学改变

1．冠状动脉粥样硬化

（1）好发部位依次为：左前降支＞右主干＞左主干＞左旋支。

（2）管腔狭窄程度分级：Ⅰ级≤25%，Ⅱ级26%～50%，Ⅲ级51%～75%，Ⅳ级≥76%。

（3）冠状动脉粥样硬化基本病变：脂纹期，纤维斑块期（纤维帽，脂质区，基底部），粥样斑块期（粥瘤期）。

（4）动脉粥样硬化继发性病变：斑块内出血，斑块破裂，血栓形成，斑块钙化，冠状动脉动脉瘤形成。

2．心肌梗死

（1）梗死部位
- ①左前降支供血区（包括左心室前壁、心尖部及室间隔前2/3），约占50%。
- ②右冠状动脉供血区（包括左室后壁、室间隔后1/3及右心室大部分），占25%～30%。
- ③左旋支供血区（左室侧壁、膈面及左心房），占15%～20%。

（2）梗死类型
- ①薄壁梗死：仅限于心内膜下肌层，小于心肌厚度1/2。
- ②厚层梗死：大于心壁厚度的1/2，未达全层。
- ③透壁梗死：梗死范围广泛达心壁全层可形成室壁瘤，引起心脏破裂致猝死。

（3）梗死原因
- ①冠状动脉急性完全性阻塞：冠状动脉粥样斑块引起管腔狭窄占50%以上；粥样斑复合性病变，斑块内出血、血栓形成、粥样物脱落、血栓脱落、栓塞。
- ②心肌耗氧量和需氧量增加，加重心肌耗氧程度（如血压骤升、劳累、情绪激动、心动过速、心肌肥大等）。
- ③心肌局部供血不足，如休克、低血压、大出血、心动过速、冠状动脉灌注期缩短，体内血液重新分配。
- ④冠状动脉痉挛：可能是心肌梗死的间接原因，尤其血中儿茶酚胺升高，可致急性挛缩性心肌坏死，且可诱发致命性心律失常而猝死。

（4）梗死病变
- 肉眼（大体）：梗死灶一般经6小时后方可辨认；灰白色、周围边界不清（一般6小时后）；土黄色、干燥无光泽（8小时或9小时后）；充血、出血反应带在梗死灶边缘出现（4天后）；变黄、变软、病灶内出血（约10天）；灰红色肉芽组织形成（2～3周）；灰白色瘢痕组织形成，成为陈旧性梗死灶（5周后）。
- 组织学（光学显微镜下）：肌纤维呈波纹状及嗜酸性变（2小时后）；肌浆凝聚、横纹消失（3小时后）；肌细胞核消失（4小时后）；中性粒细胞浸润，吞噬细胞增多，坏死心肌溶解、吸收（6小时后）；肉芽组织长入梗死灶（2周或3周后）；机化瘢痕组织形成（5周后）。

（5）梗死并发症
- ①心脏破裂（心室游离壁破裂、心室间隔穿孔）。
- ②室壁瘤（左室壁梗死常见，有急性与慢性之分）。
- ③乳头肌断裂（二尖瓣乳头肌为主，致瓣膜关闭不全）。
- ④附壁血栓形成及栓塞（心肌梗死累及心内膜、室颤、心律减慢，血黏度增加，血栓脱落）。

（二）猝死机制

1. 心律失常：致死性心律失常尤其是室颤、心脏停搏。心脏性猝死中80%是由于心电衰竭，20%是由于心肌梗死。
2. 自主神经系统功能障碍，如睡眠时致迷走神经兴奋，产生低血压、心动过缓，冠状动脉灌注不足，心肌梗死。
3. 心脏器质性病变致心功能不全：心肌梗死广泛、室壁瘤、室间隔穿孔、乳头肌断裂、心脏破裂、急性心包填塞。
4. 冠状动脉痉挛致心肌缺血、心律失常。

（三）法医学鉴定要点

1. 首先排除暴力性损伤、毒药物中毒及其他自然性疾病致死原因。
2. 发现冠状动脉及心肌缺血性改变，冠状动脉管腔狭窄Ⅲ级以上。
3. 既往有冠心病的症状、体征。当冠状动脉管腔狭窄Ⅱ级，在排除其他因素致死的情况下，结合生前有冠心病的症状、体征，也可以鉴定为冠心病猝死。

二、先天性冠状动脉畸形

先天性冠状动脉畸形

1. 冠状动脉起源和分布异常，如左主干缺如、冠脉开口位置异常、单支冠状动脉。
2. 冠脉终止异常，如冠脉瘘、分支数目减少等。
3. 冠脉结构异常，如先天性狭窄、闭锁、扩张、动脉瘤、发育不良、心肌桥等。
4. 冠脉间异常交通。

冠状动脉口狭窄

1. 病因：主动脉根部粥样硬化、梅毒性主动脉炎、先天性发育异常等病变累及冠状动脉开口，甚至累及冠状动脉起始部，导致冠状动脉开口狭窄。正常成年人左冠状动脉开口直径为3.5～6mm，右冠状动脉开口直径3～5.5mm。
2. 病变
   （1）发生部位：左侧多见，冠状动脉开口位置越高，狭窄程度越重。
   （2）狭窄程度：左侧，轻度狭窄＜2.5mm，明显狭窄＜2mm，高度狭窄＜1.5mm；右侧，轻度狭窄＜2mm，明显狭窄＜1.5mm，高度狭窄＜1mm。
3. 鉴定要点
   （1）排除其他疾病所致的猝死。
   （2）冠脉开口狭窄。
   （3）死前短时间内有急性心肌缺血的症状。
   （4）发现早期心肌缺血的依据。

三、主动脉窦瘤、主动脉瘤与主动脉夹层

（一）主动脉窦瘤（又称为瓦氏窦瘤）

1. 病因：多因胚胎期主动脉根部中膜层弹力纤维与主动脉瓣环连接发生障碍，导致主动脉窦局部管壁薄弱而形成。
2. 部位：左、右、后三个主动脉窦均可发生；以右主动脉窦动脉瘤最多见；多位于主动脉窦的下部，向外呈锥形突出。
3. 形态：囊壁由主动脉内膜与退化的中膜组成。瘤体常向右侧心内突出，造成右心室流出道狭窄。
4. 猝死原因：可导致房室传导阻滞或冠状动脉受压；可由于瓣环口扩大引起主动脉关闭不全。

（二）主动脉瘤

1. 部位：绝大多数见于腹主动脉，尤其肾动脉以下的动脉。
2. 形态：囊状、梭形，主动脉中膜层平滑肌萎缩，内弹力板断裂，局部管壁薄弱、膨出。动脉瘤直径可达 10cm，最大者如胎头。
3. 病因：可能与主动脉粥样硬化、遗传、管壁弹性蛋白减少等因素有关。
4. 猝死原因：动脉瘤破裂、致死性大出血。

（三）主动脉夹层

1. 部位：升主动脉根部、主动脉弓起始部占 70%，很少发生在腹主动脉。
2. 分型：Ⅰ型，夹层起自升主动脉、远至降主动脉；Ⅱ型，局限于主动脉；Ⅲ型，夹层起自降主动脉并向远端延伸。
3. 病变：中膜层变性、坏死、弹力纤维断裂，基质发生黏液变性、坏死。升主动脉与降主动脉交界处血管反复弯曲运动、血液对内膜冲击，终致内膜撕裂或相应部位粥样斑破溃或营养血管破裂，血液进入中膜层形成动脉壁夹层血肿，中膜层被分裂形同管套。
4. 病因：主动脉中膜层变性，如先天性动脉壁缺陷、发育不良、动脉粥样硬化、梅毒性主动脉炎等；动脉内高血压。
5. 猝死机制：多因动脉瘤向外膜破裂出现急性大出血而致猝死。
6. 法医学鉴定：寻找主动脉内膜及外膜破裂口；排除外伤所致。

四、病毒性心肌炎

1. 病因：病毒直接侵犯心肌或通过免疫反应所致的心肌损害。

2．病变：肉眼可见心脏增大、质软，心腔扩张；光学显微镜下，心肌局灶性或弥漫性心肌细胞水肿，肌纤维溶解、坏死，间质有以淋巴细胞为主的炎性细胞浸润。

3．病源学检查：柯萨奇B组病毒最常见。病毒抗体测定、特异性IgM抗体测定，以及分子原位杂交检测相关RNA、DNA病毒等可作为重要参考依据。

4．应鉴别细菌性心肌炎，同时排除其他疾病所致死亡。

五、心肌病

定义：心肌病是指非冠心病、高血压、心瓣膜病和先天性心脏病等原因所引起的心肌结构及功能异常。

（一）扩张型心肌病
- 病理：左心室或双侧心室扩张及收缩功能障碍。
- 病变：心脏体积增大，重量增加，四心腔扩大，其中心室腔扩大较明显。心室壁可不增厚或仅轻度增厚。

（二）肥厚型心肌病
- 病理：多有家庭史，属常染色体显性遗传，由编码心肌肌原纤维的不同蛋白质的基因变异所致。以非对称性室间隔肥厚、左心腔变小为特征，常伴有左心流出道狭窄（可分为梗阻性肥厚型和非梗阻性肥厚型）。
- 肉眼：心脏重量增加1～2倍，成人平均心重超过500g（女性＞350g，男性＞400g），主要表现为心室的向心性肥厚，以左心室为主；室间隔显著增厚，室间隔与左心室壁厚度比值由正常的0.95可增加到1.3以上是诊断肥厚型心肌病的主要指征；心内膜白斑形成，内膜增厚。
- 组织学：心肌纤维显著肥大（核大、深染、核形不一、可呈多形性畸形）；排列紊乱，呈漩涡状、簇状，相互交错；心肌间质小血管壁增厚，管腔狭窄，其中室间隔内的小动脉病变较显著；心肌间质局灶性胶原纤维增生及纤维化。

（三）限制型心肌病
- 病理：以心室充盈受限为特点。表现为左心室内膜下心肌纤维化，导致心室舒张困难、心室充盈受限。
- 病变
  1．坏死期：心内膜坏死、心内膜下心肌细胞溶解。
  2．血栓期：大片血栓覆盖心内膜。
  3．纤维化期：致密纤维沉积在心内膜和心肌内1/3处，并发生玻璃样变，形成白色增厚的心内膜，厚度可达4～5mm。

（四）致心律失常型右室心肌病

右心室心肌进行性被纤维及脂肪组织取代，病变以右心为主，主要累及右室前壁漏斗部、心尖部及后下壁，三者构成“发育不良三角”。病变可致右室壁变薄，右心腔扩张。多为常染色体显性遗传病。

（五）未分类型心肌病

病变轻微，不引起明显的血液动力学改变，常表现为心律失常、心传导障碍、心绞痛，偶以猝死为首发症状。

六、克山病

克山病是我国以心肌损伤为主要特征的原因不明的地方病，见于我国东北、华北（多为冬季发病）及西南地区（多为夏季发病），妇女、儿童多见，其发病急骤，常出现心源性休克和严重的心律失常。

（一）病变
- 肉眼：心脏可比正常大2～3倍，心腔不同程度扩大，心室壁一般不增厚，切面可见灰黄色或灰白色的坏死区，病灶分布广泛。
- 光学显微镜下：心肌空泡变性、溶性坏死，或心肌颗粒变性、凝固性坏死，最终可形成纤维瘢痕组织。病变呈灶状、带状分布，坏死灶之间仍有正常心肌组织。病变也可沿心肌内动脉走向呈树枝状分布。

（二）法医学鉴定
1. 在克山病发病区居住过。
2. 心脏有克山病的病变特点。

七、Marfan综合征

（一）定义

一种常染色体显性遗传引起的先天性纤维结缔组织代谢障碍性疾病。92%的患者死于心血管并发症，常为主动脉瘤或动脉夹层破裂。未经治疗的患者平均寿命为男性30岁左右，女性40岁左右。

（二）特征
1. 骨骼发育异常：患者体格细高；两手向平展时，两侧指端间距大于身高的长度；上半身长度较下半身短（正常人两者比值为0.92）；四肢及指（趾）细长，呈蜘蛛样外观。
2. 眼部病变：眼晶状体脱位、青光眼、角膜炎等。
3. 心血管病变，如主动脉瘤、动脉夹层等。
4. 85%有家族遗传史。

（三）鉴定

有上述四项特征中的任何两项即可诊断。

八、肺动脉栓塞

肺动脉栓塞具有发病率和致死率高、易漏诊、死亡快速等特点，约1/3死于发病后

1 小时内。

1．栓子来源：肺动脉栓塞 95%的栓子来源于下肢深静脉（腘静脉、股静脉），少数来自盆腔静脉、前列腺静脉、卵巢周围静脉及右心附壁血栓。

2．栓塞部位及临床表现

（1）肺动脉主干或其大分支大块血栓栓塞：患者突然呼吸困难，口唇紫绀。休克猝死过程十分短促。

（2） 肺动脉小分支多数较小的栓子广泛的栓塞：患者突发胸痛，颜面苍白，血压下降，与心绞痛十分相似。

（3）微血栓栓塞：肺动脉内弥漫性血管内凝血，广泛的肺小动脉内微血栓形成。血液呈高凝状态，容易引发急性微循环障碍。

3．病变：栓塞于肺动脉及其分支内的栓子，多为混合血栓的体部或尾部，肉眼观察通常表面较干燥、质地较硬，显微镜下应找到由血小板小梁及纤维素网将白细胞、红细胞集结构成的红白相间的混合血栓体部才具有诊断价值。

4．猝死发生机制

（1）机械性阻塞：急性右心衰竭；左心搏出血量骤然下降而致低血压，冠状动脉灌流不足，急性心肌缺血，急性脑缺血、缺氧导致猝死。

（2）神经反射因素：肺栓塞时机体可通过肺、心迷走神经反射，引起肺动脉、冠状动脉及支气管发生严重痉挛，导致急性心力衰竭，急性心肌缺血、缺氧，急性脑缺血及急性呼吸衰竭（窒息）而猝死。

5．鉴定要点

（1）原位检查心脏，在右心室流出道、肺动脉及其分支内找到血栓栓子。

（2）在静脉系统（尤其是下肢深静脉）内找到栓子的来源。

（3）注意鉴别肺动脉及其分支内的血栓与死后血凝块。

九、心脏传导系统疾病

心脏传导系统猝死
- （1）心脏传导系统：是一种形成正常冲动并传导冲动的特殊心肌组织，由窦房结、结间束、房室结、希氏束、左右束支及浦肯野细胞构成。
- （2）心脏传导系统病变：传导系统的炎症、纤维化、脂肪浸润、出血、血管病变、肿瘤等病变，可引起窦房结、房室结起搏障碍、冲动传导障碍或心律失常，导致猝死。
- （3）鉴定：心传导系统中找到足以解释死亡的病变，同时要有死者生前心律失常的心电图临床资料证明。

十、高血压

1．流行病学：目前我国高血压患者总数约为 2.7 亿人，并以每年 350 万人的速度增加。

2．特点：起病隐匿，可突发高血压危象、颅内出血、急性左心衰致死。

3．分类：良性高血压（占 95%，血压≥140/90mmHg）、恶性高血压（血压≥230/130mmHg，占 1%～5%）。

4．基本病变：良性高血压的基本病变为全身细小动脉管壁透明变性，管壁增厚、管腔狭窄，进而导致左心向心性肥大（代偿期）、离心性肥大（失代偿期）、心衰。光学显微镜下，心肌细胞肥大、间质纤维组织增生，心肌结构紊乱。恶性高血压的基本病变为细小动脉管壁纤维素样坏死。

5．鉴定：应注意与原发性肥厚性心肌病的鉴别（室间隔厚度小于左室壁厚度）。全身小动脉管壁玻璃样变。心衰死亡者可有严重的肺水肿。

十一、脂肪心

1．流行病学：脂肪心又称为心肌脂肪浸润，多见于肥胖病及饮酒过度者；多为成人，女性肥胖者多见；一般无明显临床症状及诱因，甚至睡眠中可突发急性心衰而猝死。

2．病变：肉眼，脂肪组织弥漫性浸润，以右心室为甚，右房、左室也可累及。心脏质软、色黄。心脏扩张以右室、右房为甚，切面见黄色条纹。光学显微镜下，心外膜下脂肪浸润明显增多，直达肌束或肌纤维间，肌纤维萎缩、消失，被脂肪组织代替或被分隔成岛屿状。病变严重时可见浸润肌壁全层及心传导系统。

3．猝死机制

（1）脂肪浸润心肌，心力储备下降，当右心负担增加时，可导致急性右心衰。

（2）心传导系统受累，心律失常或心脏停搏。

（3）右心脂肪浸润，致右心自发性破裂而猝死。

4．鉴定要点

（1）从严掌握脂肪浸润的诊断标准，光学显微镜、肉眼观察病变均应十分明显。

（2）排除其他任何致死性病变和暴力性死亡。

第三节　中枢神经系统疾病猝死

一、脑血管疾病

1．脑出血

- （1）定义：是指因血管病变破裂而引起的脑实质出血，又称为自发性脑出血。
- （2）流病：自发性脑出血占脑中风患者的 20%～30%。50 岁以上多见，其中 80%发生在大脑，20%发生在脑干、小脑。
- （3）出血原因：高血压性脑出血、动脉粥样硬化占脑出血总数的 2/3 以上；脑血管畸形；脑动脉瘤。
- （4）出血部位：大脑出血常见于基底节、内囊；脑桥出血多因动脉粥样硬化、恶性高血压；小脑出血常见于高血压、动脉硬化、动脉瘤、血管畸形；脑室出血多由室周脑组织出血引起。

2. 蛛网膜下腔出血

- 分类
  - (1) 原发性蛛网膜下腔出血：是由于软脑膜或蛛网膜下腔内血管破裂，血液流入蛛网膜下腔。
  - (2) 继发性蛛网膜下腔出血：是由于脑实质出血穿破脑皮质进入蛛网膜下腔或穿入脑室由脑脊液带入蛛网膜下腔。
- 原发性蛛网膜下腔出血
  - (1) 出血原因：脑表浅动脉瘤破裂出血（先天性、动脉硬化性、炎性）、脑血管畸形破裂出血、脑内异常血管网症（烟雾病）、脑肿瘤（脑浅部血管性或血管丰富的肿瘤）、其他（血液病、脑血管栓塞、颅内静脉血栓形成、颅内动脉炎）。
  - (2) 病变：①多为动脉瘤破裂，先天性动脉瘤常发生在基底动脉环前半部。动脉瘤的形态多呈囊状，向外膨出，有一狭小囊口与动脉相通，有的呈管状、梭形，多为单发，也有多发，动脉瘤直径 0.5～2cm，偶见 3～4cm。直径小于 0.2cm 的微小动脉瘤称为粟粒样动脉瘤。②局部或整个脑表面呈红色或紫红色，蛛网膜下腔有大量新鲜血液或凝血块，以出血灶附近，视交叉、小脑延髓池及桥脑角最明显。弥漫性蛛网膜下腔出血，是由血液流入脑脊液，脑脊液红染，随脑脊液流入蛛网膜下腔而引起。并发硬脑膜下出血，脑实质内出血、血源性脑膜炎。
- 猝死机制：可因出血后继发脑血管痉挛、脑缺血、脑水肿，致颅内压增高，或因大量出血、颅内压增高直接导致呼吸、循环中枢抑制。

3. 脑梗死

- (1) 定义：脑组织缺血性坏死称为脑梗死或脑梗塞。
- (2) 病因：以脑血管意外性多见，含脑动脉血栓形成与脑动脉栓塞两大类。脑动脉血栓形成多见，但发生猝死者少见，脑动脉血栓形成常在脑动脉硬化的基础上发生，累及大脑中动脉、基底动脉或椎动脉。
- (3) 猝死原因是脑部大面积急性缺血，但因死亡发生快，缺血引起的明显形态学病变——梗死常尚未形成。

4. 鉴定要点

- (1) 确证脑出血或蛛网膜下腔出血。
- (2) 找到脑血管病变的原发病理学改变。
- (3) 排除外伤性及其他暴力性损伤所致出血（包括电击、CO 中毒及窒息等）。
- (4) 脑外伤与脑血管疾病并存时，应分析两者在死因构成中的权重。

二、颅内肿瘤所致猝死

颅内肿瘤所致猝死

1．发病率：胶质细胞瘤＞脑膜瘤＞转移瘤。

2．猝死机制：由于肿瘤压迫、阻塞脑脊液循环或并发出血，致颅内高压、脑疝形成而猝死。

3．常见各类肿瘤

（1）胶质细胞瘤：常见有星形胶质细胞瘤、多形性胶质细胞瘤、少突胶质细胞瘤等类型，肿瘤质地较硬或较韧，与周围组织分界不清，切面常伴有组织的变性、坏死、出血。

（2）脑室内肿瘤：分为室管膜瘤、脉络膜乳头状瘤、脑室胶样囊肿，可因肿瘤阻塞脑脊液循环，引起颅内高压致死。

（3）垂体瘤：多位于蝶鞍部，常穿破鞍隔至鞍上形成肿块。

三、癫痫

癫痫

1. 定义：是中枢神经细胞异常兴奋引起细胞放电产生的阵发性大脑功能紊乱综合征，临床表现为暂时性的运动障碍和意识障碍，具有突发性、一过性、反复性等特点，发作期间可在脑电图上显示癫痫波形。

2. 病理：原发性癫痫可能与遗传因素有关，常无明显的病理学改变，偶见部分脑区硬化，即神经细胞数量减少、胶质细胞和胶质纤维增生，可形成胶质结节。继发性癫痫多由脑部器质性改变（损伤、脑瘤及代谢障碍等）引起。

3. 猝死机制：大脑功能紊乱致中枢性心律失常、心脏停搏，或呼吸肌痉挛致呼吸功能障碍等。

4. 法医学鉴定：查明癫痫病史、本次癫痫发作持续时间及与死亡的时间关系，无目击证人时必须慎重。

四、病毒性脑炎

病毒性脑炎

1．常见致病病毒：乙型脑炎病毒、柯萨奇病毒、单纯疱疹病毒、巨细胞病毒等。

2．病理：病变可累及脑组织各个部位，以脑白质较明显，可形成脑软化灶、小血管周围淋巴细胞和单核细胞呈袖套样浸润。

3．猝死机制：神经细胞变性坏死引发脑水肿、颅内高压、脑疝形成；脑干神经细胞受损致中枢性呼吸循环衰竭死亡。

五、流行性脑（脊髓）膜炎

流行性脑（脊髓）膜炎

1. 概念：由脑膜炎双球菌引起的脑膜、脊髓膜炎症，以起病急、发热头痛、皮肤瘀斑、呕吐及脑膜刺激征为主要临床表现。脑膜炎双球菌可产生毒力较强的内毒素，引起血管内皮细胞损伤，导致栓塞或微循环障碍，严重时导致败血症及沃-佛综合征（其特点是儿童多见、起病急骤、病程短、死亡率高，病变为脑膜炎、败血症、双侧肾上腺皮质出血）。
2. 病变：软脑膜、蛛网膜化脓性改变，脑水肿、脑疝形成；发生弥散性血管内疑血（DIC）时皮肤、黏膜及内脏包膜可见出血点或出血斑；发生华-佛氏综合征时，有肾上腺皮质出血。
3. 猝死机制：中毒性休克；脑膜炎、脑水肿致脑疝形成；神经细胞坏死致生命中枢功能紊乱。
4. 鉴定：应将蛛网膜下腔脓性渗出物涂片查找脑膜炎双球菌，从而鉴别其他的脑膜炎。

第四节　呼吸系统疾病猝死

一、急性喉阻塞

1．概念：是指由上呼吸道内各种病变引起喉腔狭窄甚至闭塞而产生呼吸困难。

2．常见病因

（1）咽喉炎症，声门痉挛、水肿，咽后壁脓肿。

（2）过敏，咽喉黏膜水肿。

（3）热气、热液、毒气吸入。

（4）咽喉肿瘤，息肉、乳头状瘤、纤维瘤、癌肿等。

（5）喉痉挛，如破伤风。

3．鉴定要点：完整取出咽喉及气管，找到咽喉部的病变（喉头水肿、喉头痉挛和喉腔狭窄），观察喉腔是否有狭窄及狭窄的程度。

二、肺气肿和气胸

1．概念：肺气肿是指呼吸性细支气管、肺泡管、肺泡囊和肺泡因过度充气呈持续性扩张，并伴有肺泡间隔破坏、肺组织弹性降低且容积增大的一种病理状态。肺气肿易破裂形成自发性气胸，成人尸检中约有一半存在不同程度的肺气肿。

2．病理：肺气肿以慢性支气管炎最多见（老慢支、肺气肿、肺心病构成三步曲）。尸检见双肺体积明显增大，表面肋骨压痕、大小不等肺大泡突出于肺表面，手指压之，肺下陷而不复原。切面肺组织呈海绵状或蜂窝状。光学显微镜下，肺泡扩张，肺泡壁变薄、断裂，肺泡相互融合，肺间质小血管壁增厚、管腔狭窄。可见细小支气管慢性炎症。

严重者可致肺心病，即右心室肥大、右心室扩张。

3. 鉴定：如果考虑气胸，解剖时应做气胸实验。右心室肌壁厚 0.5cm 以上为肺心病的诊断重要依据。

三、支气管哮喘

1. 概念：支气管哮喘是指由呼吸道过敏引起的以支气管可逆性发作性痉挛为特征的慢性阻塞性炎性疾病。发作时伴有哮鸣音的呼气性呼吸困难等典型症状。

2. 病理：肺体积膨大、色浅，切面支气管壁增厚、管腔狭窄、黏液堵塞气管。光学显微镜下，小支气管腔及管壁炎症明显，大量以嗜酸性粒细胞为主的炎性细胞浸润、支气管基底膜增厚等。

3. 鉴定：支气管哮喘严重时可致机体窒息死亡，鉴定时应结合病史、死亡过程进行综合考虑。

四、肺炎

概念：肺炎是指肺的急性渗出性炎症，为呼吸系统的多发病、常见病。大多不致人死亡，而某些类型的肺炎或发生在体弱者则可发生猝死（表 17-1）。

表 17-1 各型肺炎的特点

项目	大叶性肺炎	小叶性肺炎	间质性肺炎
病因	肺炎双球菌	多种细菌，新生儿羊水吸入	病毒、支原体
发病年龄	青壮年	小儿、老人、体弱多病者	婴幼儿、儿童
发病原理	与机体变态反应有关	机体抵抗力下降，呼吸道防御能力下降	上呼吸道感染向下蔓延
基本病变	纤维素性炎	化脓性炎	渗出、增生性炎
病变范围及特点	大叶为单位，一至多个大叶受累，病变可分阶段性大叶实变	小叶为单位，散在分布两肺，两肺各叶可融合，不分阶段性	病变多分布于各肺叶，无明显实变病灶，肺泡间隔炎性增宽肺泡腔炎性渗出不明显
临床特点	恶寒高热、胸痛，胸膜摩擦音，咳嗽咳黏稠铁锈色痰，肺大叶实变体征，X 线呈三角形大叶阴影	呼吸困难、三凹征，鼻翼煽动、发绀，干湿啰音而无大叶实变征，X 线呈斑点状阴影	症状轻重不一，发热，全身中毒症状，可有咳嗽、气促、发绀等
猝死机制	感染性休克，呼吸衰竭，心力衰竭		
鉴定	大叶性肺炎发生猝死多为红色肝变期和灰色肝变期，新生儿肺泡壁厚易误诊为间质性肺炎		

军团菌肺炎：是指由嗜肺军团杆菌引起的以肺组织急性纤维素性化脓性炎为病变特点的细菌性肺炎。

高致病性人禽流感病毒肺炎：是指由禽甲型流感病毒某些亚型中的一些毒株引起的急性呼吸道传染病，可引起肺炎和多器官功能障碍。病理改变主要为肺泡充满纤维蛋白性渗出物和红细胞，肺透明膜形成，肺间质血管充血、淋巴细胞浸润和反应性成纤维细胞增生等，易导致急性呼吸窘迫。

第五节　消化系统疾病猝死

一、急性消化道出血

（一）病因

1．胃、十二指肠溃疡并发大出血。

2．肝硬化并发食管、胃底静脉曲张破裂出血。

3．应激相关胃黏膜损伤：又称糜烂性胃炎或应激性溃疡。烧伤所致胃肠黏膜糜烂、出血者称 Curling 溃疡，颅脑损伤所致者称 Cushing 溃疡。

4．食管、贲门黏膜撕裂综合征（Mallory-Weiss 综合征），常因剧烈呕吐、大量酗酒及酒精中毒所致。

（二）鉴定

估计失血量，查明原发性病变及出血点。

二、急性弥漫性腹膜炎

1．病因：继发性腹膜炎，由腹腔脏器穿孔或破裂及腹腔内器官炎症扩散引起，如胃十二指肠溃疡、阑尾炎、肠结核、肠梗阻、胰腺脓肿等。原发性腹膜炎，腹腔内无原发病灶，多为细菌血行扩散引起。

2．病理：解剖可见腹腔有混浊的脓性渗出物，腹膜充血、水肿等。

3．死亡机制：多因感染中毒性休克死亡，也可因激烈疼痛致神经源性休克死亡。

4．鉴定：应查明原发病变，并注意判明疾病与外伤的关系。

三、急性出血坏死性胰腺炎

1．流行病学：中年男性多发，死亡率高达 50%，生前多有暴饮暴食、酗酒或胆道疾病史，临床表现为突发上腹部剧烈疼痛，病情进展迅速，出现休克死亡。少数可无任何症状，在睡眠中死亡。

2．病理：病变为胰蛋白酶原在胰腺内被异常激活和释放，形成胰蛋白酶，引起对胰腺自身消化作用的化学性炎症。解剖可见，胰腺肿大、质软、易碎，呈红色或紫黑色、无光泽，分叶结构模糊；胰腺表面及周围可见混浊灰白色斑点脂肪坏死灶或钙化灶。光学显微镜下，胰腺坏死、出血、炎性细胞浸润。

3．死亡机制：患者多因休克死亡（神经源性、低血溶性、感染中毒性）。

4．鉴定

（1）注意与胰腺自溶鉴别，尤其是多中心性胰腺自溶。

（2）查明病因，如是否为结石、蛔虫、畸形、狭窄、肿瘤压迫等。

（3）胰腺单纯出血，也见于心血管和中枢神经系统疾病猝死、暴力死、中毒死等情况。

（4）腹腔渗出液、尿液、血液中淀粉酶升高可有助于鉴定。

第六节　生殖系统疾病猝死

一、异位妊娠

（一）特点

以输卵管妊娠最常见（95%左右），妊娠早期（2～3 个月）异位妊娠部位破裂致失血性休克死亡。

（二）鉴定

1．尸表苍白、贫血，腹腔大量血液。

2．输卵管破口处找到绒毛或胚胎组织。

3．子宫内膜呈脱膜样反应。

二、羊水栓塞

1．临床特点：患者常在分娩过程中或产后约半小时内突然出现胸闷、气急、烦躁不安、呼吸困难、发绀、抽搐等。部分患者可因凝血功能障碍在数小时后死亡。

2．形成机制：胎膜早破、宫颈裂伤等致子宫存在病理性血窦开放，子宫收缩强烈，胎头紧压宫颈，羊水不能外流，羊膜腔压力上升，羊水从病理性血窦开放处进入母体血循环，从而引起肺栓塞、过敏性休克、弥散性血管内凝血、失血性休克等，导致孕产妇死亡。

3．鉴定

（1）显微镜下，在肺小动脉及肺泡壁毛细血管内检见羊水有形成分——角化鳞状上皮、毳毛、胎粪、滋养层合体细胞、黏液、胎脂等。

（2）右心、下腔静脉血离心后取上层涂片，检查羊水有形成分。

（3）结合死亡过程中的典型症状。

第七节　内分泌系统疾病猝死

一、糖尿病

（一）病变

1．胰岛：胰岛 B 细胞减少、空泡变性及坏死，胰岛体积减小、数目减少，胰岛纤维化、玻变。

2．血管：主要为动脉粥样硬化。

3．肾脏：结节性肾小球硬化，弥漫性肾小球硬化。

（二）猝死机制

糖尿病可引起自主神经病变，交感神经兴奋性增高、迷走神经兴奋性低下，导致室速或室颤致心源性猝死。

（三）鉴定

结合病史，检见胰腺胰岛病变，心血、尿液血糖测定可作为参考。

二、低血糖症

1．特点：是指成人血糖低于2.8mmol/L。神经敏感型中青年女性，可出现特发性功能性低血糖。

2．致死机制：严重低血糖可致脑功能障碍、昏迷，血压下降、休克甚至死亡。夜间低血糖易发生致命性室性心律失常而在睡眠中猝死。

3．鉴定：心血、尿液、玻璃体液的血糖测定是重要的依据。

三、嗜铬细胞瘤

1．病理：为良性肿瘤，多位于一侧肾上腺。有包膜，圆形或椭圆形。表面光滑，切面呈棕红色或棕黄色，可有囊性变及坏死出血。显微镜下，肿瘤细胞为多角形，胞浆丰富，铬盐染色后胞浆内可见棕色或黄色颗粒。

2．猝死机制：嗜铬细胞瘤能持续或间断释放大量儿茶酚胺，引起持续性或阵发性高血压和多器官功能紊乱及代谢紊乱。患者可因高血压脑出血、急性心衰而猝死，如肿瘤突发出血、坏死，儿茶酚胺急剧减少，可导致低血压性休克死亡。

3．鉴定：排除其他暴力、疾病等致死因素后，找到嗜铬细胞瘤。

四、原发性慢性肾上腺皮质功能减退症

1．概念：机体因自身免疫异常、真菌感染、肿瘤、外伤等原因破坏双侧肾上腺，引起肾上腺分泌不足，可导致原发性慢性肾上腺皮质功能减退症，又称为Addison病。

2．猝死机制：肾上腺皮质激素分泌不足，可引起失钠、失水，血容量减少，血压下降，甚至休克。部分患者在高温、寒冷、感染、创伤等应激状态下可诱发肾上腺危象导致死亡。

3．鉴定：找到双侧肾上腺皮质病变是鉴定的关键。

第八节　免疫系统异常所致猝死

过敏性猝死
- 概念：是指过敏体质的患者在接触过敏原后短时间内发生过敏性休克而突然死亡。
- 鉴定要点
  1. 有过敏原接触史，有出冷汗、面色苍白、血压下降、胸闷、气喘、呼吸困难、心悸等呼吸、循环障碍症状。
  2. 过敏原进入机体后即刻或半小时内出现休克症状或伴窒息症状而死亡。
  3. 尸检可出现喉头水肿，气管及支气管内分泌物增多，咽喉及气管、支气管等部位嗜酸性细胞浸润。但未出现上述过敏性休克的病理改变，只要有典型的临床经过，也可鉴定为过敏性猝死。
  4. 血清 IgE、类胰蛋白酶升高，可作为参考。
  5. 排除其他死因。

第九节　其 他 猝 死

一、青壮年猝死综合征

又名“夜间猝死综合征”，猝死机制目前有急性心脏性（功能障碍）死亡学说、中枢性呼吸麻痹学说等。其特征如下。

1. 常发生于青壮年，20～49 岁多见。
2. 多见于男性。
3. 既往身体健康，发育良好。
4. 多死于睡眠中，尤以凌晨 2：00～4：00 为多，故又称为睡眠中猝死。
5. 死前常在睡眠中呻吟、打鼾、惊叫，或出现呼吸困难、四肢抽搐等症状。
6. 无致死性病理改变，无明确死因。

二、婴儿猝死综合征

1. 常发生于发育良好的婴儿。
2. 年龄多在 1 岁以内，2～4 个月为发病高峰。
3. 男婴多于女婴。
4. 多死于安静状态，尤其是睡眠中。
5. 多发生于 12 月至翌年 2 月冬春寒冷季节。
6. 与婴幼儿俯卧位睡眠有显著相关性。

7．死后尸检无明确死亡原因。

三、抑制死

（一）概念

是指由于身体某些部位受到轻微的、对正常人不足以构成死亡的刺激或轻微外力，通过神经反射在短时间内（通常不超过 2 分钟）引起心搏骤停而死亡，而尸体解剖无明确死因的死亡。其猝死机制可能为反射性心脏停搏、血管减压性昏厥、颈动脉窦综合征、排尿性昏厥等。曾用名有神经源性休克、心脏抑制性猝死、即时生理性死亡。

（二）常见诱因

1．轻微打击胸部、上腹部、会阴部、喉头。
2．颈动脉窦、眼球突然受到压迫或颈部过度伸展。
3．声门、喉头等部位受到冷水刺激。
4．胸腹腔的浆膜突然受到牵拉刺激，如腹腔手术、胸腹腔穿刺等。
5．扩张尿道、扩张宫颈等。
6．极度惊吓、恐惧、悲哀、疼痛等精神刺激。

（三）鉴定

有目击证人证实某些敏感部位受刺激或轻微外力后出现相应症状并快速死亡是鉴定的关键。

英汉名词对照

acute hemorrhagic necrotic pancreatitis	急性出血坏死性胰腺炎
acute laryngemphraxis	急性喉阻塞
amniotic fluid embolism	羊水栓塞
aortic aneurysm	主动脉瘤
aortic dissection	主动脉夹层
arrhythmogenic right ventricular cardiomyopathy	致心律失常型右室心肌病
bronchial asthma	支气管哮喘
cardiac conduction system	心脏传导系统
cardiomyopathy	心肌病
coronary atherosclerosis	冠状动脉粥样硬化
coronary atherosclerotic heart disease	冠状动脉粥样硬化性心脏病
death from inhibition	抑制死
dilated cardiomyopathy	扩张型心肌病

epidemic cerebrospinal meningitis	流行性脑（脊髓）膜炎
epilepsy	癫痫
hypertrophic cardiomyopathy	肥厚型心肌病
Keshan disease	克山病
pneumothorax	气胸
pulmonary embolism	肺动脉栓塞
pulmonary emphysema	肺气肿
restrictive cardiomyopathy	限制型心肌病
sinus of aortic aneurysm	瓦氏窦瘤
stenosis of coronary ostium	冠状动脉口狭窄
sudden death from hypersensitivity	过敏性猝死
sudden infant death syndrome	婴儿猝死综合征
sudden manhood death syndrome	青壮年猝死综合征
sudden unexpected death	猝死
sudden unexpected nocturnal death syndrome	夜间猝死综合征
unclassified cardiomyopathy	未分类型心肌病
viral myocarditis	病毒性心肌炎

习题精选

一、名词解释

1．death from inhibition；2．sudden manhood death syndrome；3．sudden infant death syndrome；4．sudden unexpected death；5．Marfan 综合征

二、是非题

1．对肺羊水栓塞死亡的孕产妇尸体进行检查，光学镜下可以发现其肺泡腔内有大量角化上皮、胎粪等羊水成分。（　）

2．成年人猝死的最常见原因是中枢神经系统疾病。（　）

3．鉴定冠心病猝死时，冠状动脉粥样硬化所致管腔狭窄必须达到Ⅲ～Ⅳ级。（　）

4．儿童猝死最常见的原因是呼吸系统疾病。（　）

5．急性咽喉炎所致猝死，尸解时常可见到喉头水肿及气道闭塞。（　）

6．大脑实质出血最常见的部位是内囊区。（　）

7．自发性蛛网膜下腔出血最常见的原因是动静脉畸形破裂出血。（　）

8．心脏的室壁瘤是发生于心脏的黏液瘤。（　）

9．成人脑原发性出血最常见的原因是高血压性脑出血。（　）

10．各型肺炎均有明显肺实变的病理改变。（　）

11．目前世界卫生组织规定的猝死发生经过时间为 24 小时。（ ）

12．成人冠脉开口直径小于 3.0mm，即可鉴定为冠脉开口狭窄。（ ）

13．左前降支冠状动脉粥样硬化时，应注意检查左心室前壁、心尖部及室间隔前 2/3 是否存在心肌梗死。（ ）

14．右心脂肪浸润可导致右心自发性破裂而猝死。（ ）

15．鉴定肺心病的重要依据之一是右心室肌壁厚 0.5cm 以上。（ ）

16．大叶性肺炎发生猝死多为充血水肿期和红色肝变期。（ ）

17．心脑血管疾病是引起成年人猝死的主要原因。（ ）

三、填空题

1．猝死常见的诱因包括__________、__________、__________、__________、__________等。

2．猝死原因分析时存在以下几种情况：__________、__________、__________和__________。

3．猝死有__________、__________和__________三个特征。

4．心肌梗死的并发症有__________、__________、__________和__________等。

5．羊水的有形成分包括__________、__________、__________和__________等。

6．原发性蛛网膜下腔出血的原因有__________、__________、__________和__________等。

7．列举出 10 种导致猝死的心血管疾病：①__________、②__________、③__________、④__________、⑤__________、⑥__________、⑦__________、⑧__________、⑨__________、⑩__________。

8．中枢神经系统疾病引起猝死最常见的疾病有__________、__________、__________、__________、__________等。

9．心肌病分为__________、__________、__________、__________和__________等五种类型。

四、不定项选题

1．鉴定主动脉夹层猝死时应：（ ）

A．找到夹层的内膜破口　　B．找到夹层的外膜破口

C．检查夹层的起止部位　　D．测量出血量

2．大叶性肺炎引起猝死的主要原因：（ ）

A．感染中毒性休克　　B．急性心力衰竭

C．败血症　　D．急性呼吸衰竭

3．由小叶性肺炎导致猝死多见于下列哪些人群：（ ）

A．成人　B．婴幼儿　C．老年人　D．长期卧床者

4．脑动脉瘤破裂导致蛛网膜下腔出血在额部显著者，要考虑哪种动脉破裂：（　）

A．前交通动脉　B．大脑前动脉　C．后交通动脉　D．小脑后动脉

5．最容易引起猝死的中枢神经系统疾病是：（　）

A．颅内出血性疾病　B．脑的占位性病变

C．颅内感染　D．板障静脉破裂

6．下列哪些不是诊断原发性心肌病的阳性标准：（　）

A．心脏增大　B．心内膜增厚

C．心肌肥大　D．心腔内附壁血栓

7．急性出血坏死性胰腺炎较常见的病因是：（　）

A．胆道疾病　B．饮酒过量　C．爆饮爆食　D．感染

8．冠心病猝死常见的机制是：（　）

A．心率失常　B．心脏破裂　C．大面积心肌梗死　D．乳头肌断裂

9．心肌梗死的好发部位：（　）

A．左心室后壁　B．右心室后壁　C．左心室前壁及室间隔　D．左心室侧壁

10．冠状动脉粥样硬化好发部位的顺序是：（　）

A．左冠脉主干—左前降支—右冠状动脉—左冠脉旋支

B．左前降支—左冠脉主干—右冠脉—左冠脉旋支

C．左前降支—右冠脉—左冠脉主干—左旋支

D 左前降支—左冠脉旋支—右冠脉—左冠脉主干

五、问答题

1．什么情况下应考虑可能存在肺动脉血栓栓塞？如何进行肺动脉血栓栓塞猝死的法医学鉴定？

2．结合冠心病猝死的法医学鉴定要点，简述如何做心脏检查？

3．如何鉴定大叶性肺炎、小叶性肺炎、间质性肺炎猝死？

4．如何进行急性出血坏死性胰腺炎猝死的法医学鉴定？

5．过敏所致猝死的法医学鉴定有何要点？

6．心肌病的法医学鉴定有何要点？

习题参考答案

一、名词解释

1. death from inhibition：抑制死，是指由于身体某些部位受到轻微的、对正常人不足以构成死亡的刺激或轻微外力，通过神经反射在短时间内（通常不超过 2 分钟）引起心搏骤停而死亡，而尸体解剖无明确死因的死亡。曾用名有神经源性休克、心脏抑制性

猝死、即时生理性死亡。

2．sudden manhood death syndrome：青壮年猝死综合征，又名“夜间猝死综合征”，主要特征有：常发生于青壮年，20～49 岁多见；既往身体健康，发育良好；多见于男性；多死于睡眠中，尤以凌晨 2：00～4：00 为多，故又称为睡眠中猝死；死前常在睡眠中呻吟、打鼾、惊叫，或出现呼吸困难、四肢抽搐等症状；无致死性病理改变，无明确死因。猝死机制目前有急性心脏性（功能障碍）死亡学说、中枢性呼吸麻痹学说等。

3．sudden infant death syndrome：婴儿猝死综合征，主要特征有：常发生于发育良好的婴儿；年龄多在 1 岁以内，2～4 个月为发病高峰；男婴多于女婴；多死于安静状态，尤其是睡眠中；多发生于 12 月至翌年 2 月冬春寒冷季节；与婴幼儿俯卧位睡眠有显著相关性；死后尸检无明确死亡原因。

4．sudden unexpected death：猝死，是指由于机体潜在的疾病或重要器官急性功能障碍导致的意外的突然的自然性死亡。

5．Marfan 综合征：是一种常染色体显性遗传引起的先天性纤维结缔组织代谢障碍性疾病。95%的患者死于心血管并发症，常为动脉夹层破裂和充血性心力衰竭。外貌具有明显的特征：患者体格细高；两手向平展时，两侧指端间距大于身高的长度；上半身长度较下半身短（正常人两者比值为 0.92)；四肢及指（趾）细长，呈蜘蛛样外观等。

二、是非题

1．×；2．×；3．×；4．√；5．√；6．√；7．√；8．×；9．√；10．×；11．×；12．×；13．√；14．√；15．√；16．√；17．√

三、填空题

1．精神、心理因素；冷热刺激；过度疲劳或剧烈的体力活动；暴饮、暴食、饮酒；轻微外力作用

2．死因明确的猝死；无器质性病变的猝死；自然性疾病与中毒并存；自然性疾病与损伤并存

3．死亡的急骤性；死亡的意外性；疾病的潜在性

4．心脏破裂；乳头肌断裂；室壁瘤；附壁血栓形成及栓塞

5．角化鳞状上皮；毳毛；胎粪；胎脂

6．脑表浅动脉瘤破裂出血（先天性、动脉硬化性、炎性)；脑血管畸形破裂出血；脑内异常血管网症（烟雾病)；脑肿瘤（脑浅部血管性或血管丰富的肿瘤）

7．①冠心病；②冠状动脉开口狭窄；③主动脉夹层；④高心病；⑤心肌病；⑥心肌炎；⑦脂肪心；⑧主动脉瘤；⑨肺动脉栓塞；⑩Marfan 综合征

8．脑出血；蛛网膜下腔出血；脑梗死；病毒性脑炎；流行性脑（脊髓）膜炎

9．扩张型心肌病；肥厚型心肌病；限制型心肌病；致心律失常型右室心肌病；未分类型心肌病

四、不定项选题

1. ABCD；2. ABD；3. BCD；4. B；5. A；6. D；7. ABC；8. ABCD；9. ACD；10. C

五、问答题

1. 什么情况下应考虑可能存在肺动脉血栓栓塞？如何进行肺动脉血栓栓塞猝死的法医学鉴定？

答：骨折，尤其是下肢骨折后长期卧床者，下床活动时突然出现呼吸困难、口唇发绀、胸痛，颜面苍白，血压下降等症状，随后快速死亡，应考虑肺动脉血栓栓塞。鉴定时应：①原位检查心脏，在右心室流出道、肺动脉及其分支内找到血栓栓子。②在静脉系统（尤其是下肢深静脉）内找到栓子的来源。③注意鉴别肺动脉及其分支内的血栓与死后血凝块。

2. 结合冠心病猝死的法医学鉴定要点，简述如何做心脏检查？

答：鉴定冠心病猝死时，应找到冠状动脉狭窄及心肌缺血两方面的证据，同时排除暴力性损伤、毒药物中毒及其他自然性疾病致死原因。冠状动脉管腔狭窄一般应达到III级以上。既往有冠心病的症状、体征，当冠状动脉管腔狭窄II级，在排除其他因素致死的情况下，结合生前有冠心病的症状、体征，也可以鉴定为冠心病猝死？

心脏检查时，首先仔细检查左右侧冠状动脉及其分支狭窄的部位、长度、狭窄程度，有无冠状动脉粥样硬化继发性病变，如斑块内出血、斑块破裂、血栓形成、斑块钙化、冠状动脉动脉瘤形成等形态。之后在狭窄的冠状动脉供血的区域查找心肌急慢性缺血的病变情况，同时注意观察有无心脏破裂、乳头肌断裂、室壁瘤、附壁血栓形成及栓塞等病变。

3. 如何鉴定大叶性肺炎、小叶性肺炎、间质性肺炎猝死？

答：鉴定大叶性肺炎、小叶性肺炎、间质性肺炎猝死时，应以肉眼及显微镜下改变为主，同时结合临床症状及死亡过程等因素综合考虑，具体鉴别要点详见表 19-1 所示各型肺炎的特点。

4. 如何进行急性出血坏死性胰腺炎猝死的法医学鉴定？

答：急性出血坏死性胰腺炎以中年男性多发，生前多有暴饮暴食、酗酒或胆道疾病史，临床表现为突发上腹部剧烈疼痛，病情进展迅速，出现休克死亡。少数可无任何症状在睡眠中死亡。解剖时可见，胰腺肿大、质软、易碎，呈红色或紫黑色、无光泽，分叶结构模糊；胰腺表面及周围可见混浊灰白色斑点脂肪坏死灶或钙化灶。显微镜下，胰腺坏死、出血、炎性细胞浸润。鉴定时，应注意与胰腺自溶鉴别，尤其是多中心性胰腺自溶。查明病因，如是否为结石、蛔虫、畸形、狭窄、肿瘤压迫等。胰腺单纯出血，也见于心血管和中枢神经系统疾病猝死、暴力死、中毒死等情况。腹腔渗出液、尿液、血液中淀粉酶升高有助于鉴定。

5．过敏所致猝死的法医学鉴定有何要点？

答：过敏所致猝死的法医学鉴定要点有：①有过敏原接触史，有出冷汗、面色苍白、血压下降、胸闷、气喘、呼吸困难、心悸等呼吸、循环障碍症状。②过敏原进入机体后即刻或半小时内出现休克症状或伴窒息症状而死亡。③尸检可出现喉头水肿，气管及支气管内分泌物增多，咽喉及气管、支气管等部位嗜酸性细胞浸润。但未出现上述过敏性休克的病理改变，只要有典型的临床经过，也可鉴定为过敏性猝死。④血清 IgE、类胰蛋白酶升高，可作为参考。⑤排除其他死因。

6．心肌病的法医学鉴定有何要点？

答：心肌病是指非冠心病、高血压、心瓣膜病和先天性心脏病等原因所引起的心肌结构及功能异常。鉴定要点：①扩张型心肌病，表现为左心室或双侧心室扩张及收缩功能障碍。病变表现为心脏体积增大，重量增加，四心腔扩大，以心室腔扩大明显。心室壁可不增厚或仅轻度增厚。②肥厚型心肌病，心脏重量增加 1～2 倍，成人平均心重超过 500g（女性＞350g，男性＞400g），主要表现为心室的向心性肥厚，以左心室为主；室间隔显著增厚，室间隔与左心室壁厚度比值由正常的 0.95 可增加到 1.3 以上是诊断肥厚型心肌病的主要指征；心内膜白斑形成，内膜增厚。组织学：心肌纤维显著肥大（核大、深染、核形不一、可呈畸形）；排列紊乱呈漩涡状、簇状，相互交错；心肌间质小血管壁增厚，管腔狭窄，以室间隔内的小动脉病变显著；心肌间质局灶性胶原纤维增生及纤维化。③限制型心肌病，以心室充盈受限为特点。表现为左心室内膜下心肌纤维化，导致心室舒张困难、心室充盈受限。④致心律失常型右室心肌病，右心室心肌进行性被纤维及脂肪组织取代，病变以右心为主，主要累及右室前壁漏斗部、心尖部及后下壁，三者构成“发育不良三角”。病变可致右室壁变薄、右心腔扩张。多为常染色体显性遗传病。⑤未分类型心肌病：病变轻微、不引起明显的血液动力学改变，常表现为心律失常、心传导障碍。

（雷普平）

第十八章 医 疗 纠 纷

目的要求

1．掌握医疗纠纷、医疗事故和医疗损害责任的概念；掌握涉及医疗纠纷或医疗事故的法医学鉴定。

2．熟悉医疗事故的构成要件、医疗纠纷和医疗事故的类型。

3．了解医疗事故的分级标准。

板书与教案

第一节　医疗纠纷、医疗事故及医疗损害责任的概念

一、医疗纠纷

1．概念：患方对诊疗护理过程中发生的不良医疗后果及其产生原因与医方认识产生分歧而引发的纠纷。

2．产生的原因

（1）医疗过程中或诊疗过程结束后，患方发生的不良后果，包括死亡、残疾、器官功能障碍、医疗时间延长或费用增加以及其他人身损害的后果，患方怀疑是不良医疗后果所致。

（2）不良医疗后果发生的场所多为各级医疗机构。

（3）在医疗过程中医患双方得到的信息不对称。

二、医疗事故

1．概念：在医疗活动中，医疗机构及其医务人员违反医疗卫生管理法律、行政法规、部门规章，以及诊疗护理规范、常规，过失造成患者人身损害的事故。

2．构成条件

（1）医疗机构及其医务人员的主体具备合法性。

（2）医疗机构及其医务人员具有医疗过错行为（医疗过错：医疗活动中，医疗机构及其医务人员违反医疗卫生管理法律、行政法规、部门规章和诊疗护理常规，过失造成患者人身损害的或没有达到伤害程度但具有伤害风险的情形）。

(3)患者出现损害后果。

(4)医疗过错与患者人身损害之间必须具有因果关系。

三、医疗事故的分级

(一)一级医疗事故
- 概念:造成患者死亡、重度残疾的。
- 分级
  1. 一级甲等医疗事故:死亡。
  2. 一级乙等医疗事故:重要器官缺失或功能完全丧失,其他器官不能代偿,存在特殊医疗依赖,生活完全不能自理。例如,造成患者下列情形之一的:植物人状态;极重度智能障碍;临床判定不能恢复的昏迷;临床判定自主呼吸功能完全丧失,不能恢复,靠呼吸机维持;四肢瘫,肌力0级,临床判定不能恢复。

(二)二级医疗事故
- 概念:造成患者中度残疾、器官组织损伤导致严重功能障碍。
- 分级
  1. 二级甲等医疗事故:器官缺失或功能完全丧失,其他器官不能代偿,可能存在特殊医疗依赖,或生活大部分不能自理。例如,造成患者下列情形之一的:双眼球摘除或双眼经客观检查证实无光感;小肠缺失90%以上,功能完全丧失;双侧有功能肾脏缺失或孤立有功能肾缺失,用替代治疗;四肢肌力Ⅱ级(二级)以下(含Ⅱ级),临床判定不能恢复;上肢一侧腕上缺失或一侧手功能完全丧失,不能装配假肢,伴下肢双膝以上缺失。
  2. 二级乙等医疗事故:存在器官缺失、严重缺损、严重畸形情形之一,有严重功能障碍,可能存在特殊医疗依赖,或生活大部分不能自理(具体情况详见章后附1)。

(三)三级医疗事故
- 概念:造成患者轻度残疾、器官组织损伤导致一般功能障碍。
- 分级
  1. 三级甲等医疗事故:存在器官缺失、大部分缺损、畸形情形之一,有较重功能障碍,可能存在一般医疗依赖,生活能自理(具体情况详见章后附2)。
  2. 三级乙等医疗事故:器官大部分缺损或畸形,有中度功能障碍,可能存在一般医疗依赖,生活能自理(具体情况详见章后附3)。
  3. 三级丙等医疗事故:器官大部分缺损或畸形,有轻度功能障碍,可能存在一般医疗依赖,生活能自理(具体情况详见章后附4)。

（四）四级医疗事故

- 概念：造成患者明显人身损害的其他后果。
- 具体情形
  1. 双侧轻度不完全性面瘫，无功能障碍。
  2. 面部轻度色素沉着或脱失。
  3. 一侧眼睑有明显缺损或外翻。
  4. 拔除健康恒牙。
  5. 器械或异物误入呼吸道或消化道，需全麻后内镜取出。
  6. 口周及颜面软组织轻度损伤。
  7. 非解剖变异等因素，拔除上颌后牙时牙根或异物进入上颌窦需手术取出。
  8. 组织、器官轻度损伤，行修补术后无功能障碍。
  9. 一拇指末节 1/2 缺损。
  10. 一手除拇指、食指外，有两指近侧指间关节无功能。
  11. 一足拇趾末节缺失。
  12. 软组织内异物滞留。
  13. 体腔遗留异物已包裹，无需手术取出，无功能障碍。
  14. 局部注射造成组织坏死，成人大于体表面积 2%，儿童大于体表面积 5%。
  15. 剖宫产术引起胎儿损伤。
  16. 产后胎盘残留引起大出血，无其他并发症。

第二节　医疗纠纷的类型和发生原因

（一）医源性医疗纠纷

1. 概念：是指由于医疗机构及其医务人员方面的原因引起的医疗纠纷。
2. 类型
   - （1）医疗事故纠纷：医疗事故所引起的纠纷。
   - （2）医方其他原因引起的纠纷：纠纷的根本原因不在于诊疗护理过程，而是医方的其他原因。
3. 发生原因
   - （1）诊疗护理过程中出现过错。
   - （2）医疗人员服务态度不良、语言不当。
   - （3）医务人员故意挑拨引起的纠纷。
   - （4）不良医德引起的纠纷。
   - （5）虚假广告或不负责的承诺引起的纠纷。
4. 规模小的医院易发生医疗纠纷的科室主要为外科、产科、麻醉科及儿科。

（二）非医源性医疗纠纷

1. 概念：医疗纠纷不是由于医疗机构及其医务人员方面的原因引起，而是因为疾病发展或因医疗以外的原因引起的纠纷。

2. 类型

（1）无过错医疗纠纷：不良医疗后果不是医疗机构及其医务人员在诊疗护理中的医疗过错引起的医疗纠纷，主要包括医疗意外、难以避免的并发症及疾病自然转归引起的纠纷。

（2）患方其他原因引起的纠纷：纠纷的根本原因不在于诊疗护理过程，而是患方的其他原因。

3. 发生原因

（1）医疗意外导致的纠纷。

（2）难以避免的并发症导致的纠纷。

（3）疾病自然转归导致的纠纷。

（4）患方过错导致的纠纷。

（5）患者在就医时自杀、他杀及意外伤害引起的纠纷。

（6）患方栽赃陷害引起的纠纷。

第三节　医疗损害的类型和发生原因

一、手术失误导致的医疗损害

多为疾病诊治中多环节失误所致，医疗损害致死以手术科室发生率最高。

（一）手术前过错导致的医疗损害

1. 术前诊断错误、准备不充分，导致手术决策错误、手术效果不良或患者死亡。

2. 混淆不同患者、弄错手术部位等常见的术前失误。

（二）手术中失误导致的医疗损害

1. 违反操作规范和常规，对病变器官和组织判断、诊断失误，因疏忽错开手术部位。

2. 手术操作粗暴，误伤、误切、误摘及误扎。

3. 术中对病变器官和组织切除不完全，或未尽告知义务就切除患者器官。

4. 不按规定送检切除的组织而漏诊恶性肿瘤等。

（三）手术后疏忽观察导致的医疗损害

1. 不注意观察患者体征、护理不佳。

2. 出现危急情况未积极抢救，酿成医疗损害。

二、麻醉失误导致的医疗损害

1．麻醉前准备不充分。

2．麻醉过程中操作失误。

3．麻醉术后对患者观察或监测失误。

三、输液、输血导致的医疗损害

1．输液医疗损害：交叉污染引起的发热反应；输液中药物及电解质成分不适当导致的损害；输液过量、过快引起的损害；违反药物配伍禁忌或药物溶解不完全；误输外用药物；加压输液引起的损害；等等。

2．输血医疗损害：定错血型；领、发错血；Rh 血型不合等异型输血等损害；输入污染的血制品；输血不良反应抢救失误；等等。

四、药物过敏性休克导致的医疗损害

主要为抗生素类药物、中草药及生物制剂，尤其以具有β-内酰胺环的青霉素类与头孢类药物多见。

五、用药不当导致的医疗损害

常见于药剂科和护理部。

六、医疗机构管理混乱导致的医疗损害

1．常见环节包括：在入院、转科、转院、会诊、转诊过程中，不认真检查和处理就推诿、拒收，导致诊疗延误和丧失抢救时机。

2．医院领导、后勤人员工作失职，不配合医疗护理工作，造成不良后果。

3．医疗设备管理及维修不及时等造成的医疗损害。

4．医院后勤保障不完善，出现断电、断水、医用氧气供应中断等。

5．不具有有关资质的医务人员或从事超越资质范围的医疗服务。

6．涂改病例资料等导致的医疗损害。

第四节　医疗纠纷的法医病理学鉴定

一、鉴定程序

1．调查材料及病例资料

（1）首先向医患双方了解情况及诉求，确定尸检的重点。

（2）尸检前尽量争取获得全部的病历资料。

（3）解剖前履行与法医学鉴定相关的司法程序，如签署协议书及告知事项，尤其器官标本的提取、保存、处理、鉴定时限、重新鉴定程序。

2．尸体解剖及组织病理学检验

（1）医患双方可派代表见证尸检过程。

（2）尸体解剖解决的问题：查明死因、诊断主要疾病及并发症、发现隐匿疾病、排除中毒等。

（3）解剖应全面系统，据病情、临床过程制定相应的解剖方案。

（4）重点部位应详细解剖，重要阳性或阴性征象必须照相。

（5）必要时应做一些特殊检验：气胸实验、空气栓塞等。

3．药（毒）物化验。

4．分析说明及鉴定意见：综合分析，确定患者的死亡原因。

二、检验鉴定注意事项

1．及时提取相关标本，包括临床检验剩下的血样、尿样、脑脊液，剩余药品、输血输液器具，血、尿、胃内容物、玻璃体液等尸检标本。

2．术后死亡，尸检前要向专科医生咨询；重点检查手术部位有无医源性损伤；生前有急性失血性休克的，尸检要注意查找破裂血管。

3．麻醉相关的死亡，应提取脑脊液、血液，检测麻醉药含量；连续硬脊膜外麻醉术后死亡，应检查硬脊膜有无穿孔或损伤等。

4．输血相关死亡，应检查血型；注意留存血样进行细菌培养，检验血液是否被污染。

5．怀疑药物过敏，注意检查喉头、声门、会厌是否有重度水肿。

6．怀疑预防接种死亡，应提取并保藏有价值的组织、分泌物标本。

7．怀疑为传染病死亡，尸检应注意自我防护和环境保护。

8．妥善保存标本。

9．排除刑事犯罪。

10．未发现确切死因，应综合考虑。

三、法医病理学鉴定的作用和价值

1．确定死因：是解决医疗纠纷的关键所在，也是法医病理学鉴定的主要任务。

2．判断有无医疗过错：是否存在医疗过错是医疗损害责任司法鉴定的一项内容，法医病理学鉴定书需根据委托事项作出有无医疗过错的结论。

3．判断医疗过错与患者死亡之间是否有因果关系，如果确定存在因果关系，则医方承担医疗损害责任。

4．其他：结果应向有关医疗机构及医务人员反馈，便于总结经验；原发性疾病等有遗传倾向疾病导致的死亡，应对家属进行必要的医学提示。

附 1：二级乙等医疗事故

造成患者有如下情形之一的：

1．重度智能障碍；

2．单眼球摘除或经客观检查证实无光感，另眼球结构损伤，闪光视觉诱发电位

（FVEP）P100 波潜时延长远大于 160ms（毫秒），矫正视力小于 0.02，视野半径小于 5°；

3．双侧上颌骨或双侧下颌骨完全缺失；

4．一侧上颌骨及对侧下颌骨完全缺失，并伴有颜面软组织缺损大于 $30cm^2$；

5．一侧全肺缺失并需胸改术；

6．肺功能持续重度损害；

7．持续性心功能不全，心功能四级；

8．持续性心功能不全，心功能三级伴有不能控制的严重心律失常；

9．食管闭锁，摄食依赖造瘘；

10．肝缺损 3/4，并有肝功能重度损害；

11．胆道损伤致肝功能重度损害；

12．全胰缺失；

13．小肠缺损大于 3/4，普通膳食不能维持营养；

14．肾功能部分损害不全失代偿；

15．两侧睾丸、副睾丸缺损；

16．阴茎缺损或性功能严重障碍；

17．双侧卵巢缺失；

18．未育妇女子宫全部缺失或大部分缺损；

19．四肢瘫，肌力Ⅲ级（三级）或截瘫、偏瘫，肌力Ⅲ级以下，临床判定不能恢复；

20．双上肢腕关节以上缺失、双侧前臂缺失或双手功能完全丧失，不能装配假肢；

21．肩、肘、髋、膝关节中有四个以上（含四个）关节功能完全丧失；

22．重型再生障碍性贫血（1 型）。

附 2：三级甲等医疗事故

造成患者有如下情形之一的：

1．不完全失语并伴有失用、失写、失读、失认之一者，同时有神经系统客观检查阳性所见；

2．不能修补的脑脊液瘘；

3．尿崩，有严重离子紊乱，需要长期依赖药物治疗；

4．面部轻度毁容；

5．面颊部洞穿性缺损大于 $20cm^2$；

6．单侧眼球摘除或客观检查无光感，另眼球结构损伤，闪光视觉诱发电位（VEP）大于 150ms（毫秒），矫正视力 0.05～0.1，视野半径小于 15°；

7．双耳经客观检查证实听力在原有基础上损失大于 81dbHL（分贝）；

8．鼻缺损 1/3 以上；

9．上唇或下唇缺损大于 1/2；

10．一侧上颌骨缺损 1/4 或下颌骨缺损长 4cm 以上区段，伴口腔、颜面软组织缺损大于 $10cm^2$；

11．肺功能中度持续损伤；
12．胃缺损 3/4；
13．肝缺损 1/2 伴较重功能障碍；
14．慢性中毒性肝病伴较重功能障碍；
15．脾缺失；
16．胰缺损 2/3 造成内、外分泌腺功能障碍；
17．小肠缺损 2/3，保留回盲部；
18．尿道狭窄，需定期行尿道扩张术；
19．直肠、肛门、结肠部分缺损，结肠造瘘；
20．肛门损伤致排便障碍；
21．一侧肾缺失或输尿管狭窄，肾功能不全代偿；
22．不能修复的尿道瘘；
23．膀胱大部分缺损；
24．双侧输卵管缺失；
25．阴道闭锁丧失性功能；
26．不能修复的Ⅲ度（三度）会阴裂伤；
27．四肢瘫，肌力Ⅳ级（四级），临床判定不能恢复；
28．单肢瘫，肌力Ⅲ级（三级），临床判定不能恢复；
29．肩、肘、腕关节之一功能完全丧失；
30．利手全肌瘫，肌力Ⅲ级（三级），临床判定不能恢复；
31．一手拇指缺失，另一手拇指功能丧失 50%以上；
32．一手拇指缺失或无功能，另一手除拇指外三指缺失或无功能，不能手术重建功能；
33．双下肢肌力Ⅲ级（三级）以下，临床判定不能恢复。大、小便失禁；
34．下肢双膝以上缺失伴一侧腕上缺失或手功能部分丧失，能装配假肢；
35．一髋或一膝关节功能完全丧失，不能手术重建功能；
36．双足全肌瘫，肌力Ⅲ级（三级），临床判定不能恢复；
37．双前足缺失；
38．慢性再生障碍性贫血。

附 3：三级乙等医疗事故

造成患者有如下情形之一的：
1．轻度智能减退；
2．癫痫中度；
3．不完全性失语，伴有神经系统客观检查阳性体征所见；
4．头皮、眉毛完全缺损；
5．一侧完全性面瘫，对侧不完全性面瘫；
6．面部重度异常色素沉着或全身瘢痕面积达 60%～69%；

7．面部软组织缺损大于 $20cm^2$；

8．双眼球结构损伤，较好眼闪光视觉诱发电位（VEP）大于 150ms（毫秒），矫正视力 0.05～0.1，视野半径小于 15°；

9．双耳经客观检查证实听力损失大于 71dbHL（分贝）；

10．双侧前庭功能丧失，睁眼行走困难，不能并足站立；

11．甲状腺功能严重损害，依赖药物治疗；

12．不能控制的严重器质性心律失常；

13．胃缺损 2/3 伴轻度功能障碍；

14．肝缺损 1/3 伴轻度功能障碍；

15．胆道损伤伴轻度肝功能障碍；

16．胰缺损 1/2；

17．小肠缺损 1/2（包括回盲部）；

18．腹壁缺损大于腹壁 1/4；

19．肾上腺皮质功能轻度减退；

20．双侧睾丸萎缩，血清睾丸酮水平低于正常范围；

21．非利手全肌瘫，肌力Ⅳ级（四级），临床判定不能恢复，不能手术重建功能；

22．一拇指完全缺失；

23．双下肢肌力Ⅳ级（四级），临床判定不能恢复。大、小便失禁；

24．一髋或一膝关节功能不全；

25．一侧踝以下缺失或一侧踝关节畸形，功能完全丧失，不能手术重建功能；

26．双足部分肌瘫，肌力Ⅳ级（四级），临床判定不能恢复，不能手术重建功能；

27．单足全肌瘫，肌力Ⅳ级（四级），临床判定不能恢复，不能手术重建功能。

附 4：三级丙等医疗事故

造成患者有如下情形之一的：

1．不完全性失用、失写、失读、失认之一者，伴有神经系统客观检查阳性所见；

2．全身瘢痕面积 50%～59%；

3．双侧中度周围性面瘫，临床判定不能恢复；

4．双眼球结构损伤，较好眼闪光视觉诱发电位（VEP）大于 140ms（毫秒），矫正视力 0.1～0.3，视野半径小于 20°；

5．双耳经客观检查证实听力损失大于 56dbHL（分贝）；

6．喉保护功能丧失，饮食时呛咳并易发生误吸，临床判定不能恢复；

7．颈颏粘连，影响部分活动；

8．肺叶缺失伴轻度功能障碍；

9．持续性心功能不全，心功能二级；

10．胃缺损 1/2 伴轻度功能障碍；

11．肝缺损 1/4 伴轻度功能障碍；

12．慢性轻度中毒性肝病伴轻度功能障碍；
13．胆道损伤，需行胆肠吻合术；
14．胰缺损 1/3 伴轻度功能障碍；
15．小肠缺损 1/2 伴轻度功能障碍；
16．结肠大部分缺损；
17．永久性膀胱造瘘；
18．未育妇女单侧乳腺缺失；
19．未育妇女单侧卵巢缺失；
20．育龄已育妇女双侧输卵管缺失；
21．育龄已育妇女子宫缺失或部分缺损；
22．阴道狭窄不能通过二横指；
23．颈部或腰部活动度丧失 50%以上；
24．腕、肘、肩、踝、膝、髋关节之一丧失功能 50%以上；
25．截瘫或偏瘫，肌力Ⅳ级（四级），临床判定不能恢复；
26．单肢两个大关节（肩、肘、腕、髋、膝、踝）功能部分丧失，能行关节置换；
27．一侧肘上缺失或肘、腕、手功能部分丧失，可以手术重建功能或装配假肢；
28．一手缺失或功能部分丧失，另一手功能丧失 50%以上，可以手术重建功能或装配假肢；
29．一手腕上缺失，另一手拇指缺失，可以手术重建功能或装配假肢；
30．利手全肌瘫，肌力Ⅳ级（四级），临床判定不能恢复；
31．单手部分肌瘫，肌力Ⅲ级（三级），临床判定不能恢复；
32．除拇指外 3 指缺失或功能完全丧失。

英汉名词对照

adverse events following immunization，AEFI	预防接种不良反应
iatrogenic medical tangle	医源性医疗纠纷
liability of medical damage	医疗损害责任
medical error，medical negligence	医疗过错
medical malpractice	医疗事故
medical tangle	医疗纠纷
noniatrogenic medical tangle	非医源性医疗纠纷

习 题 精 选

一、填空题

1．医疗事故构成条件：______________、______________、______________、______________。

2．医源性医疗纠纷是指______________及______________的原因引起的医疗纠纷，一般包括______________和______________。

3．非医源性医疗纠纷是指医疗纠纷不是由于______________及______________的原因引起，而是因为______________或______________的原因引起的纠纷。一般包括______________和______________两类。

二、名词解释

1．medical tangle；2．medical malpractice；3．medical error

三、问答题

1．简述医疗纠纷的类型及其发生的原因。

2．简述医疗纠纷中法医病理学鉴定的作用和价值。

3．简述医疗纠纷中法医病理学鉴定程序及注意事项。

习 题 参 考 答 案

一、填空题

1．医疗机构及其医务人员的主体具备合法性；医疗机构及其医务人员具有医疗过错行为；患者出现损害后果；医疗过错与患者人身损害之间必须具有因果关系

2．由于医疗机构，医务人员方面；医疗事故纠纷；医方其他原因引起的纠纷

3．医疗机构；医务人员方面；疾病发展；因医疗以外；无过错医疗纠纷；患方其他原因引起的纠纷

二、名词解释

1．medical tangle：医疗纠纷，是指患方对诊疗护理过程中发生的不良医疗后果及其产生原因与医方认识产生分歧而引发的纠纷。

2．medical malpractice：医疗事故，是指在医疗活动中，医疗机构及其医务人员违反医疗卫生管理法律、行政法规、部门规章，以及诊疗护理规范、常规，过失造成患者人身损害的事故。

3．medical error：医疗过错，是指医疗活动中，医疗机构及其医务人员违反医疗卫生管理法律、行政法规、部门规章，以及诊疗护理、常规，过失造成患者人身损害的或没有达到伤害程度但具有伤害风险的情形。

三、问答题

1．简述医疗纠纷的类型及其发生的原因。

答：医源性医疗纠纷，又可分为医疗事故纠纷（医疗事故所引起的纠纷）和医方其他原因引起的纠纷（纠纷的根本原因不在于诊疗护理过程，而是医方的其他原因）。其发生原因为：①诊疗护理过程中出现过错；②医疗人员服务态度不良、语言不当；③医务人员故意挑拨引起纠纷；④不良医德引起纠纷；⑤虚假广告或不负责的承诺引起的纠纷。

2．简述医疗纠纷中法医病理学鉴定的作用和价值。

答：（1）确定死因：解决医疗纠纷的关键所在，也是法医病理学鉴定的主要任务，为案件提供依据。

（2）判断有无医疗过错：是否存在医疗过错是医疗损害责任司法鉴定的一项内容，法医病理学鉴定书需根据委托事项作出有无医疗过错的结论。

（3）判断医疗过错与患者死亡之间是否有因果关系，如果确定存在因果关系，则医方承担医疗损害责任。

（4）其他：结果应向有关医疗机构及医务人员反馈，便于总结经验；原发性疾病等有遗传倾向疾病导致的死亡，应对家属进行必要的医学提示。

3．简述医疗纠纷中法医病理学鉴定程序及注意事项。

答：（1）调查材料及病例资料，首先向医患双方了解情况及诉求，确定尸检的重点；尸检前尽量争取获得全部的病历资料；解剖前履行与法医学鉴定相关的司法程序，如签署协议书及告知事项，尤其是器官标本的提取、保存、处理、鉴定时限、重新或再次鉴定程序。

（2）尸体解剖及组织病理学检验医患双方可派代表见证尸检过程；尸体解剖解决问题：查明死因、诊断主要疾病及并发症、发现隐匿疾病、排除中毒等；解剖应全面系统，据病情、临床过程制定相应的解剖方案；重点部位应详细解剖，重要阳性或阴性征象必须照相；必要时应做一些特殊检验：气胸实验、空气栓塞等；正确提取各种检材。

（3）药（毒）物化验。

（4）分析说明及鉴定意见：最后综合分析，确定患者的死亡原因。

（贺　睿）

第十九章　法医学尸体检查

目的要求

1．掌握：系统尸体解剖术式和尸体解剖程序；脑的检查方法及观察要点；心脏的检查方法及观察要点；虚拟解剖学的概念及死后变化的影像学表现。

2．熟悉：法医解剖中的选择性检查；法医病理学检材的提取、固定及送检方法；虚拟解剖学技术运用于法医病理学中的优势。

3．了解：国外法医尸体解剖的程序和方法；虚拟解剖学技术机械性损伤及溺死的影像学表现。

板书与教案

第一节　法医学尸体检验规程

一、尸体检查的目的和意义

（一）尸体解剖的目的

为了明确死亡时间、死亡原因、死亡方式、致伤物的推断、个人识别以及疾病与损伤之间的关系等问题。

（二）尸体解剖的特殊意义

有别于正常的人体解剖，又有别于一般的病理解剖。特别之处在于在处理民事及刑事案件时，可为侦察提供线索、为审判提供证据。

二、尸体检查的常用设备和材料

1．尸体解剖室/解剖场所，应明亮、通风、照明、用水及器械设备齐全。

2．常用解剖器械，手术刀、剪、开颅器械、血管钳等。

3．常用固定液，福尔马林、乙醇、Zenker、Bouin 等。

4．个人防护器械，胶皮手套、手术衣（防护服）。

5．检材提取储存，封口袋（存放物证类、毒化类检材）、检材桶、棉签、注射器

（20ml）/真空采血管。

6. 照录设备等。

三、尸体解剖前的准备工作

（一）尸体检验的原则

1. 委托程序合法：刑案可由公安机关强制执行，非刑案尸检需经有关部门批准，且死者亲属确认并签字同意。
2. 知情同意：告知家属和委托单位尸检程序、对尸体的损害、少数尸体是无法明确死因的。
3. 尸体检验应系统、规范、详细，注意自我防护。

（二）衣着检查

1. 衣着检查的作用：有助于个体识别、判断致死方式（有无破损、脱落、枪弹、火药痕迹）、致伤物推断（碾压痕迹、钝锐器损伤）、现场物证（血液等附着物、破损情况）。
2. 检查方法：原始状态初检；脱衣进一步检验，逐件脱、检查拉链纽扣、口袋内物品；未知名尸体要对衣物品牌、特征、痕迹进行检查。

（三）尸表的特殊检查

有些细微损伤或尸体表面附着物、创腔内的异物等用肉眼不能观察和确定，在案情需要时，可借助仪器进行辅助检查和特殊检验，如X线检查、立体显微镜检查、微量化学检测、中子活化分析、扫描电子显微镜、分子生物学技术。

四、尸体解剖

（一）头部尸体解剖方法

1. 头皮和皮下组织切开：自一侧耳后经顶部切至另一侧耳后，分别向前后剥离头皮及骨膜，并分离颞肌，暴露颅盖骨。
2. 锯开头骨：眉弓上至枕骨隆突上，行水平锯开颅骨，取下颅盖骨，暴露脑组织。
3. 去除硬脑膜：沿锯缘剪开硬脑膜及大脑镰前端并向后牵拉与蛛网膜分离，暴露整个大脑表面。
4. 取脑：沿颅后窝边缘切开小脑天幕，离断神经、椎动脉、脑干，后可将大脑、小脑、脑干一同取下。
5. 检查颅底：剥离颅底硬脑膜，检查颅底骨情况，并提取脑垂体。

（二）胸腹部切开的解剖术式

1. 直线切法（最常用）：从下颌下缘正中线开始，向下沿颈、胸、腹正中线绕脐左侧至耻骨联合上缘切开皮肤及皮下组织。
2. T 字弧形切法（可保持颈部外形完整）：先从左肩峰经胸骨上切迹至右肩峰做一弧形横切口，再在该弧线中点向下作直线切口，绕脐左侧至耻骨联合上缘。
3. Y 字形切开法（颈部有损伤时，应采用本术式）：分别从左、右耳后乳突垂直向下切至锁骨，再向前内方切开至胸骨切迹处会合，其余胸腹部切口同直线切法。
4. 倒 Y 字形切开法（腹壁有损伤时用本术式）：先按直线切法切开颈胸部皮肤至上腹部，再作半圆形切开腹部，将皮瓣向下翻转。

注意：遇到损伤时，切线应绕过损伤处，以免破坏原损伤。

（三）大脑的切开与检查（三种切法）

1. 冠状切（常用）：①冠状切开大脑有五刀、九刀及十二刀法 3 种。一般常用十二刀法将脑切成 13 块，口诀“前三后三均等分，四至九刀标志寻”；②九刀法是省去前后的“第一、二和十二刀”；③五刀法则是只切十二刀法中的第三、五、六、七、九刀，将脑切成六块。
2. 矢状切（脑室系统、大小脑和脑干中线的损伤及病变较为适用）：将脑底向下、沿大小脑及脑干正中线切开一刀，暴露两侧大脑半球、脑干和小脑的纵切面、中脑导水管和第四脑室。必要时，可将一侧或两侧再行冠状或水平切面。
3. 水平切（检查脑室大小及中脑导水管）：在胼胝体上方各向两侧做水平切面，暴露两侧侧脑室之前后角；用刀插入侧脑室的室间孔内，向前向上切开胼胝体，并将胼胝体向后翻转暴露第三脑室；再在第一切面下 1cm 处作一全面的水平切面，暴露基底核深部；还可根据需要作多几个切面。

（四）小脑的切开及检验（三种切法）

1. 原位水平切法（此法可显示第四脑室病变，且显示小脑皮层较清楚）：小脑与脑干原位，刀口与脑干垂直将小脑做多个横切面。
2. 矢状切法：先在小脑蚓部做一矢状切面，分开小脑两半球，检查第四脑室后将小脑与脑干分离，再从小脑后外斜向小脑底将两侧小脑半球做多个矢状切面。
3. 分离水平切法（常用）：将小脑底部与脑干分离，并检查第四脑室后，由小脑后外侧向小脑底部做一水平切面，需要时，再做 1 个或 2 个水平切面。

（五）脑干的切开及检验（两种切法）
1. 与小脑保持原位，刀与脑干垂直，做多个横切面。
2. 将脑干与小脑分离，沿中脑、桥脑和延髓做多个横切面，每个切面间距 0.3～0.5cm，观察脑干每个切面有无损伤、出血等。

（六）颈部解剖方法及注意事项
1. 切开方法：颈部检查时一般先在颈部垫头枕，使头充分后仰。自直线切口处向两侧逐层分离颈部皮肤、皮下组织、浅层和深层肌肉。
2. 检查内容：皮下组织、各层肌肉有无损伤和出血；检查甲状软骨上角、舌骨大角及环状软骨等有无骨折；甲状腺是否肿大，有无结节；淋巴结是否肿大及其程度；颈部血管、神经有无损伤等。
3. 注意事项：动作精准，勿损伤皮肤及各层原有结构。

（七）胸腔解剖检验
1. 切开方法：自直线切口处向两侧贴近胸骨和肋骨表面分离；后间隔 3cm 平行自内向外切开胸壁肌肉及胸部皮下组织，要保持胸部皮肤完整；在肋骨骨性肋骨和肋软骨结合处内侧 1cm 左右，切断肋软骨；分离胸锁关节；肋骨钳剪开第一肋；暴露胸腔。
2. 检查内容：胸部皮下组织、肌肉性状、颜色；乳腺；胸腺；双侧胸腔情况，肺脏；心包是否完整，心包腔内积液、积血情况（不论是否考虑毒药物中毒，均应常规提取心血做毒化检材备检）；心脏，胸腔血管情况；气管、食管的腔内及管壁情况等。
3. 注意事项：原位检查，结合单个脏器检查。

（八）腹盆腔解剖检验
1. 切开方法：自直线切口处切开腹部组织，沿肋弓下缘向两侧切开，完全暴露腹盆腔；后间隔 3cm 平行自内向外切开腹壁肌肉及腹部皮下组织，要保持腹部皮肤完整。
2. 检查内容：腹壁脂肪层厚度、肌肉性状、颜色；各个脏器位置、大小、形态是否正常，如果有异常，为何种异常；注意腹腔内有无异常气味，腹腔内有无腹水、积血，以及肠系膜、系膜淋巴结的情况等。
3. 注意事项：原位检查，结合单个脏器检查。

（九）颈部和胸腹腔器官取出与检查
1. 联合取出法，便于检查椎体及后侧组织情况。
2. 器官分别取出法：检查完各脏器与其周围关系后，将各脏器分别单个提取；联合取出法取出后，也应检查脏器毗邻关系，并用器官分别取出法检查各个脏器情况。

五、法医病理学选择性检查

（一）气胸的检查方法
1. 需要做气胸检查的案例：疑有肋骨骨折断端刺破肺膜和肺组织、大泡性肺气肿及肺脓肿破裂者，或在颈、胸及上腹部进行过针刺治疗者。
2. 两种检查方法，应在开胸及解剖颈部之前进行
（1）注水法：在胸部正中做一纵行切口，将皮下组织剥离至两侧腋中线，提起使其形成袋状，盛水后用刀在水面下刺破肋间隙，若有气泡冒出水面，即可证实气胸的存在（做注水气胸检查后不能检查胸腔积液的量和质地）。
（2）剥离肋间肌法：胸骨旁第三、四肋间用手术刀剥离肋间肌，暴露壁层胸膜，透过胸膜观察肺组织，然后刺破壁胸膜观察肺组织立即塌陷的情况（注意不适用于冰冻尸体和溺死所致水性肺气肿尸体）。
3. 剥离肋间肌法注意：剥离胸壁软组织时注意不要剥破壁胸膜，以免空气破裂处进入胸腔造成假阳性结果。

（二）需要做空气栓塞检查的案例
1. 在诊疗过程中或手术后，如静脉输液、输血，人工气胸、气腹，分娩、人工流产、输卵管通气术、前置胎盘，上颌窦穿刺冲洗，颅腔、胸腔手术及心导管检查、血管造影等，随即死亡或在其后短时间内死亡者。
2. 交通事故或其他意外事故，使颈部或其他部位静脉破裂而死亡者。
3. 其他疑有空气栓塞的案例。

（三）空气栓塞检验方法步骤

1. 静脉空气栓塞的检查，应在开颅、开腹、解剖颈部之前进行。
2. 打开胸腔时，不要损伤锁骨下血管，以免导致含有空气的血液经破裂血管进入体腔，影响检验结果；可暂时不切开胸锁关节和第一、二肋骨，而在第二、三肋间处切断胸骨体，打开胸腔。
3. 开胸后，原位在心包前壁作一纵行切口，检查心包腔内积液量及性状。
4. 用血管钳或有齿镊夹住切口边缘并向上提起，使心包腔呈囊袋状张开。
5. 加入清水完全浸没心脏后，用解剖刀刺破右心室，并旋转刀柄数次，若有水泡从水中涌出，即证明有静脉空气栓塞。
6. 若需定量检查，可用一个 300ml 的长量筒，盛水后倒压在右心上方的水面上，再刺破右心室，将涌出的空气泡收入量筒内，即可判断空气量。

（四）脂肪栓塞的检查

1. 需做脂肪栓塞检查的案例：凡死前有烧伤、皮肤有大面积挫伤，做过骨科手术或有长骨骨折、乳腺切除、油剂注射者及部分交通意外损伤的案例，应作本项检查。有时脂肪肝患者发生急性肝坏死时也可致脂肪栓塞。
2. 检查方法：尸解时取肺、脑、肝、肾等组织做冰冻切片（石蜡切片制作时二甲苯会溶解脂滴，故不可用石蜡切片染脂肪成分），苏丹Ⅲ（或油红 O）染色，镜检见血管内染猩红色小滴为脂滴。
3. 注意事项：常规 HE 染色切片镜检见有较多气泡而疑脂肪栓塞时，必须经冰冻切片、脂肪染色证实，方可确定。

（五）心脏传导系统的检查

1. 窦房结（SAN）：位于上腔静脉与右心房交界的界沟 1/3 的心外膜下，距心外膜约 1mm，深面为界嵴处的心房肌，上端腔距腔耳角约 3.8mm。取窦房结时，可在上述部位纵切含上腔静脉及右房，宽 3～4cm 之组织，纵切成 3～6 个组织块包埋。
2. 房室结（AVN）：距冠状窦口约 5mm，距三尖瓣隔瓣附着缘约 4mm，向上距 Todaro 腱附着点约 1mm，向前距室间隔后缘 4mm。房室结右表面距右房心内膜面约 0.5mm。打开右心房及右心室流入道，可以看到房间隔的卵圆窝、冠状窦口、三尖瓣隔瓣、Todaro 腱，房室结位于上述三角区内，斜横卧于三尖瓣环口的上缘。
3. 需做大量切片染色；除完全性房室传导阻滞外，其他传导紊乱不易查出。

（六）肺动脉栓塞的检查

- 1．需做肺动脉栓塞检查的案例：生前长期卧床者；肢体损伤和/或肢体活动受限患者，且死亡发生急骤。
- 2．检查方法
  - （1）剪开右心室、肺动脉及其分支血管，检查是否有血栓成分
  - （2）血栓来源检查
    - ①下肢静脉血栓的检查，尸体俯卧位；从足跟致腘窝直线切开皮肤，并向两侧分离，暴露腘窝静脉，剪开检查血栓；或从腓肠肌做横切面检查从切面中突出的血栓。
    - ②盆腔静脉血栓的检查，从打开的腹腔分离腹膜，检查卵巢静脉、子宫静脉、阴道静脉及髂静脉内血栓成分。

六、法医特殊类型的尸体检查要点

（一）新生儿尸体检查要点

1．要注意新生儿的发育程度、新生儿有无畸形及发育异常性疾病。

2．尤其注意肺发育状态，有无肺透明膜、动脉导管、先心病等方面的疾病。

3．活产儿还是死产儿、有无摇晃新生儿综合征（shaken baby syndrome）以及新生儿的死亡原因是什么。

4．注意
- （1）肺和胃肠浮扬实验仅作为初查方法，需显微镜下验证。
- （2）颅骨篮状切开法的应用。

（二）传染病尸体检查（做好自我防护，防止感染他人）

1．尸检前的准备：准备好消毒器具和药品，应有良好地工作环境和检案条件。

2．尸检中的注意事项：注意鉴定人的个体防护，防止液体和组织外溅、减少地面和空气污染。

3．尸检后注意：一次性用品统一按规定销毁，解剖室及解剖器械要彻底消毒。

（三）无名（未知名）尸体检查

除常规尸检，查明死亡原因外，要注意个体识别标志的测量、记录和取证，以及人体物证检材提取，为查找尸源及认定死者提供依据。

（四）碎尸检查

碎尸检查要注意：

（1）是否是同一人的，推测死者个体特征、死亡时间、死亡方式，推测碎尸的时间、方法手段及其工具等。

（2）做好证据收集，收集尸段的包裹物、尸段的附着物、各种物证和检材提取。

（五）尸体发掘（开棺验尸）

1. 定义：为了明确死者死亡原因、死亡方式等问题，将已掩埋的尸体挖出进行检验。

2. 注意事项

（1）仅能对腐败所残存尸体进行检验，会因腐败对鉴定造成不可避免的影响，需将上述情况告知委托人并确认签字。

（2）做好检验的准备工作和防护工作，尊重当地的风俗习惯和鉴定人人身安全防护。

（3）对尸体死后变化的程度等进行描述，客观记录各种现象，其余按照一般法医学尸体解剖常规进行，注意提取尸体周围物质作毒化检测的对照。

（六）老年人尸体检查

老年人常患有多种疾病，要进行死因竞争，分清疾病严重程度及伤病关系，做出正确诊断。

（七）交通损伤尸体检查

要注意：确定是否是交通损伤、是否是驾驶员、伤亡人数和个体识别、损伤分布特点和程度等情况。

（八）医疗纠纷的尸体检查

法医尸体常规检查再加上手术部位、麻醉部位等重点检验，注意是否有利用手术后投毒或输液过程中进行犯罪活动等。

七、法医病理学的取材、固定及送检

原则上，每例尸检的各个器官和重要组织，无论大体检查有无损伤和病变，都要取材制备切片。

步骤：取足够量的各个脏器组织固定液固定（如10%福尔马林溶液固定）—提取切片组织检材—冲洗—脱水—浸蜡—制成蜡块—修蜡块—切片—贴片—脱蜡至水—染色（特殊情况做特殊染色）—光学显微镜下检查。

八、法医病理学尸检证据的保存

法医病理学尸检档案保存内容和时间要求：

（1）文证资料：案情介绍、现场勘验笔录、委托书、尸检申请书、住院病历、组织病理学取材及切片观察记录、专家会鉴资料、特殊化验检查资料。

（2）组织标本：尸检提取的组织检材（保存2年或致案件终结）、做切片所剩蜡块、切片（理论上永久保存）。

（3）图片资料：尸检时照片（纸质版归档、电子版存档）（理论上永久保存）。

（4）摄像资料：电子版存档（注明案件编号、录像时长、录像时设备型号等）（理论上永久保存）。

（5）尸检档案资料的保存：所有纸质版的材料，按规定顺序、规定内容制作档案并装订保存，同时实施档案计算机化管理（理论上永久保存）。

第二节　虚 拟 解 剖

虚拟解剖（virtual autopsy）：是指借助于现代医学影像学及计算机技术，

结合解剖学原理及技术要求，在不破坏或者少破坏尸体完整性的前提下获取体内外阳性信息以明确死亡原因的一种无损或者几乎无损的解剖手段。

一、虚拟解剖应用优势

1．解剖前的全面预查，可知道解剖术式的选择和重点部位的检查。

2．尸体解剖的替代手段，避免对尸体因检验破坏。

3．便于特殊部位的病变探查（如脊髓腔）。

4．影像学资料保存在计算机中，最大限度的保留尸体证据。

二、虚拟解剖主要技术

1．X线成像技术。

2．计算机体层成像技术（CT）。

3．磁共振成像（MRI）。

4．放射线扫描技术。

5．3D扫描技术。

6．体素扫描成像技术。

三、虚拟解剖重点和注意事项

1．检验前对重点部位的预判和与影像学专家的沟通。

2．检查前尸体必须完全解冻，防止大血管、体腔内冰块影响信号。

3．影像学的初步检查结果要由法医验证和比较。

四、虚拟解剖的具体应用

1．腐败尸体：避免组织腐败自溶时，在解剖检验过程中加重腐败组织的破坏，造成术野污浊模糊。

2．机械性损伤检验：可以通过三维立体结构的重建，360°观察损伤形态。

3．机械性窒息：虚拟解剖可很好反映颈部软组织、舌骨、甲状软骨情况。

4．交通事故：人体损伤情况和多刚体力学分析软件等结合，为交通事故现场重建提供参考。

5．其他方面：火场中尸体，手术刀难分离，难缝合，可有效节省人力。

五、虚拟解剖的局限性

1．虚拟解剖如果不结合病理检验，鉴定意见缺乏说服力。

2．一些疾病、损伤、死后现象会对检验结果产生影响。

3．影像学设备昂贵，且受操作者水平、仪器硬件等因素的影响。

英汉名词对照

autopsy	尸体解剖
autopsy procedure	解剖程序
biomechanical analysis of finite element	有限元生物力学分析
digital radiography	数字 X 线成像
exhumation	尸体挖掘
formaldehyde	甲醛
magnetic rediography imaging	磁共振成像
multi-slice CT	多层螺旋 CT
postmortem examination of forensic cases，medicolegal autopsy	法医尸体解剖
reconstruction of traffic accidental scene	交通事故现场重建
virtual autopsy	虚拟解剖学
X-ray computered tomography	计算机体层成像技术

习题精选

一、填空题

1．法医尸体解剖中常见的选择性检查项目有：________、________、________、________、________。

2．法医胸腹腔的解剖术式有：________、________、________、________。

二、问答题

1．尸体检验的注意事项有哪些？

2．胸腹部的法医学解剖术式有哪些及其选用方式是什么？

3．怀疑有气胸的尸体应怎样检验？

4．如何进行心脏的检查？

5．虚拟解剖的概念和应用优势是什么？
6．尸体检查的常用设备和材料有哪些类？
7．需要做脂肪栓塞的检查案例及方法是什么？
8．尸表检查的注意事项是什么？
9．外伤性或病理性蛛网膜下腔出血在尸体解剖时需要注意什么？
10．大脑在尸体解剖检查时的注意事项有哪些？

习题参考答案

一、填空题

1．空气栓塞的检查；脂肪栓塞的检查；气胸、胸壁开放性损伤的检查；心脏传导系统的检查；肺动脉栓塞及相关血管的检查

2．直线切开法；T 字弧形切法；Y 字形切开法；倒 Y 字形切开法

二、问答题

1．尸体检验的注意事项有哪些？

答：（1）委托程序合法：刑事案件的尸检可由公安机关强制执行，非刑事案件的尸检需经有关部门批准，并经死者亲属签字后方可进行。

（2）知情同意：告知家属和委托单位尸检程序、对尸体的损害、少量尸体无法明确死因。

（3）尸体检验应系统、规范、详细：尽早开展、顺序原则、全面系统、物证和标本要收集全面、尊重尸体“美观整洁”、按程序操作，自我防护是重点。

2．胸腹部的法医学解剖术式有哪些及其选用方式是什么？

答：（1）直线切法（最常用，一般情况下使用）：从下颌下缘正中线开始，向下沿颈、胸、腹正中线绕脐左侧至耻骨联合上缘切开皮肤及皮下组织。

（2）T 字弧形切法（家属强烈要求、排除颈部损伤时用，可保持颈部外形完整）：先从左肩峰经胸骨上切迹至右肩峰做一弧形横切口，再在该弧线中点向下作直线切口，绕脐左侧至耻骨联合上缘。

（3）Y 字形切开法（颈部有损伤，如索沟、扼痕和创时，应采用本术式）：分别从左、右耳后乳突垂直向下切至锁骨，再向前内方切开至胸骨切迹处会合，其余胸腹部切口同直线切法。

（4）倒 Y 字形切开法（腹壁有损伤时作此术式）：先按直线切法切开颈部、胸部皮肤至上腹部，再作半圆形切开腹部，将皮瓣向下翻转。

3．怀疑有气胸的尸体应怎样检验？

答：（1）需要做气胸检查的案例：疑有肋骨骨折断端刺破肺膜和肺组织、大泡性肺气肿及肺脓肿破裂者，或在颈、胸及上腹部进行过针刺治疗者。

（2）检查方法（应在开颅、开腹及解剖颈部之前进行）：①在胸部正中做一纵行切口，将皮下组织剥离至两侧腋中线，提起使其形成袋状，盛水后用刀在水面下刺破肋间隙，若有气泡冒出水面，即可证实气胸的存在。如果有胸壁的损伤，则证实是开放性胸壁损伤。②胸骨旁第三、四肋间用手术刀剥离肋间肌，暴露壁层胸膜，观察肺组织，然后刺破壁胸膜观察肺组织立即塌陷的情况。

（3）剥离肋间肌法注意事项：剥离胸壁软组织时注意不要剥破肋间肌和胸膜，以免空气破裂处进入胸腔造成假阳性结果。

4．如何进行心脏的检查？

答：先观察心脏的完整性；用左手提起心脏，在各大血管进出心包处剪断主动脉、肺动脉、肺静脉及上下腔静脉（其中主动脉距瓣膜 5cm，肺动脉距瓣膜 2cm，上下腔静脉距其入口处 1cm）后取出心脏。检查心脏的重量、大小（可用死者右拳比喻或测量心脏纵长、横宽）、心脏外形、心外膜情况（色泽、是否平滑、光亮，心外膜下有无脂肪增厚）。依血流方向剖开心脏，检查心脏内膜及各心脏瓣膜。检查各部心肌有无出血、梗死等异常；后检查冠状动脉开口、走形及管壁情况，并验证管腔内有无血栓栓塞。最好沿大血管方向剪开大血管，检查管腔情况。最后取病理切片检验的检材。

5．虚拟解剖的概念和应用优势是什么？

答：虚拟解剖（virtual autopsy）：是指借助于现代医学影像学及计算机技术，结合解剖学原理及技术要求，在不破坏或者少破坏尸体完整性的前提下获取体内外阳性信息已明确死亡原因的一种无损或者几乎无损的解剖手段。

虚拟解剖应用优势：

（1）解剖前的全面预查，可知道解剖术式的选择和重点部位的检查；

（2）尸体解剖的替代手段，避免对尸体因检验破坏；

（3）便于特殊部位的病变探查（如脊髓腔）；

（4）影像学资料保存在计算机中，最大限度的保留尸体证据。

6．尸体检查的常用设备和材料有哪些类？

答：尸体解剖室/解剖场所，应明亮、通风、照明、用水及器械设备齐全；常用解剖器械，手术刀、剪、开颅器械、血管钳等；常用固定液，福尔马林、乙醇、Zenker、Bouin等；个人防护器械，胶皮手套、手术衣（防护服）；检材提取储存，封口袋［存放物证类、毒化类检材、检材桶、棉签、注射器（20ml）、真空采血管］等。

7．需要做脂肪栓塞的检查案例及方法是什么？

答：需做脂肪栓塞检查的案例：凡死前有烧伤、皮肤有大面积挫伤，做过骨科手术或有长骨骨折、乳腺切除、油剂注射者及部分交通意外损伤的案例，应作本项检查。有时脂肪肝患者发生急性肝坏死时也可致脂肪栓塞。检查方法：尸解时取肺、脑、肝、肾等组织做冰冻切片（石蜡切片时二甲苯会溶解脂滴，而形成空泡，故不可用石蜡切片染脂肪成分），苏丹Ⅲ染色，镜检见血管内染猩红色小滴为脂滴。

8．尸表检查的注意事项是什么？

答：（1）对于某些肉眼观察不清的细微损伤，如口鼻及大腿内侧的表皮剥脱和皮肤上细小的附着物等可用放大镜观察。

（2）疑有皮下出血的部位应切开检查以便与尸斑相鉴别。

（3）有的损伤可等待一段时间检查则较为明显，如待其皮革样化后较易观察。

（4）注意体表隐蔽部位的检查，如腋窝、会阴部等。

（5）枪弹创和刺创，仅做尸体外表检查则不完整，必须结合尸体解剖逐一完整地检查。

（6）碎尸、爆炸死亡尸体等特殊类型尸体的体表损伤检查可按尸块检验，与解剖检查同时进行。

（7）尸体外表损伤取材应注意尽量不影响尸体外貌，可作梭形或棱形切开取材，然后缝合。

（8）尸表检查时要注意收集有关物证。

（9）尸表检查不能解决死因等问题时，必须进行尸体解剖。

9. 外伤性或病理性蛛网膜下腔出血在尸体解剖时需要注意什么？

答：（1）在颅底凝血块最多处剪开脑表面的蛛网膜，用流水徐徐冲洗去血凝块，同时用眼科镊辨别凝血块中的血管。

（2）操作时耐心细致，动作轻柔、边剥离边冲洗，充分暴露出血处血管，不难找到血管或血管瘤破裂口。

（3）若破口太小，可借助于放大镜观察。

（4）若未发现破裂之血管或动脉瘤，则应多取几块疑有破裂的血管组织检材作切片观察。

（5）注水检查：在去血块后以注射器将清水注入脑基底动脉，同时观察出水口或膨大区域。

10. 大脑在尸体解剖检查时的注意事项有哪些？

答：（1）取脑时注意勿损伤脑底动脉环结构。

（2）对于像血管畸形或动脉瘤破裂病例，新鲜标本较固定后易于观察；任何有出血的案例均要检查出血点。

（3）切脑时先将刀浸湿润，以免脑组织黏着刀面，影响切开；注意保护蛛网膜及软脑膜结构。

（4）矢状切法时，脑顶朝上，纵向放置；冠状切法时，脑底朝上，横向放置；行水平切法时，最好用切脑架。

（5）应按切脑的切线标志切脑。

（6）切脑时刀刃面始终与桌面垂直，用力均匀，由前向后一次切开，切忌反复前后拖拉。

（7）对于肉眼检查时仅见轻度脑挫伤、脑干之细小出血灶及疑有动脉瘤、脑血管畸形等病变者均应取材做病理切片检查。

（张　桓）